我们是历史

藏在国宝背后的故事

1

陈晓敏 著

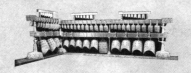

北京理工大学出版社
BEIJING INSTITUTE OF TECHNOLOGY PRESS

序

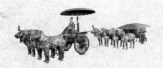

　　旅行，已经成为现代人生活不可或缺的一部分。去一个地方旅行时，因为陌生，好奇心会使人们不断地追寻，这是为什么，那是为什么。如何能够快速又深入地了解一个地方，最好的办法莫过于去当地的博物馆。因为每一座博物馆所收藏的历史文物，最能够代表一个时期的审美情趣和历史价值。每件文物背后一定会有一段精彩的故事，每段故事就是一段历史。历史是什么？历史就是时间累积，也是时间的记忆。每个人、每个家庭、每个乡村、每座城镇、每个国家，都有着独一无二的历史。因而一个国家的历史就是一个国家的记忆。我们都知道如果一个人记性不好，做事无序，就会影响他的人生。同样，一个国家不善于总结分析历史，在当下就会犯错误，所以才会有"读史使人明智"的说法。最重视历史的国家非中国莫属，中国从商代开始就有了专门的史官。因此，中国的历史资料也是最多的，仅一套"二十四史"就有四千万字，可谓浩如烟海，汗牛充栋。所以才会有"不读中国史，不知中国的伟大"的说法。

　　天地玄黄、沧海桑田，中国万花筒般的历史，色彩斑斓、千变万化。中国古人以无穷的智慧将中国千万年的历史浓缩在一件件文物之上。那些距今几千年甚至几万年的历史文物，它们曾是当时人们物质生活中不可或缺的生活用具。这些器物以它的形象、性能、用途、制作方法，等等，从不同的侧面忠实地记录了中华民族的历史。中华文明在历史长河中，创造了丰富而灿烂的历史文化，但是随着时间的推移，我国原有的传统文化大量沉寂成了博物馆养在"深闺"的没有生命的"化石""睡美人"。针对这一情况，习总书记提出了"让收藏在博物馆里的文物、陈列在广阔大地上的遗产、书写在古籍里的文字都活起来，让中华文明同世界各国人民创造的丰富多彩的文明一道，为人类提供正确的精神指引和强大的精神动力"的观点。由此，博物馆人改变工作思路，让更多有故事的藏品走到了前台，古朴典雅的瓷器，沧桑厚重的青铜器，栩栩如生、气韵浑然天成的书画作品，不仅让人们感受到了文物本身的魅力，而且感受到了千年中国传统文化的力量。岁月失语，唯物能言。

《我们是历史：藏在国宝背后的故事》以全新的视角解读五千年中国史。本书带领读者穿越古今王朝，探访先贤智者，重点讲述国宝背后鲜为人知的故事和曲折经历。在引人入胜、跌宕起伏的故事中，探寻中华文化魂魄，让读者置身其中，领略中华文化的价值与魅力。

从头骨化石到宋元明清的器物，从江南水乡到草原大漠，用文物讲述历史，用文物梳理钩沉中华文化，厘清中华文明独特的审美、发展脉络和价值观，为更多青少年、历史文物爱好者揭开文物神秘的面纱，打开历史探索之门。此书摒弃了"长篇论述""晦涩难懂的专业术语"，以短小的篇幅适应新时代文化传播特征，让繁忙的现代人通过碎片化的时间，可以"快速充电"，让更多人了解中华文化之源，在不知不觉间读懂中国五千年文明史，增强文化自信心，自觉传承中华优秀传统文化。

中国社会科学院民族学与人类学研究所研究员
契丹文字专家　　刘凤翥

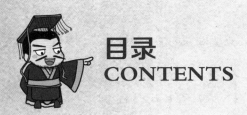

目录
CONTENTS

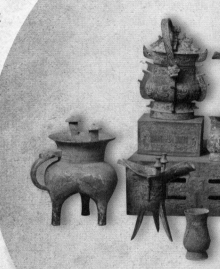

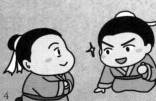

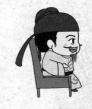
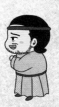

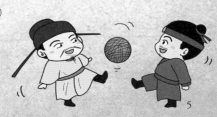

5

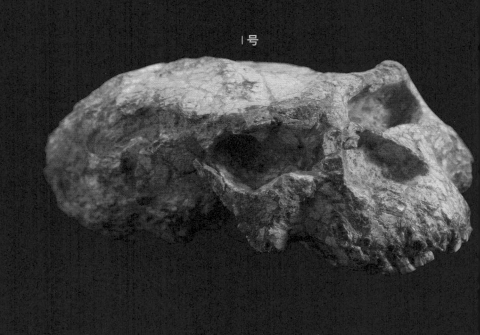

Ⅰ号

湖北郧县人头骨化石

——来自祖先的记忆

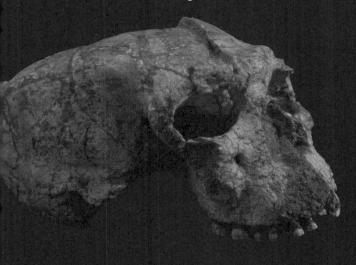

Ⅱ号

时　　代　旧石器时代（距今约 100 万年）

尺　　寸　Ⅰ号（男）长 26 厘米，宽 19 厘米，高 12 厘米

　　　　　Ⅱ号　脑量 1065 毫升

属　　性　直立人

出 土 地　湖北省十堰市郧县曲远河口学堂梁子

收 藏 地　湖北省博物馆

地　　位　国家一级文物，四大镇馆之宝之一

第四纪大冰期的到来，无情地宣告了全球性气温的大幅度变冷。为了食物，生活在非洲大陆上的直立人不得不离开熟悉的家园而踏上旅程。从北非到欧洲，再到亚洲，人类开始朝着不同方向进化，以适应北欧白雪皑皑的森林，抑或是印度尼西亚闷热潮湿的热带丛林。

而在中国，古老的汉江流域亦成为亚洲人类始祖生存的伊甸园。

一场爱情意外

　　100万年前的汉江，阳光穿过树叶间的空隙，照进一片亚热带森林。这里气候温暖湿润，水源充足，水草丰美。很多物种都惬意地生活在这片土地上。我们的主人公Ⅰ先生和Ⅱ小姐，就生活在这片热带森林的边缘。

　　他们出生在一个大家庭里，这个家庭的女人们负责采集植物果实，男人们则会利用河边捡来的石头，制作成各种工具外出狩猎。聪明能干的Ⅰ先生，在打制工具方面显然是个行家，他不只是利用现成的原材料，还可以根据要打制工具的种类，有目的地开采石料。精美的

头骨示意图

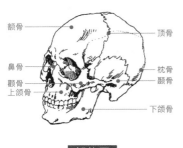

额骨
鼻骨
颧骨
上颌骨
顶骨
枕骨
颞骨
下颌骨

部位图

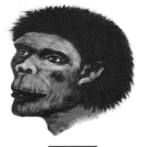

复原图

石锤、砸骨头的砍砸器、分割肉食的刮削器都是他的杰作。最令他自豪的是一把石斧，这把石斧沉而有力，能准确地砍出精密的切口，简直是斧界的"劳斯莱斯"。再加上超高的颜值，Ⅰ先生成为这个大家族中姑娘们心目中的"男神"。在无数道热辣辣的目光中，含情脉脉的Ⅱ小姐成为赢家。

夏日的夜晚，月光如水，两个坠入情网的年轻人，相互依偎在河边，享受着甜蜜时光。不料，山洪突然暴发，滚滚洪水裹挟着巨石奔流而下，瞬间吞噬了Ⅰ先生和Ⅱ小姐。没有人知道这个大家族经历了怎样的命运，在时间的长河中他们最终被泥沙掩埋，留下来的头骨中，细沙逐渐填充替换了脑组织形成骨结核，为后人留下了打开过去的钥匙。

头骨的秘密

提起我们中国人的祖先，相信很多人第一时间会想起"北京人"。鲜有人知道，在湖北省博物馆"长住"的两件郧县人头骨化石，比"北京人"还老60万岁。他们额头低平，眉弓粗壮，眼窝深凹而宽，鼻子短而上扬，鼻孔较大；上颌较长，唇长而薄，牙齿小而密且磨损严重。

根据研究结果，郧县人头骨化石与中国乃至亚洲发现的古人类化石，有许多相同或相似的特征，尤其突出地表现在面部特征上。郧县人的上颌颧突下缘有较明显的后折，与颧骨颧突相交的地方构成颧骨弓。而且上颌颧突根部在上颌骨的起点位置较高，距上颌齿槽缘的距离较近。这些典型特征与亚洲人类化石一致，证明了郧县人是人类演化长链中的一个重要环节。

直立人

古人类之一，距今180万—300万年前，生活在非洲、欧洲和亚洲地区。一般认为直立人起源于非洲，分为早期和晚期，能直立行走和制造工具，但脑容量较少，头部较多地保留了原始特征。

贾湖骨笛

——生命的低吟之音

时　　代	新石器时代（距今 7800 年—9000 年）	
尺　　寸	长 23.6 厘米	
文化类型	裴李岗文化分支贾湖文化	
属　　性	乐器	
出 土 地	河南舞阳县贾湖遗址	
收 藏 地	河南博物院	
地　　位	国家一级文物，"九大镇院国宝"之首	

公元前 7500 年，埃及人开始使用铜器初显文明，世界上第一个农业城市在土耳其科尼亚附近的恰塔霍裕克形成，西亚人开始了畜牧活动，在使用石器的同时也学会了用陶土制作用具。

在东方，古老的淮河流域边则生活着这样一群人：渔夫、猎人、工匠、农民以及音乐家。他们居住在半地穴的房屋里，不再为食物发愁，对精神上的享受有了更多的追求。

生命的低吟之音

贾湖骨笛——

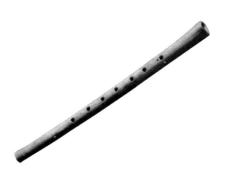

E 鹤鸣九皋

让时光倒回到八九千年前的古淮河流域：波光潋滟的河面，倒映着岸边榆、柳、桑、梅等迎风摇曳的乔木，放眼望去绿油油的稻田交错分布。明媚的阳光下，梅花鹿、野兔在草丛里出没，獐和麋在水边嬉戏，丹顶鹤和天鹅在悠扬的笛声中翩然起舞。

在这仙境一般的地方坐落着一个原始小村落，有对纯朴善良的兄妹就住在这里。哥哥名为舞阳，是一名手艺高超的匠人；妹妹名为贾湖，天生就能听懂各种动物的语言，是动物们的好朋友。有一对丹顶鹤夫妻最为贾湖喜欢，它们戴着红帽子，系着黑围巾，让这个少女有种说不出的亲近之感，一人两鹤经常在一起玩耍。

一天，正当贾湖又与丹顶鹤夫妻在河边嬉戏时，一群凶恶的鬣（liè）狗，突然露着獠牙向贾湖扑来。离贾湖最近的雌丹顶鹤，勇敢地张开翅膀冲向鬣狗群，虽然赶跑了对手，但是自己也被鬣狗咬伤。因为伤势严重，雌丹顶鹤最终永远地闭上了双眼。这以后，雄丹顶鹤每天哀鸣，不吃不喝，最后也离开了贾湖。丹顶鹤夫妻死去后，贾湖一直无法释怀。看着日日郁郁寡欢的妹妹，哥哥心疼不已。他从逝去的丹顶鹤身上取下两翅骨，用自己的巧手，精心测量、钻孔，成功制出两支笛子。在一个月朗星稀的夜晚，舞阳手拿骨笛，倚树而立，骨笛在唇边吹响，犹如丹顶鹤生前的低吟。贾湖痴痴地听着，似乎又回到了与丹顶鹤夫妻嬉戏的时光。

最古老的乐器

贾湖骨笛一共出土了40多支，是迄今为止中国考古发现的最古老

原始人半穴居复原图

由天然洞穴、人工洞穴、竖穴、半穴居、穴居（南方巢居）到地面建筑，人类通过自己的智慧利用自然环境逐步开拓了属于自己的生存空间。

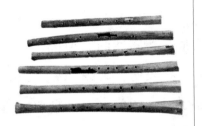

骨笛

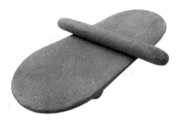

石磨盘及磨棒

的乐器，也是目前世界上发现的最早可吹奏乐器，形状很像现在的横笛。它们的出土把人类音乐史向前推进了3000多年。

骨笛采用鹤类尺骨管制成，制作规范，一般长20多厘米，直径约1.1厘米，出土完整的只有一件。骨笛上有5～8个同侧圆形钻孔，具备了五声、六声和七声音阶。有的骨笛上画有等分记号，表明制作之前经过了度量和计算。个别笛子的主音孔旁还钻有小调音孔。

在贾湖文化早期遗址中出土了两支骨笛，一支有5个孔，另一支有6个孔。这两支骨笛虽只能发出四声音阶，但因主音和简音的位置不同，可以吹奏出完全不同情调的乐曲。中期遗址出土的骨笛都有7个孔，可以吹出5～7个音阶。晚期遗址出土的骨笛多达8个孔，不仅能吹出 7 个音阶，还可以吹出变化音。

贾湖骨笛是中国目前出土年代最早的乐器实物，被称为"中华第一笛"。它为后人研究中国音乐与乐器发展史，提供了弥足珍贵的实物资料。

E 垂青史册的发现

位于河南舞阳县贾湖村的贾湖遗址，主要分布在淮河上游，是裴李岗文化的主要源头，也是淮河流域迄今所知年代最早的新石器文化遗存。在这里，发掘出了大批房基、墓葬、窑穴、陶窑以及大量的生产工具，其中出土物中以七声音阶贾湖骨笛、9000 年酿酒技术、契刻龟甲、驯养动物和炭化粳稻而闻名于世。由此形成的贾湖文化与同时期西亚两河流域的远古文化相映生辉。

骨笛

最早的乐器，笛子的一种，现多用鹫鹰翅骨制成，音色高亢明亮，可独奏或合奏，又称鹰笛或鹰骨笛。浙江河姆渡、新疆巴楚、内蒙古赤峰都曾发现过骨笛，但以河南贾湖发现的骨笛年代最久，规制最完整，最具影响力。

鹳鱼石斧彩陶缸

——史前彩陶画的巅峰之作

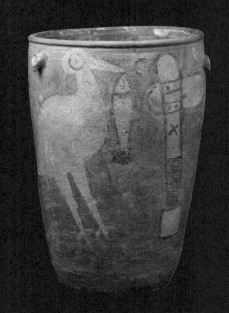

时　　代　新石器时代（距今约 6000 年）

尺　　寸　通高 47 厘米，口径 32.7 厘米，底径 20.1 厘米

文化类型　仰韶文化

属　　性　成人葬具

出 土 地　河南省汝州市阎村

收 藏 地　中国国家博物馆

地　　位　国家一级文物，首批禁止出国（境）展出文物之首

距今 6000 年左右的新石器时代，人类开始广泛从事农业生产，逐渐拉开了文明的大幕。两河流域和尼罗河流域先后进入铜器时代，苏美尔人的城市文明出现并繁荣，创造了世界上最古老的文字——楔形文字。随后不久，古埃及人创造出了象形文字。

亚洲东部的中国，黄河中游地区最重要的仰韶文化、下游一带的大汶口文化及长江中下游地区的崧泽文化正蓬勃兴起。石器磨制愈发精美，制陶技术进步，彩绘水平也提高。在众多部落中，有两个部落为生存领地的斗争也到了关键时期。

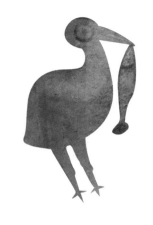

史前彩陶画的巅峰之作

鹳鱼石斧彩陶缸——

鸟和鱼的战争

距今约6000年左右，生活在黄河中游的众多部族，以农业为主，大量种植粟类作物和部分蔬菜，在饲养家畜的同时，也进行渔猎和采集。为了扩展更大的生存空间，这些部族间经常发生战争。

这不，最近鹳鸟部和鲢鱼部为了更有利的水源地，又起冲突了。英勇善战的鹳鸟部首领为了彻底解决这个问题，集合了部落中所有的精英力量，向鲢鱼部组织了一次进攻。他高举石斧，率先冲在前面，直到取得最后胜利。失利的鲢鱼部被迫迁徙到更远的地方。然而，这次胜利的代价是，鹳鸟部失去了自己无畏的首领。整个部族为了纪念这位英勇的首领，决定将首领的事迹通过画笔记录下来。经过大家反复商量，将要陪同首领下葬的瓮棺光荣地承担了这一任务。

这一时期，水与火的奥秘已成常识。泥土通过火的锻造，在他们手中变成千姿百态的陶器。为不辜负首领的赫赫战功，他们精心构思，仔细落笔：鹳鸟形体硕壮，眼睛大而有神；鱼则身体僵直，没有一丝生气。鹳鸟将鱼衔在口中表示了本族的胜利和敌人的失败。为了表现出首领的身份地位，首领生前所用的石斧（权力标志）也被威武地竖在了一旁。

E 中国画的雏形

彩陶缸以夹砂红陶为材，深腹直壁，平底中间有一圆孔。口沿下方饰突钮，腹部黑白彩绘"鹳鱼石斧图"。整幅作品的内容分为两组：右边是一把竖立的装有木柄的石斧，石斧上的孔眼、符号和紧缠的绳子，都被真实、细致地用黑线条勾勒出来。左边画的是一只圆睛、长喙、两腿直撑地面的水鸟。它昂着头，身躯稍微向后倾，显得非常健美，鹳嘴上衔着一条大鱼，全身涂白，并用黑线描绘鱼身轮廓。白鹳的眼睛很大，目光炯炯有神，鹳身微微后仰，头颈高扬；鱼眼则画得很小，身体僵直，鱼鳍低垂，毫无挣扎反抗之势，与白鹳在神态上形成强烈的反差。

一鱼一鸟一石斧，就此展开了一段史前文明的古老画卷，其用色之法，颇有后世中国画的"没骨"和"填色"，故有人认为它具中国画的雏形。所绘石斧修冶精细，绑缚规整，应为后世青铜斧钺的雏形。

彩绘陶缸属于仰韶文化成人瓮棺葬具，多造型简单，素朴无彩。此缸构图复杂，施彩用心，突出了所葬之人的显赫地位。

伊川缸

一种底部有圆孔的深腹陶缸，属仰韶文化时期的瓮棺葬具，因在河南伊川附近出土较多，故名。陶缸上的画面内容主要涉及人物、动植物、几何、天象、生殖崇拜及生活用具等多种类型。鹳鱼石斧图彩绘陶缸是其中最为出色的代表，其画是中国新石器时代考古中发现的画面最大、内容最丰富、技法最精湛的彩陶画。

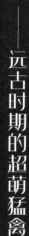

陶鹰鼎

——远古时期的超萌猛禽

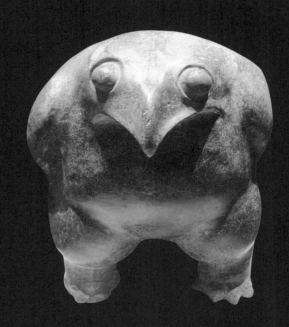

时　　代　新石器时代（约公元前 4300 年—前 3600 年）

尺　　寸　高 35.8 厘米，口径 23.3 厘米，最大腹径 32 厘米

文化类型　仰韶文化庙底沟类型

出 土 地　陕西省华县太平庄

收 藏 地　中国国家博物馆

地　　位　国家一级文物，首批禁止出国（境）展出文物之一

公元前 4300 年，当两河流域古巴比伦王国的人们发明出一套以图表意的记录系统，出现了世界上最早的书写形式时，远古的华夏大地正处于一个文化遍地开花、交相辉映的时代。

此时，黄河上游的马家窑文化、中游的仰韶文化庙底沟类型、下游大汶口文化和长江下游的良渚文化争奇斗艳，各具特色。

远古时期的超萌猛禽

陶鹰鼎——

美食家的心愿

　　五六千年前的黄河中下游地区及其边缘地区土地肥沃。在河流两岸经长期侵蚀而形成的阶地上，或在两河汇流处较高而平坦的地方，散落着或大或小的村落。居住在村落里的人们，把草和泥混合后，建成圆形或方形的房屋。建成后再将屋墙外部的草烧掉，这样的房屋不仅坚固，还可以防止雨水进入屋内。

　　这里的村落无论大小，都有一个女村长，负责安排村民们种粟、磨制石器、制作生活器具等工作。其中有位美食家村长，尤其酷爱"古董羹"（因食物入沸水时的声音而名，类如现在的火锅）。但"古董羹"每年才

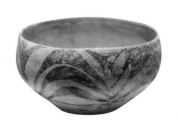

彩陶碗（中国国家博物馆藏）

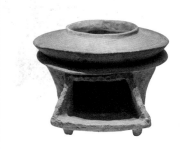

红陶釜灶（中国国家博物馆藏）

能吃上一次（全部落喜庆时），如何才能随时吃过瘾，成了"吃货"村长的心病。某天村长突然灵光一现，要在窑场举办为期一个月的陶器创意大赛，美其名曰是为了鼓励大家创新，其实是想集大家的智慧，满足自己随时吃上"古董羹"的心愿。

窑场有个年轻的小伙子发现每次庆祝丰收吃"古董羹"时，村长的笑容最灿烂。他琢磨着，要是能将涮食的鼎缩小，塑成具有王者之气的动物形，那第一名就非自己莫属了（数千年前的人就懂得了要抓住女人的心，就要先抓住她的胃的道理了）。恰巧这个小伙子是个鹰迷，于是后世人眼中超萌版的"鹰鼎"诞生了。

⚆ "肌肉萌"王者

鹰鼎由泥质黑陶制成，造型生动逼真。从鼎的正面欣赏，恰似一只活灵活现的雄鹰。位于头部正前方的两眼圆睁，炯炯有神；嘴部弯曲成锐利的钩状，其神态似在等待时机捕捉食物。鹰体呈圆形，肌肉丰满，健壮有力。它收起双翼站立着，双足与尾部着地，造型简洁有力，充满了浑厚的体积感。整个鹰的身体有一种向外扩张的内在力量，无论从哪个角度观赏，都能感到慑人的威猛气势。

鹰鼎最大腹径为 32 厘米，容积较大，两腿足近似袋状。鹰的长尾和两足巧妙地形成三足鼎立之势，稳定器体。这只有着"肌肉萌"的鹰鼎，带着上古的王者之气，也带着中原质朴的民风。

陶鼎

新石器时期出现的炊器，用于煮食物，一般为夹砂陶。器形大多为圆形，深腹，圆底或平底，有圆柱形或扁片形的三足。有的有双耳，带盖。最早见于河南新郑裴李岗和河北武安磁山遗址。后来又有了用青铜铸造的铜鼎。

红山玉龙
——华夏民族的代言人

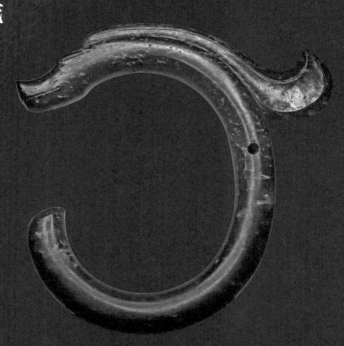

时　　代　新石器时代（约公元前 4000 年—前 3000 年）

尺　　寸　高 26 厘米，剖面直径 2.3 ～ 2.9 厘米

文化类型　红山文化

出 土 地　内蒙古赤峰市翁牛特旗赛沁塔垃嘎查

收 藏 地　中国国家博物馆

地　　位　国家一级文物，第三批禁止出（国）境展览文物之一

公元前 4000 年—前 3000 年，两河流域的苏美尔人建立了一系列城市国家，楔形文字成形，并在美索不达米亚平原南部开始兴建神庙。此时，亚洲中国燕山以北、大凌河与西辽河上游流域的先民们，也满怀虔诚地建造起自己的女神庙。他们祈求女神保佑地里种的粟、黍丰收，河里面的鱼、龟不绝，圈里面的猪、牛、羊繁衍……作为回报，他们将献上花纹最美的陶器和造型最精致的玉器。

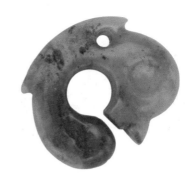

华夏民族的
代言人

红山玉龙——

☷ 雨神的媒介

  居住在五六千年前的西辽河上游的人们，已经不再把采集野果视为珍宝，而是有选择地种植谷物，等成熟后再用磨制的石器、骨器进行收割。狩猎之余，人们会把多余的野马、野牛、野猪等圈养起来，还会用木头搭建简单的房子。日子虽然过得惬意了很多，但并不能保证年年都衣食无忧，多雨或少雨的日子也得饿肚子。

  每当这个时候，女族长就会因不能直接与雨神沟通而苦恼。天神，应该是无所不能、善于变化的。大小、明暗、行止随意可换，凡人不可见，但能量巨大。你看，雨水降临时，乌云密布，电光闪闪，相伴随的是"隆隆"的雷声；海潮涨落，龙卷风吸水，泥石流下山，也是"隆隆"的声响；就连鳄、牛、蟒蛇等动物的吼叫声，也和"隆隆"声接近。因此，这个雨神应该称为 "隆"。

女族长决定打造一个与雨神"隆"可以沟通的媒介，这个媒介既要跟日常生活相联系，又得高于寻常能见到的东西，于是在部落中手艺最好的匠人多天努力工作后，"中华第一龙"诞生了。

玉 龙 面 世

20 世纪 70 年代在内蒙古赤峰市翁牛特旗出土的玉龙，吸引了全世界的目光。

此龙墨绿色，呈勾曲形；龙首较短小，口闭吻长，鼻端前突，上翘起棱，端面截平，有并排两个鼻孔；龙眼突起呈棱形，前面圆而起棱，眼尾细长上翘；颈上有长毛，尾部尖收而上卷，平面形状如一"C"字，形体酷似甲骨文中的"龙"字；龙身大部光素无纹，只在额及颚底刻以细密的方格网状纹；背部有对穿单孔，以绳系之悬持，头尾平衡，设计独具匠心。

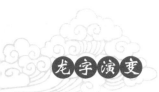

龙字演变

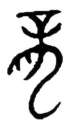

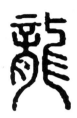

| 甲骨文 | 金 文 | 小 篆 |

巨口有牙、辛字威压（有惩罚之意），身子弯曲，表达了远古先民的受害恐惧和对灾难根源的想象。

从红山玉龙身上，人们能找到四种动物的影子：鹿眼、蛇身、猪鼻、马鬃。它的发现，不仅让中国人找到了"龙的子孙"的源头，而且使雨神与龙文化的内涵在此巧妙重叠。

猪与龙的结合

龙为鳞虫之长，是中国古代神话传说中的祥瑞动物。春分登天，秋分潜渊，能呼风唤雨，变幻多样。后世甚至成为天子专属，是中国传统文化中非常独特的标志性符号。

猪是怎样跟龙扯上关系呢？原来猪一开始出现时并不像现在这样温驯懒惰。强健的野猪性格暴躁，凶悍勇猛，狮子和老虎见了它也不敢轻易言胜。野猪被驯化后，成为人们的财富代表，并变为"家"的主要组成部分。当原始先民需要一个通灵之物和权力象征时，猪就自然而然成了龙的一部分。

人们在新石器时代很多遗址中都发现有类似龙形的遗存，关于龙的原型，也提出过各种假说，但不可否认的是，红山文化的这件玉龙是龙的原始形态，带着明显的猪首特征。

红山文化

红山文化以辽河流域支流西拉木伦河、老哈河、大凌河为中心，是以女性血缘群体为纽带的母系氏族社会的全盛时期；居民主要从事农业，饲养猪、牛、羊等家畜，兼事渔猎；石器打磨技艺精湛，彩陶纹饰丰富，尤以玉雕工艺水平为佳。

人头形器口彩陶瓶

——史前文明的摇篮

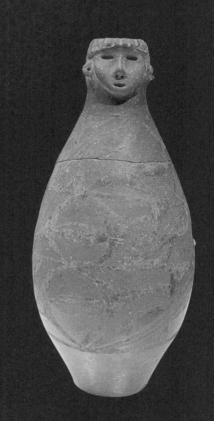

时　　代　新石器时代（约公元前 3500 年前）
尺　　寸　高 32.3 厘米，口径约 4 厘米，底径 6.8 厘米
文化类型　仰韶文化庙底沟类型
出 土 地　甘肃省秦安邵店大地湾
收 藏 地　甘肃省博物馆
地　　位　国家一级文物，镇馆之宝，"中国 20 世纪 100 项考古大发现"
　　　　　之一

相对于地球 46 亿年的漫长岁月，人类出现的新鲜劲儿还没过。距今 4 万年时，人类才以"智人"的身份，姗姗登上地球的舞台。之后又用了数万年的时间，和石头打交道、学习制作工具、掌握"火"的使用，跌跌撞撞一路前行。

公元前 3000 年左右，西亚两河流域的苏美尔文明正灿烂，而已进入农耕社会的中国也不甘示弱。黄河流域重要的彩陶文化之一仰韶文化庙底沟类型向西发展进入甘肃境内时，演变出的马家窑文化正蓬勃前进；长江中游的屈家岭文化形成，下游的良渚文化形成，人们已经会用原始"混凝土"来建造房子。

史前文明的摇篮

人头形器口彩陶瓶——

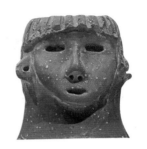

▣ 永不远离的 "女神"

5500年前，在黄河流域中部的一个部落里，生活着一位集智慧与美貌于一身的少女。她短发齐额，挺鼻小嘴，面庞秀丽，爱穿一件红底带三角花瓣纹的连衣裙，深邃的双眸里散发着迷人的光芒。她就像是部落里的一盏明灯，无论什么忧心事，只要告诉了她都会得到顺利解决。因此，无论是长者还是孩童，没有人不喜欢她。

然而，天妒其才，她的生命却戛然而止于二八芳华。随后的寒来暑往中，大家的悲伤和对她的思念并没有消

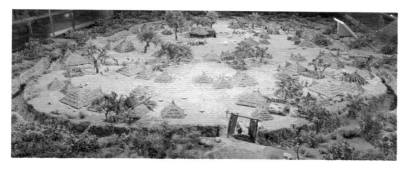

大地湾遗址仰韶文化早期聚落沙盘

散，反而越来越深。为寄托大家的哀思，同时也为了纪念她为部落做出的贡献，部落议事会经多次讨论后，决定以少女的形象制作一个器物。于是，一个崭新的彩陶瓶诞生了——少女的头成为瓶口，这样她和她那洞察一切的睿智，就可以永留部落，陪伴大家。

红陶为质，人们以细泥的橙黄、橙红为主色调，再以黑彩绘三横排由弧线三角纹和斜线组成的二方连续图案，恰似少女生前所穿的彩色衣裙。瓶首精心运用雕镂、贴塑、刻划等不同手法，生动地再现了那个记忆中有着齐刘海、挺鼻小嘴、身穿花衣、耳系饰物的美丽少女。

彩陶艺术的巅峰

人类的古代文明皆是由大河的滋养而繁衍的，奔腾不息的黄河孕育了我们灿烂的华夏文明。而绚丽精美的甘肃远古彩陶，在以彩陶为特征的新石器时代文化中，

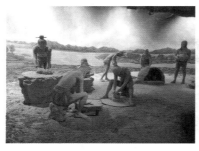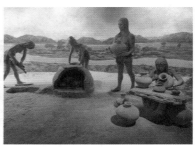

正是华夏文明序章中最辉煌的部分。

8000年前，甘肃大地湾温暖湿润，河谷宽广，土地肥沃。生活在这片沃土的先民们，以创造性的思维，将水与土交融，在火的灵动中赋予了这种水与土的混合物以永恒的生命和灵性。1973年在甘肃秦安大地湾出土的人头形器口彩陶瓶距今已有5500年的历史。在大地湾遗址出土的上千件陶器中，人头形器口彩陶瓶是唯一一件塑有人像的彩陶瓶。

五官镂空造成的深色阴影，成为头像富有表现力的因素。瓶身图案的韵律节奏及对称均衡的形式美，体现出远古先民对自身力量的初步认识和艺术再现的能力，也浓缩了先民的审美意识及其丰富的社会内涵。

据官方提供的报告，此陶瓶上腹破裂并非出土后修复，而是出土前就已经修复过，并且是黏结修复，也就

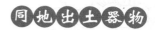

同地出土器物

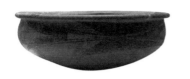

变体鱼纹彩陶盆 (大地湾博物馆藏)

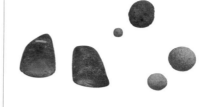

石斧和狩猎工具 (甘肃省考古所藏)

是说在 6000 年前就出现了黏结修复方法。这应该也是
目前发现的、最早的用黏结方法修复的陶器，也由此可
见古人对该瓶的珍视。

⌐⌐ 彩陶 ⌐⌐

发源于距今约1万年前的新石器
时代，最早的一批彩陶诞生于
8000 年前的甘肃大地湾。工艺
是在打磨光滑的橙红陶坯上，
用天然矿物颜料在上面绘制图
案，再入窑烧制而成。甘肃仰韶
文化彩陶代表了中国彩陶艺术的
最高成就。

蛋壳黑陶高柄杯

——史前级别最高的酒具

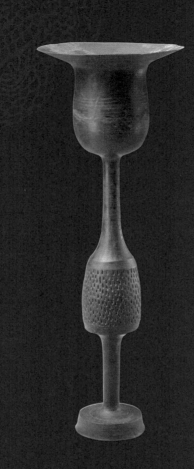

时　　代　新石器时代（约公元前 2500 年—前 2000 年）
尺　　寸　高 19.5 厘米，口径 4.7 厘米
文化类型　龙山文化
出 土 地　山东省潍坊市姚官庄
收 藏 地　山东博物馆
地　　位　国家一级文物

公元前 2500 年—前 2000 年，是世界文明启端的集中期。印度河流域、希腊爱琴海、美洲玛雅、西亚赫梯、腓尼基、犹太文明纷纷萌芽和发展。

此时期的中国正处于极具神奇色彩的尧舜禹时代，最终禹改变了原始部落的禅让制，把王位传给了自己的儿子启，开创了中国近四千年世袭的先河。"家天下"时代开始，地处中原腹地的郑州—洛阳地区成为中原王朝文明的发祥地。

高的酒具
史前级别最

蛋壳黑陶高柄杯——

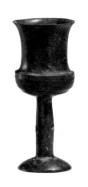

蛋壳陶的诞生

4000多年前，由于人口的急剧增长，社会资源变得相对紧缺，为了安全，人们建起了高大的夯土墙，形成了亚洲最早的城市。

最近让年轻城主烦心的事可不少：面临雨季，储存丰收粮食的粮仓不够，如何妥善保存大家的口粮成了首要问题；而且，其他部落向他们订制一批别致、精美的陶器，很多天过去了，工匠们也没拿出令人满意的创意方案。

为了远离人群，便于思考，城主决定出城走走。果香时节，似乎空气都是甜的，年轻城主的心豁亮了很多，思维也活跃了不少。既然大丰收，那多出来的粮食可以尝试酿酒。有了酒，还得有盛酒的器具，为呈现酒色之美，酒具也不能过于粗笨，最好有一种"黑如漆、亮如镜、薄如纸、硬如瓷"，掂之飘忽若无，敲击铮铮有声的酒具。

为了能够实现这一想法，城主带领窑工们不断尝试和创新。他们选取河湖中沉积的细泥，反复淘洗，使之不含任何杂质。再经过改进后的快轮（转速200转/分钟）拉坯塑形，让陶坯达到极致的薄度；最后严控窑炉的温度和烧制时间，远古时代的陶器巅峰之作——蛋壳陶酒具诞生了。

当甘醇的米酒盛放在精美的黑杯中时，年轻的城主深深地陶醉了。

E 高超的工艺

蛋壳黑陶高柄杯是新石器时代龙山文化的代表性酒具，以薄陶胎为重要特征，盘口部分最薄，一般在0.5毫米左右，个别薄至0.2毫米。柄部和底座因要承托上部重量，陶胎略有增厚，但也不超过2毫米。器身高度

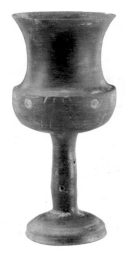

蛋壳黑陶高柄杯
（美国印第安纳波利斯艺术博物馆藏）

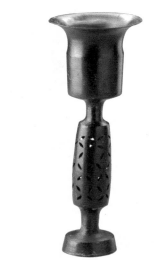

蛋壳黑陶高柄杯
（美国印第安纳波利斯艺术博物馆藏）

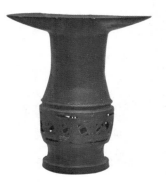

薄胎蛋壳陶
（山东博物馆藏）

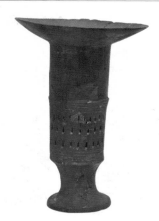

薄胎蛋壳陶
（山东博物馆藏）

一般不超过 25 厘米，重量多数为 50 ～ 70 克。

高柄杯上部为一卵圆腹小杯，口沿沿面较宽，腹下接较高的器柄，底部附加圈足。也有的将杯腹部隐藏在器柄内，形成内胆外壳的两层器壁。器身以素面居多，有装饰者多在器表饰细密的弦纹，或将器柄制成竹节状，有的还在杯柄部雕刻几何形镂孔组成的花纹。

蛋壳黑陶杯仅仅出土于少数的大中型墓葬之中，说明它在当时就是一种极高贵的用品，并非常人可以享用，极可能象征着死者生前拥有的财富和地位。也有专家认为蛋壳陶属于礼器，有可能是特殊身份之人在祭祀等礼仪上使用的酒器。

黑陶

黑陶是在烧造过程中，采用渗碳工艺制成的黑色陶器，按质地可分为三种：泥质黑陶、夹砂黑陶、细泥黑陶。黑陶是继仰韶文化彩陶之后的优秀陶种，在大溪文化、屈家岭文化、龙山文化遗址中均有发现，但有"蛋壳陶"之称的高柄杯目前仅见于山东境内龙山文化的早、中期遗址，蜚声中外。

嵌绿松石兽面纹铜牌饰
——沟通天地的神器

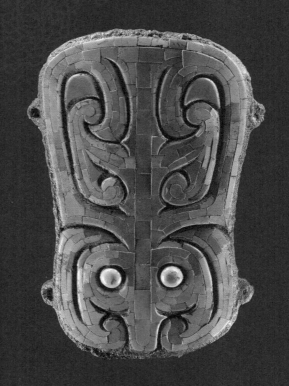

时　　代　夏（约公元前 2070 年—约前 1600 年）

尺　　寸　长 14.2 厘米，宽 9.8 厘米

文化类型　二里头文化

出 土 地　河南偃师二里头遗址

收 藏 地　中国国家博物馆

地　　位　国家一级文物

公元前 21 世纪时，世界正处于青铜时代早期。此时的古埃及进入中王国时期；苏美尔人的乌尔第三王朝在伊朗古埃兰西马什王朝威胁下即将覆灭；地中海克里特岛出现奴隶制城邦；犹太教在西亚地区找到了自己的落脚点；马铃薯成为秘鲁餐桌的主要食物；地球上的猛犸象走到了生命的尽头……

在东亚大陆上，因治水无功，鲧被杀，他的儿子禹继承父业，继续治水大业。在此期间，禹走遍天下，风餐露宿，过家门而不入，最终取得了成功，消除了中原洪水泛滥的灾祸。帝舜在位 33 年后，正式让位给禹，禹即位后，划定九州，奠定夏朝，被人尊称"大禹"。

沟通天地的神器

嵌绿松石兽面纹铜牌饰——

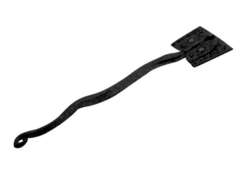

斟鄩（zhēn xún）古都

　　1984 年，随着考古学家在河南偃师二里头的发现，一座被苦苦寻找的夏王朝的遗存之一斟鄩古都现出真容。这里是公元前 20 世纪前半叶东亚最大的聚落，拥有迄今为止最早的青铜礼器群和青铜冶铸作坊，作为中国最早的宫殿建筑群，它总面积为 3.75 平方千米，是现在故宫面积的好几倍，仅中部宫殿区内一座的面积就在一万平方米以上。这座城的主人就是治水立业的姒（sì）姓大禹的后人。

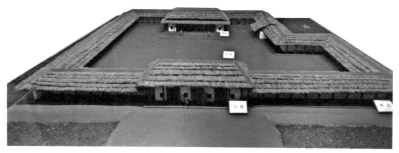

二里头古都复原图

古都内的大型宫殿建筑占地面积均在一万平方米左右，应当是夏王朝最高权力机关所在地；平地起建以木骨为墙，草泥为皮的建筑，为奴隶主贵族们的住所；还有一种半地穴式建筑，以坑壁为墙，立柱搭盖草顶的房屋，面积较小，既阴暗又潮湿，可能为当时最下层人物，即奴隶的栖身之地。

夏朝立国时，都城在阳城（今河南登封王城岗），后迁到阳翟（河南禹州）。禹的儿子启死后，启的5个儿子为争夺统治权开战，太康胜出后就将都城迁到斟鄩，自此以后直到夏桀亡国，夏朝的都城都没再变过。

三 铜牌饰出土

二里头遗址中出土了大量手工制品，以镶嵌绿松石的兽面铜牌饰最为精美。此类铜牌饰共3件，形制大同而略有小异。它们所表现出来的熟练镶嵌技术，给后人留下了中国最早的铜镶玉石珍品。

这些牌饰青铜衬底，略呈弧角长方形，表面凸起，两侧有两组穿钮，用以固定在织物上。出土时，牌饰背

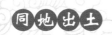

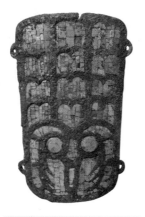

嵌绿松石饕餮纹铜牌饰
（中科院考古研究所藏）

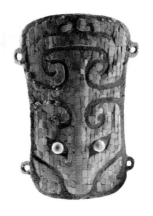

嵌绿松石饕餮纹铜牌饰
（洛阳博物馆藏）

面尚存麻布痕迹。牌饰表面用数百块形状各异的绿松石小片铺嵌成饕餮纹图案。饕餮双目正圆，稍凸起，鼻与身脊相通，上唇向内卷曲，对钩"T"形角，两角长而上延，卷曲似尾，均不同于后来的饕餮纹，被认为是史前兽面纹到商周饕餮纹的桥梁和传承。

除这3件夏代遗宝外，国外还有8件：美国哈佛大学赛德勒博物馆有3件；檀香山艺术学院内收藏1件；日本京都附近的MIHO博物馆收藏1件；英国伦敦埃斯肯纳齐行内曾有1件；还有2件分别见于两本记录中国文物收藏的书中。

Ⓔ 神 秘 用 途

这些嵌绿松石兽面纹铜牌饰威严冷峻，张力十足，出土时均放在死者的胸前，再结合相伴出土的铜铃及其他青铜或玉质的礼乐兵器，似乎证明了墓主人身份的独特性，更为铜牌饰增添了一份神秘感。

因为夏朝有"御龙氏"的记载，铜牌饰是属于主持图腾祭祀的御龙氏，还是属于可以沟通天地的巫师，以它们为载体来感应神的旨意？二里头遗址还出土了一件大型绿松石龙形器，也有学者经过对比，认为多源性特征的龙形象随着中原王朝的建立和社会文化的整合，趋向抽象和神秘而以兽面纹形象固定下来。因此，这些铜牌饰上的图案是龙头形象的简化和抽象表现。

兽面纹

又称饕餮纹，青铜器常见装饰之一，最早可追溯到距今5000年前长江下游地区良渚文化玉器上的神人兽面纹，盛行于商朝和西周早期。饕餮纹是古人在各种猛兽特征基础上，融合想象的产物，兽面大而夸张，庄严而神秘。

后母戊鼎

——送给母亲的『重』礼

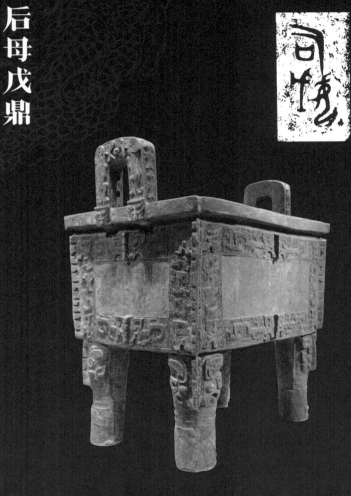

时 代	商晚期（约公元前 14 世纪—约前 11 世纪）
尺 寸	口长 112 厘米，口宽 79.2 厘米
属 性	祭祀礼器
出 土 地	河南省安阳市武官村
收 藏 地	中国国家博物馆
地 位	国家一级文物，镇馆之宝，首批禁止出国（境）展览文物之一

公元前 13 世纪时，世界进入几个强盛王国时代：古埃及第 19 王朝、西亚的亚述帝国、中国商朝及希腊的迈锡尼王国。

在世界其他强国以武力争霸和抢夺海上贸易权时，东亚黄河流域的新文明中心和强国也已经崛起。商朝——中国文明史上第一个有着同时期文字记载的繁荣王朝，已经能够借用国家权力组织和调动大批能工巧匠，制作出大量青铜武器及大型青铜礼器，开启了青铜时代的"中国制造"。

送给母亲的『重』礼

后母戊鼎——

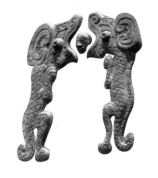

▌雄主背后的女人

　　中国商朝第23位君主——武丁，作为一个国家的最高领导，勤于政事，任用贤人，励精图治，使商朝的政治、经济、军事、文化得到空前发展。他是商朝历史上有名的一代雄主，其在位59年中，频繁对外征伐，先后征服了西北、东南的少数民族部族，极大地扩大了商朝的版图，史称他统治的时期为"武丁中兴"。

　　武丁的成功并非偶然，这首先得益于父亲小乙超前的教育方法。武丁很小的时候，就被父亲送到宫外和平民一同生活，共同劳作，这让武丁有机会了解民众疾苦，以及农业对国家统治稳定的重要地位。所以当方国（古时联合城邦制国）的井方要将精通农业的女儿妇姅（jìng）嫁给他时，武丁欣然接受，并给了妇姅正妻的名分。武丁虽有六十多名妃嫔，但正妻的编制只有三个，妇姅是他的第一个正妻。

农业专家妇姅

商朝时农业已经成为当时社会的主要部门，在生产和生活中占有主导的地位。甲骨文卜辞中大量记载了商朝人的农事活动，几乎包括与农业有关的各个方面。因此，堪称当时"农业专家"的妇姅在商王朝极受敬重。她尤其擅长种黍，常常亲自在田间劳作。妇姅嫁给武丁后，不仅让自己的娘家按时给商朝缴纳贡品，还亲自管理这些贡品的缴纳者。

不仅如此，妇姅还是商王朝的"首席会计师"和"农业财政部部长"，国家所有的钱财粮食都在她的管理范围内，她以稳妥和有条不紊的管理，成为武丁坚强可靠的后盾。妇姅一生不仅得到了丈夫的尊敬，也得到了儿子们的敬爱。妇姅死后，儿子们为了表达对母亲的思念，特意铸造了青铜鼎——后母戊鼎，献给最敬爱的母亲。

献给母亲的爱

后母戊鼎厚立耳（其中一耳为后配），折沿宽缘，直壁深腹平底，腹部呈长方形，下承四中空柱足。器耳上饰一列浮雕式鱼纹，首尾相接。耳外侧饰浮雕式双虎食人首纹，俗称"虎咬人头纹"。这种纹饰是在耳的左右作虎形，虎头绕到耳的上部张口相向，虎的中间有一人头，好像被虎所吞噬。

鼎身四周铸有精巧的夔龙纹和饕餮纹，腹壁四面正中及四隅各有突起的短棱脊。足上铸的饕餮纹，图案表现兽面，线条清晰。鼎腹内壁有铭文"后母戊"，"戊"是商王武丁之正妻妇妌的庙号。

鼎盛的青铜冶炼

青铜是红铜和锡合成的合金，因颜色呈青灰色而名，因熔点低、硬度高而容易融化和铸造成型。中国最早的青铜制品是甘肃东乡马家窑文化遗址出土的铜刀。商朝时青铜冶铸业臻于鼎盛，能熟练地使用浑铸、分铸、失蜡法、锡焊、铜焊等铸造技术，在冶铸工艺技术上已处于世界领先地位。

后母戊鼎鼎身与四足为整体铸造。鼎身共使用 8 块陶范，每个鼎足各使用 3 块陶范，器底及器内各使用 4 块陶范。鼎耳则是在鼎身铸成之后再装范浇铸而成。铸造此鼎，所需金属原料超过 1000 千克。而且，制作如此的大型器物，在塑造泥模、翻制陶范、合范灌注等过程中，首先要分别铸出部件，然后再合铸成为一个整体。

因工艺复杂，铸造时需要二三百个工匠同时操作，密切配合，才能完成。而且后母戊鼎中铜含量 84.77%、锡含量 11.64%、铅含量 2.79% 的比例与战国时期成书的《考工记·筑氏》基本相符，见证了中国古代青铜文明的内在传承。

铜鼎

中国青铜文化的代表，本为古时烹饪之器和礼器，最早为陶制，后为铜制，有圆鼎和方鼎。青铜鼎被视为传国重器、国家和权力的象征，形制大小成组的列鼎数目在周朝代表着不同身份等级。如天子九鼎，诸侯七鼎，卿大夫五鼎，士级三鼎。

嵌绿松石象牙杯

——盛满了宠溺的奢华酒杯

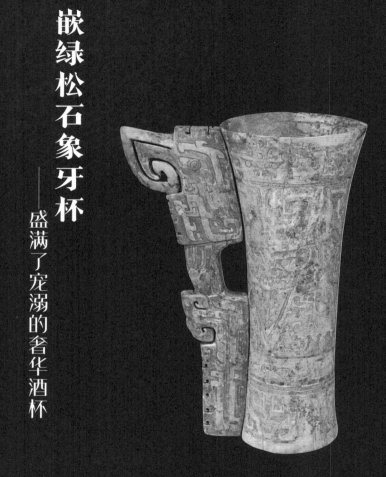

时　　代　商武丁（公元前 1250 年—前 1192 年）

尺　　寸　高 30.5 厘米，口径 11.2 厘米，口壁厚 0.1 厘米

属　　性　酒器

出　土　地　河南安阳妇好墓

收　藏　地　中国社会科学院考古所

地　　位　国家一级文物，首批禁止出国（境）展览的文物之一

约3300年前，地球正经历小冰期，严寒导致的生活条件恶化使得生活在东欧平原的古印欧人向南迁徙，其中的一支翻越了高加索山脉，进入今土耳其境内，缔造了古安纳托利亚文明。另外两支来到亚洲：一支在古印度建立了种姓制度，严格的阶级划分最终导致了古印度文化的中断；另一支古印欧人则侵入中国边境，受到商朝武丁之正妻妇好大军的痛击。这场从甲骨文上反映出来的战争，被中国考古学之父李济称为"西北战争"，认为其"重要性不亚于传说中史学家歌颂的黄帝的阪泉、涿鹿之战"。

盛满了宠溺的奢华酒杯

嵌绿松石象牙杯——

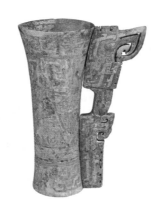

🇪 商 朝 女 英 雄 的 爱 情

　　自古美人爱英雄，英雄也难过美人关，商朝盛世缔造者武丁也未能免俗。年轻时被父亲派到民间锻炼的武丁，遇见了心仪的妇好。此时的妇好，还是一个"子姓"的贵族少女。按照商朝的传统，商王都是政治联姻，王妻都是周边方国的首领或公主。像妇好这样的身份，是不能嫁给武丁的。但多情的武丁对妇好一直念念不忘。

　　终于，他想出了一个办法。一天上朝时，武丁对群臣说自己做了一个梦——天神会派一位圣人来辅佐商朝。

既是天神的旨意，哪还顾得上身份问题。最终，武丁如愿以偿，娶了妇好。

中国历史上第一位女将军就此诞生。妇好不但貌美果敢，还精通兵法，婚后时常带兵出征为商王朝开疆辟土。据甲骨文记载：有一年夏天，北方边境发生战争，双方相持不下，妇好自告奋勇，要求率兵前往，武丁犹豫不决，占卜后才决定派妇好起兵，结果大胜。此后，武丁让她担任统帅，她南征北战，打败了周围二十多个方国。

每当妇好凯旋时，武丁都会亲自出城迎接，有一次甚至迎出八十多千米。两人在郊外相遇后，久别重逢的激动使他们忘记了各自的部属，一起并肩驱策很久，在旷野中追逐驰骋。每次回城后，武丁都会为妇好举行盛大的酒会。痛饮时，妇好最喜欢的就是那只嵌了绿松石的象牙杯。

可惜的是，妇好30多岁便离世了，这对中年的武丁来说，是一个巨大的打击。武丁为了能够时刻陪伴在妇好身边，没有将妇好葬在殷墟王陵区，而是埋在了宫殿区东南角，距离商王寝宫只有几百米的地方。他还将妇好生前喜爱之物全部葬入墓中，其中就包括嵌绿松石象牙杯。

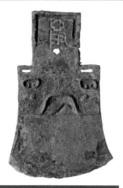

"亚启"青铜钺
（中国国家博物馆藏）

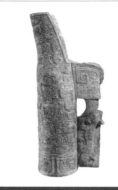

象牙觥杯
（中国社会科学院考古研究所藏）

象牙杯盛琥珀光

　　饮酒器嵌绿松石象牙杯由象牙的根部制作而成，鋬（pàn，器物上用手提的部分）是用另一块象牙板镶嵌而成。

　　象牙杯通体满饰花纹，上嵌绿松石。以云雷纹为底，口、颈、腹、足处各饰兽面纹三组，在其眉、眼、鼻上镶以绿松石，各组纹饰之间饰镶绿松石的细带纹。兽面纹也不尽相同，如颈部的兽面纹在口下雕一大三角形纹，两侧分刻对称的倒夔纹，而足部的兽面纹则目字形眼，大鼻翘目。

　　鋬部整体为夔形，昂首垂尾。上端为一鸟形，勾喙短冠，眼镶绿松石；中部雕一兽面，兽头突起，双角上竖，绿松石镶口、眼、眉。珍贵的象牙、绿松石、王者之气的兽面纹，立体、线刻、浮雕、镶嵌多种工艺……一切都只是为了衬托主人的高贵，表达着给予者说不尽的宠爱。

此杯，见证的是一段记录在甲骨之上，属于商王朝的最美爱情故事。

牙雕

牙雕是以象牙为质地进行雕刻，其成品以质地细腻、色泽柔润、精美耐用而备受珍爱。中国的牙雕艺术始于新石器时代，初时以实用为主，如象牙梳、象牙杯等，后逐渐成为装饰用品。唐朝以后象牙成为皇家专贡，清中期形成了以广州、苏州和北京为代表的若干牙雕中心生产地，制品大量出口。2006年牙雕被列入第一批国家级非物质文化遗产名录。

妇好鸮尊

——传奇女将军的『代言人』

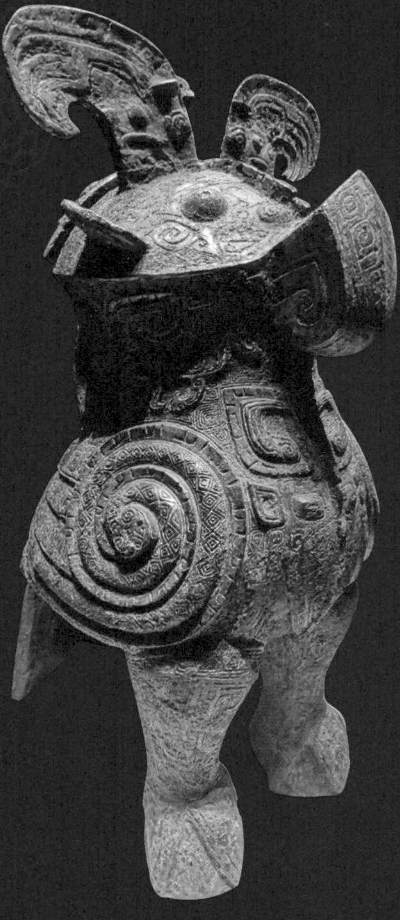

时　　代　商武丁（公元前 1250 年—前 1192 年）
尺　　寸　高 46.3 厘米，重 16 千克
属　　性　酒尊
出 土 地　河南省安阳市妇好墓
收 藏 地　河南省博物院
地　　位　国家一级文物，"九大镇院之宝"之一

1976 年初夏，随着洛阳铲从地下 8 米深处带出来的黄土，一座被誉为"殷墟小百科"的王室墓葬意外现世，从它走进人们视野的那一刻起，就铸就了一段不朽的传奇。象牙杯、骨簪、铜镜、玉器、石雕、青铜器……林林总总的 1928 件器物，为世人还原了 3000 年前商朝人的社会生活面貌。

而墓主人，中国历史上第一位有史可查的女将军，从容地从时空深处走来，在我们艳羡的目光中，浅笑轻语。要知道，她可是被武丁宠溺的正妻、臣民敬仰的大祭司、战无不胜的统帅……

传奇女将军的『代言人』

妇好鸮尊——

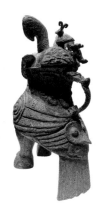

巾帼英雄

无论妇好有多少闪亮的标签，终究也是一个女人。出土的那些形式各异的发簪、镯子、玉雕和石雕小动物，显示她也是一个爱美、善修饰、喜收藏的普通女人。本来可以靠出身和颜值，妇好却偏偏靠才能，依靠女性特有的韧性，成为三千多年前经济独立的女性。

嫁给爱情的妇好，并没有在丈夫武丁的宠溺中放任。在自己的封地上，她主持一切事务，管理田地和收入、奴隶及平民。缴纳贡品也都按照应有的礼数来办，

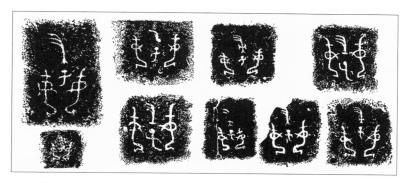

金文"妇好"

决不因私废公。妇好的封地一定是商王朝最富庶的地方之一，因为在她的封地上，她拥有自己独立的嫡系部队三千余人——在殷商时期，一些小国的全部兵力也不一定能够达到这个数目。

占卜官

"国之大事，在祀在戎"，妇好除却"王妻"和"大将军"的尊贵身份外，还是主持祭祀的占卜官。在她那个时代，人们崇尚天命，盛行祭祀占卜，几乎所有的国家大事，君臣们都要反复占卜、祈问鬼神。因此，祭祀是除战争外最重要的国事活动之一。而掌握这项最高神职权力的祭司，要具备广博的学识、崇高的地位，通过与鬼神沟通，成为重大国事的实际决策者。

妇好鸮尊

鸮（xiāo）就是猫头鹰，在古代西方，猫头鹰被视为智慧的象征，是雅典娜的爱鸟。在东方的商朝，猫头鹰被视为"战争之神"，是妇好乃至国王、将军们的爱物。它昼伏夜出的天性、击而必中的本领，自然让其成为"战神"的象征。"战神"的代表用来作为妇好的盛酒器，再合适不过了。

妇好鸮尊圆眼宽喙，小耳高冠，双翅贴身，颈处有錾，粗壮的双足与下垂的宽尾稳定支撑，形态生动。此尊通体装饰花纹，并配各种猛禽异兽，如錾为兽首，喙雕蝉纹，颈侧踞双头夔，颈后伏饕餮，两翅盘长蛇。尊内壁有铭文"妇好"两字。此尊盛满美酒，用来祭祀天神和祖先，表达了祭祀者最虔诚之心。

尊

中国商周时的一种大中型盛酒器，多为青铜制造，长颈圈足，圆腹或方腹，口径较大。其中亦有以牛、羊、虎、象、豕、鸟等动物形象的牺尊，气势磅礴，装饰华丽，配有盖。春秋后期此类造型渐渐少见。

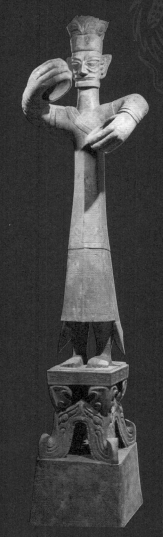

三星堆青铜人像

——沟通天地的神灵

时　　代　商代晚期

尺　　寸　人像高 180 厘米，底座高 80.8 厘米

属　　性　祭祀神器

出 土 地　四川广汉市三星堆遗址

收 藏 地　四川省文物考古研究所、广汉三星堆博物馆

地　　位　镇馆之宝，第三批禁止出国（境）展览文物之一

1929 年春的一天，四川广汉中兴乡真武村的农民燕道诚正带着儿子在宅旁挖水沟，突然一声脆响，锄头碰到了一个大石板，好奇的父子俩撬开石板后，看到了满坑的玉器，阳光下正闪着让人眩晕的光芒。好一会儿，父子俩才克制住怦怦急跳的心，慌忙地盖上石板，勉强镇定地走回家……

一年后，成都有名的老古玩市场"送仙桥"突然出现了一批来自广汉的玉器，它们形制独特、纹饰诡异，前所未见。一时间，业界皆惊，正在广汉传教的英国人董宜笃，立即请当地驻军帮忙保护和调查，并请时任华西协合大学博物馆馆长的美国人葛维汉出面保管已收集的玉器。1934 年，葛维汉带领考古队在燕氏父子发现玉器的附近进行发掘，有了惊人的发现，沉睡数千年的古蜀三星堆文明第一次缓缓地揭开了神秘的面纱……

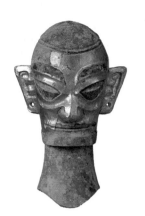

沟通天地的神灵

三星堆青铜人像——

古蜀文明

以成都平原为重心的巴蜀地区，是长江上游古代文明的重要起源地之一。但很多年来，古蜀文明的历史一直隐现在怪诞的神话传说和只言片语的方志笔记中，直到 1986 年夏三星堆遗址中大宗古蜀秘宝的横空出世，古蜀国与中原迥然不同的文化和生活习俗，才完整清晰地被还原出来。

相传上古时，居住在古青藏高原的古羌族人向东南迁居，在岷江上游依山而居，垒石为穴，开始渔猎生活，并捡拾野蚕抽丝，后人称他们为蜀山氏。黄帝时娶蜀山氏女子，生下儿子蚕丛。蚕丛是古蜀第一位王，他双

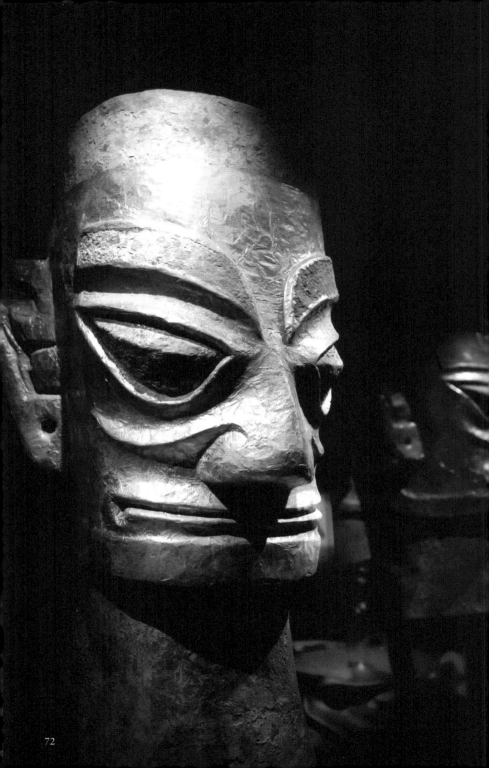

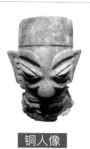

铜人像

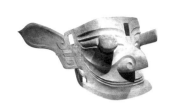

纵目面具

目突出，椎髻左衽，是位养蚕专家。夏商之际，鱼凫成为第三代蜀王，率领部落进入广汉平原。这时的古蜀已经进入农耕社会，正值鼎盛，制造了大量具有浓厚神巫色彩的精美青铜器、玉器及象牙等工艺品。

② 神秘的青铜人像

三星堆出土的青铜人像大小不同，数量众多，其中以最大的立人像最为注目。立人像头戴代表日神的高冠，身着窄袖与半臂式连肩衣，衣上纹饰以龙纹为主，方格纹带饰；方形脸，粗刀眉，直鼻阔嘴，紧唇大耳，神情肃穆；双手环握中空，环抱于胸前。脚戴足镯，赤足立于方形怪兽座上。他是谁？手握王权的鱼凫王还是掌管神权的大巫师？抑或集神、巫、王于一体的最权威的领袖人物？疑问早已随着古蜀的消亡而无从得知，但他的威严和神秘却穿越千年而来。

50多件青铜人像中仅有4件戴金面罩的铜人头像，说明它们代表着特殊的身份和地位。值得注意的是，这类戴金面罩的人头像是古蜀青铜文明特有的文化现象，反映的是古蜀文明浓郁的地域特色。

E 祭 祀 坑

由于经常举行宏大而神圣的宗教祭祀活动，祭祀坑在三星堆文化中最为常见。里面出土的文物主要有：真人大小的青铜像、各种青铜面具和眼形饰件、上雕神兽异物的青铜神树、种类繁多的灵兽、礼天地的青铜和玉石器及祭祀中会使用到的祭器。

三星堆文化

三星堆文化是夏人的一支从长江中游经三峡西迁成都平原、融合当地土著文化后形成的，是拥有青铜器、城市、文化符号和大型礼仪建筑的灿烂古文明。三星堆遗址区就是古蜀的王都所在。

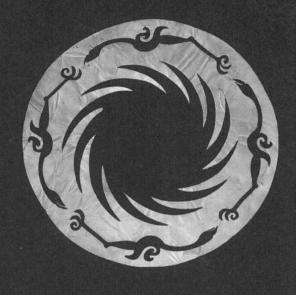

太阳神鸟金箔

——古蜀人的图腾崇拜

时　　代　商晚期—春秋早期（约公元前 1200 年—前 650 年）
尺　　寸　外径 12.53 厘米
文化类型　古蜀文明
出 土 地　成都金沙遗址
收 藏 地　金沙遗址博物馆
地　　位　国家一级文物，第三批禁止出国（境）展览文物之一距今3000年前，位于非洲东北部尼罗河中下游地区古埃及进入第二十一王朝；而远在东方地处岷江上游的古蜀，因江沙中富含黄金，故舍弃青铜而进入了黄金文明时代。

这天，一场盛大的祭日仪式即将开启，滨河场地内，九个排列整齐的方形巨柱支撑着祭台，周边布满了祭祀坑。象牙、鹿角、野猪獠牙、玉器、陶器、石器、漆器和金器成堆放置，神情严肃的大祭司仔细地一一看过，当看到其中一件金器时，严肃的脸上忽然有了几丝波动……

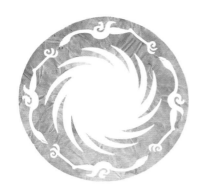

古蜀人的图腾崇拜

太阳神崇拜

　　光芒四射的太阳，辉映着地球，滋润着万物，庇护着先民。在先民眼里，太阳掌管着天地昼夜，决定着农耕生产，具有能使万物复苏、生长的神力，对太阳神的崇拜由此而来。关于太阳的神话也在世界范围内成为一种普遍的文化存在。

　　在中国，先民们常常将太阳与鸟联系在一起，历史文献中就有许多关于太阳和神鸟的记载。古籍《山海经》中记载："汤谷上有扶桑，十日所浴，在黑齿北，居水中，有大木，九日居下枝，一日居上枝。"意思是在东方汤谷有一片很大水域，在谷深处有一棵巨大的参天大树，

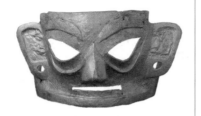

大金面具

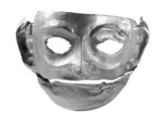

小金面具

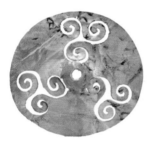

卷云纹金喇叭形器

蛙形金箔

名叫"扶桑"，神树上住着十个太阳神鸟——三足金乌。它们轮流值班，每天都会有一个太阳升到天上，为天地带来温暖，其他九个太阳神鸟则在树枝上休息。

古蜀中心所在的成都平原在四川盆地的西北部，地势西北较高，东南较低。那时的平均气温要比现在高 2℃～3℃，气候偏于湿润，雨量比现在要大得多，阳光明媚的日子很少。为使出穗后或成熟后的稻谷能健康生长，古蜀先民们对于阳光的渴望更为强烈。他们用本地盛产的色泽富丽的黄金，锻造出华贵雍容的太阳神鸟，奉上的是一份诚惶诚恐的虔诚。

🅴 华丽的金箔

太阳神鸟金箔整器呈圆形，薄薄的器身还分内外两层，镂空出不同的图案：内层为一圆圈，周围等距分布有十二条旋转的齿状光芒；外层则由逆时飞行的四只鸟组成。四鸟首足相接，飞行方向与内层旋涡相反。整个图案线条简练流畅，充满动感，好似一幅现代经典剪纸艺术品。

要想制作出这样的金箔，首先要把自然金热锻为圆形，反复锤揲（yè），使之厚薄基本一致，然后剪切修至圆形，最后在圆形的表面刻画出图案，再根据已画的纹样刻划切割，镂空成型。由于金箔很薄，边缘总会卷翘，雕刻完成后，还得再把翘起来的地方一点点锤平，最终呈现出一个具有不息生命力的艺术品。

对太阳神鸟金箔的含义，有多种猜测：旋转的火球是太阳神，四只鸟是太阳神的四位使者，代表着东南西北四个方位；或者中间是太阳，外面是四只托负太阳运行于天的神鸟；抑或首尾相接的四鸟代表四季循环，十二道金芒代表着十二个月。

时至今日，作为 3000 年前河边那场盛大祭祀的主角之一，太阳神鸟金箔的真正用意已无法破译，但人类对于自然的探索和想象却一路传承，从未中断。

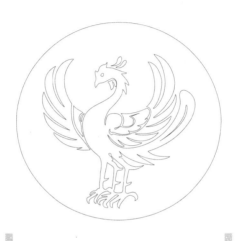

⌒ 金沙遗址 ⌒

位于四川成都青羊区，主体文化遗存时代约在商晚期至西周，是长江上游古代文明中心古蜀国的都邑所在地。出土文物中以金器、玉器最为丰富，象牙最为密集。金沙遗址与成都平原的史前城址群、三星堆遗址、战国船棺墓葬共同构建了古蜀文明发展演进的四个阶段，证明了成都平原是长江上游文明起源的中心。

利簋

商周分界线

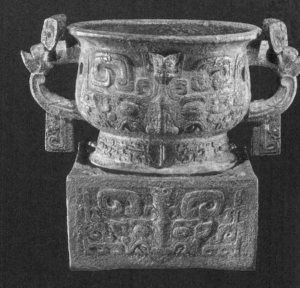

时　　代	西周早期
尺　　寸	通高 28 厘米，口径 22 厘米；重 7.95 千克
属　　性	祭祀礼器
出 土 地	陕西临潼区零口镇
收 藏 地	中国国家博物馆
地　　位	国家一级文物，九大镇国之宝青铜器代表之一

公元前一千多年前，地处两河流域的亚述帝国进入了提格拉特帕拉沙尔一世统治时期。他被认为是中期亚述最伟大的统治者之一，依仗武力，他把居于安纳托利亚高原上、威胁其北方，并控制了小亚与亚述之间商路的赫梯人从亚述领土上赶走。据铭文记载，当时战争是"虏血如泉，流出山谷"，足见双方激战的惨烈程度。

与此同时，中国的黄河流域也发生了一场改朝换代的决定性战役——牧野大战。双方战斗的那天，"血流漂杵"。这场战争的结果直接结束了一个王朝五百余年的统治，奠定了另一个王朝将近八百年的大业。

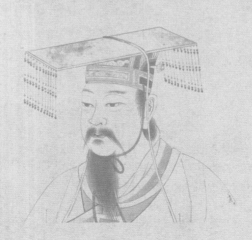

利簋——

商周分界线

⊞ 牧野大战

　　朝歌是今天河南淇县的古称，为商朝后期四代帝王国都，封神榜故事的演义地。因为商纣王的残暴统治，朝歌被起兵反商的周武王联军攻陷了。一提到这些，绝大部分人脑子里想到的，一定是封神榜里那些耳熟能详的故事。被狐狸夺舍的妖媚苏妲己、道骨仙风的姜子牙、俊朗帅气的杨戬、贼眉鼠眼的申公豹……这些精彩的神话故事，演义的正是商周王朝替换时的历史。

　　公元前 1046 年 1 月 20 日，人心所向的周武王率各路联军攻商，取得牧野之战的胜利，占领了朝歌。八天后，周武王在阑师（今河南郑州石佛镇一带）论功行

商代图形、文字中所见武装

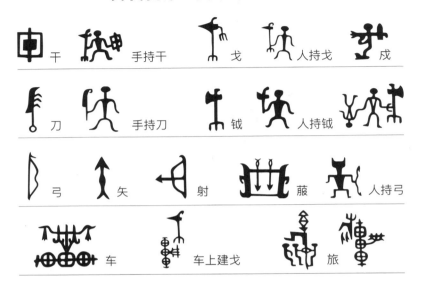

赏，随行参加战争的有司（官职名）利被赐予了很多铜、锡等金属。商周时期，青铜称"金"，仅为王族所使用。因此利拿到赏赐后，决定请人铸造一件铜簋，一是记录自己的功绩，二是用来祭奠祖先檀公。

胜利的见证者

利簋，又名"武王征商簋"，是目前确知的最早的西周青铜器。圆形，两耳，方座，为西周时出现的新式样，寓意天圆地方，是中国古人对天地的质朴认识。

兽首双耳垂珥，圈足下连铸方座。以云雷纹为底，腹部和方座饰饕餮纹，两侧加饰倒夔纹。整器肃穆庄严，凝重神秘。器内底铸铭文4行32字，记载了公元前1046年甲子日清晨武王伐纣这一重大历史事件，大意是：周武王征伐商纣王，一夜之间就将商灭亡，在岁星（木星）当空的甲子日早晨，占领了朝歌。辛未日，周武王在阑师论功行赏，赐给有司利很多铜、锡等金属，利为其祖先檀公做此祭器，以示纪念。

利簋的发现，证实了《尚书·牧誓》《逸周书·世俘》等文献记载的某些具体史实，为研究西周历史、文化、军事等提供了真实的资料，成为中国夏商周年代准确断定的重要实物见证。

簋

古时用来盛装食物，后为重要礼器。铜制或陶制，敞口，束颈，鼓腹，双耳，圈足。祭祀和宴飨时，与鼎配合使用。由于西周等级森严，"藏礼于器"，对于不同阶层的使用也有严格规定。天子在祭祀、宴飨、随葬时，使用九鼎八簋，诸侯七鼎六簋，大夫五鼎四簋。依次类推，不能越级使用。

何尊

——天下之中 中国之初

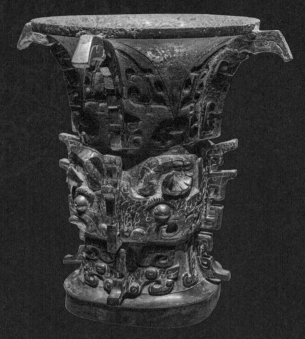

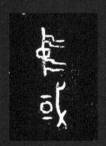

时　　代	西周初期
尺　　寸	高 38.5 厘米，口径 28.8 厘米；重 14.6 千克
属　　性	祭祀礼器
出 土 地	陕西省宝鸡市陈仓区贾村镇
收 藏 地	陕西省宝鸡青铜器博物院
地　　位	国家一级文物，镇馆之宝，首批禁止出国（境）展出文物之一

公元前 11 世纪的世界，强盛的亚述帝国正处于崛起前的蛰伏期，很快帝国的铁蹄将野蛮地掠过西亚和北非，以"残暴征服"而闻名；在南亚，雅利安人带来了新的文化体系，成为古典印度文化的起源；在北非，古埃及第二十王朝即将结束，分裂和动荡紧随其后；在希腊，野蛮时代的最高阶段"荷马时代"即将登场，多利亚人的入侵宣告了迈锡尼文明的灭亡。

同一时期的中国，从这个世纪开始则进入了姬姓统治的周王朝时代，在分封和联姻的作用下，中原各邦逐渐有了共同的基本文化特性。

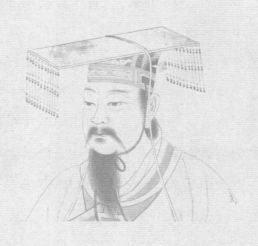

天下之中 中国之初 —— 何尊

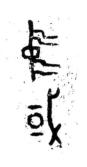

两个年轻人的邂逅

牧野一战，王朝易主。胜利的喜悦还没消散，很快周朝君臣就意识到了一个颇为棘手的问题：怎么才能让一个总人口（算上老弱妇孺）只有十万的小部落有效地控制偌大的中原地区？

周朝的开创者想了两个办法：第一，实行分封制；第二，营建"陪都"。可是，没等夙愿完成，周武王姬发便离开了人世，年幼的周成王姬诵继承了王位。在叔叔周公的全力辅佐和教育下，亲政后的姬诵继承了父亲的遗愿，在夏人旧居的"土中"（即四方之中）建立军事和政治重地——洛邑（今河南洛阳）。

当新都城建好后，这个十几岁的新王少年召集同宗子弟，发表了慷慨激昂的迁都演讲。聆听者中一个叫作何的年轻人，被父辈们的事迹沸腾了热血，又被新王的宏图伟业激励了壮志（不得不承认，早在3000年前，好口才的姬诵就已经深谙领导之道），他决定永远记住这个日子。在得到周成王许可后，他铸造了一件青铜器，在器物底部详细地记录了这一切，告诫自己永承父辈之志，创建功业。

3000年过去了，这对年轻的身影早已不在，但繁华的洛阳城和被后人视为国宝的青铜尊却没有辜负各自主人的期望，沉淀千年越发夺目。

国 之 重 器

何尊是西周初年第一件有纪年的青铜器，外形如"亚"字，长颈鼓腹，高圈足，体侧有四道扉棱。整器以云雷纹为地，以高浮雕饕餮纹为主，颈部饰蚕纹，口沿沿下饰蕉叶纹，通体有一种"狞厉之美"。

尊内底铸有12行，共122字铭文，大意是说，周成王五年四月，开始在成周营建都城，还按照周武王的礼举行了福祭。四月丙戌，周成王在京室诰训宗族年轻

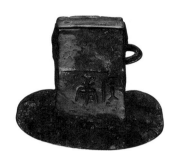

"康侯"青铜斧
（中国国家博物馆藏）

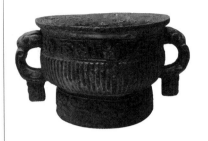

"疑（yáo）公"青铜簋
（中国国家博物馆藏）

一代，提到何的先父公氏追随受上天大命统治天下的文王。周武王灭商后则告祭上天，以此地作为天下的中心，来统治民众。事后，周成王赏赐何30朋贝币（朋为西周时货币单位，一朋购买力是13亩土地），何因此作尊，以作纪念。

何尊铭文与《逸周书·度邑解》中记载周武王克商后与周公旦的一段对话非常吻合。当时武王因定不下都邑而忧虑得无法入眠，他与周公旦说要在可以依傍天室的洛地建都，以取得天佑。武王病逝后，周公旦辅佐周成王尽力完成武王的遗愿，亲自主持营建洛邑。新都建成后，周成王在这里举行了盛大的庆功大典。

E 最早的 "中国"

何尊以具有极高史料价值的铭文而"重",不但佐证了周初的重要史事,更出现了最早关于"中国"一词的文字记载。旌旗飘扬为"中",兵戈守护的城池为"国",中央之城,华夏之初。这意味着从周初开始,以黄河流域为中心的华夏地区开始被称为"中国"。

何尊之前,"德"在青铜器和甲骨文上,都没有"心",这个带"心"的"德"字出现,证明了周王朝以德治国的理念。

⌐⌐ 西周分封制 ⌐⌐

古称封建制,是中国古代国王或皇帝分封诸侯的制度。商时以"侯"和"伯"称号分封诸侯,西周灭商后将封地和居民一起分封给有功的大臣和宗族子弟。诸侯在其封国内享有世袭统治权,被分封的诸侯,必须服从周天子命令,为周天子镇守疆土、随从作战、缴纳贡赋、朝觐述职。东周后逐渐被郡县制取代,秦时彻底废除。

大克鼎

——礼正则天下定

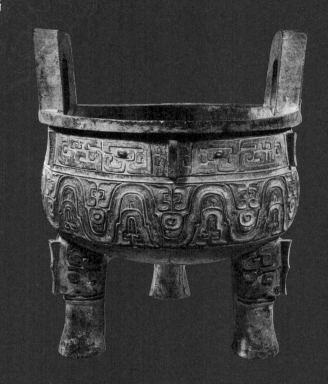

时　　代	西周中期
尺　　寸	通高 93.1 厘米，口径 75.6 厘米，腹径 74.9 厘米，腹深 43 厘米；重 201.5 千克
属　　性	祭祀礼器
出 土 地	陕西省扶风县法门寺窖藏
收 藏 地	上海博物馆
地　　位	国家一级文物，镇馆之宝，首批禁止出国（境）展览文物之一

两千多年前的一个清晨，天微微亮，前来祭祀祖先的周孝王姬辟方已让人准备妥当。哥哥周懿王死后，侄子姬燮软弱，在戎狄威胁下放弃故都镐京，这对他和很多大臣来说，都是一种无法洗刷的耻辱。为重振大周王朝，他破了祖宗法制，坐上了王位。虽然他处理政务没有一丝懈怠，大臣们也都很尽心，然而嫡长子继承制的礼法时刻压在心头，让他无法真正放松下来。

也许非常时刻，祖宗们默许了此事而没有降下灾祸，既然如此，那他更得用心祭祀才能延续这种保佑。想到这里，周孝王命史官招掌管祭祀献食的膳夫克前来，对他说："你的祖父师华父生前辅弼王室，德厚功高，你成为我的近侍后，出入宣诏我的命令，也非常尽职尽责。今天，我要重宣我对你的信任，还要再赐你红色祭服，赐你土地，赐你奴隶和乐队，希望你能更加恪守职责，不要辜负了我对你的信任，荒废了我的法令。"

克深深叩拜，并在心里暗暗做了决定：一定要把这件事记录下来，既要称颂天子的恩德，也要用来告慰祖父在天之灵。

礼正则天下定

大克鼎——

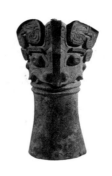

天子与厨师

中国素有"礼仪之邦"的美誉，更精确地说，应该是"礼乐之邦"。"礼"的系统化建设始于周成王时期。周武王死后，其子成王年幼，周公摄政。周公花费了大量心血，"六年制礼作乐"，他系统改造了从远古直到商朝的礼乐内容，使之上升到国家典章制度的高度，并赋予其深刻的伦理道德内涵，用来约束臣民的行为规范。

在周朝庞大的礼仪体系内，天子的饮食与祭祀是两项重要的内容。礼仪产生于饮食活动，饮食之礼是一切礼仪的基础。周朝的饮食礼仪就规定得非常细致，有客食之礼、侍食之礼、丧食之礼、进食之礼、侑（yòu）食之礼、宴饮之礼等。而祭祀，更是古代中国最重要的国家活动，一点也马虎不得。因此，周朝设置了专门的官员——膳夫，作为皇家首席厨师长，专职负责天子宴饮和祭祀献食的各项礼仪工作。

祈愿宝器

克精心制造的鼎被后人称为"大克鼎"，又名"膳夫克鼎"，厚重双立耳，方唇宽沿，敛口侈腹，三鼎足。颈部饰三组对称的变形饕餮纹，间以六道短棱脊；腹部为一周两方连续的大窃曲纹（即波曲纹），充满律动感；鼎足上各浮雕一兽面。

鼎内壁铸有铭文 2 段，共 28 行 290 字，内容分为两部分：前半部分是克颂扬自己祖父师华父的话，称赞他文采斐然、宽厚谦逊、淡泊宁静又充满智慧，辅佐王室管理国家，深受爱戴。英明的周天子追念祖父功绩，任命自己为王官，负责传达周天子的命令。后半部分记载了周天子对自己的任命和赏赐，及自己谢恩后铸造大鼎的目的。

这段铭文因对学者们研究西周时的官职、礼仪、土

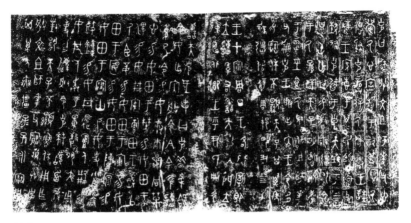

铭文

地制度意义重大，所以成为一篇重要历史文献。同时，因为铭文是墨书先刻再翻范铸造，又成为中晚期青铜器金文的典范。

E 坎坷命运

这座与大盂鼎、毛公鼎并称为"海内三宝"的鼎，最初被人卖给晚清著名学者、《新元史》的作者柯劭忞（shào mín），不久又以650两白银的价格被著名收藏家潘祖荫收入府中。

自此，它就没离开过潘家。潘家人已记不清回绝了多少前来拜访的人，其中不乏中外收藏家和显贵达人。1925年，潘祖年去世后，守护大克鼎的任务就落在了潘祖年 20 岁的孙媳妇潘达于肩上。民国时期，她婉谢了政府的展览邀请；抗日战争爆发后，她和家人顶着轰炸于深夜把鼎埋入地下。日军占领苏州之后，一次又一次地闯入潘家，始终没能找到大克鼎。

1944 年，潘达于把大克鼎挖出，藏在一个外面堆满旧家具和杂物的墙角里，直到 1951 年，她将它和其他珍贵文物一起捐献给正在筹备中的上海博物馆。

嫡长子继承制

夏朝确立的宗法制度里最基本的一项原则，即王位和财产必须由嫡妻（正妻）所生的长子（嫡长子）继承，其他的庶子，则会被分封到全国重要的战略要地。周朝宗族分为大宗和小宗，嫡长子继承制可以确保周王朝世世代代大宗的地位，同时避免内部的纷争，稳定统治秩序。励精图治的周孝王死后，王位又恢复了嫡长子继承制，他哥哥的长子、原太子姬燮继位，是为周夷王。

毛公鼎

——青铜里的史书

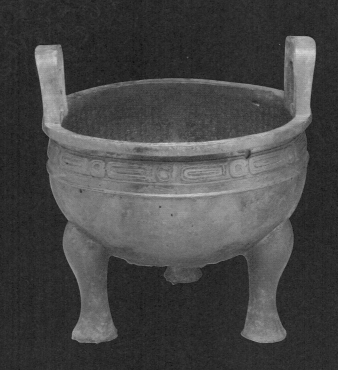

时　　代　西周晚期
尺　　寸　高 53.8 厘米，口径 47.9 厘米，腹深 27.2 厘米；重 34.7 千克
属　　性　祭祀礼器
出 土 地　陕西省岐山县董家村
收 藏 地　台北"故宫博物院"
地　　位　镇馆之宝，青铜界《尚书》

公元前 9 世纪，当古希腊的盲诗人荷马将特洛伊战争写成了长篇叙事诗《荷马史诗》的时候，中国西周王朝一场以贵族为主体的"国人暴动"正在进行。

因为国家垄断了山林川泽，违背了周人共享其益、以利民生的制度，而且还以杀止谤，忍无可忍的人们攻进王宫，要贪财暴虐的周厉王出来对此局面负责。由于周厉王已逃出镐京，人们转而寻找太子姬静，以发泄愤恨。眼见形势不对的大臣召穆公赶紧将姬静藏了起来。

为平息众怒，召穆公最后把自己的儿子推了出来，谎称是太子。愤怒的人们将他的儿子杀死后，才渐渐散去。

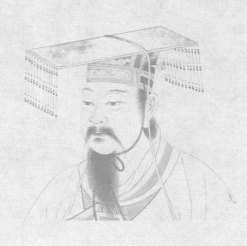

青铜里的史书

毛公鼎——

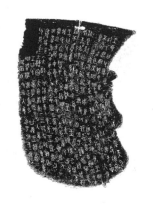

E 家有贤妻

出逃的周厉王最终死在了流亡的彘地（zhì，今山西霍州市），幸免于难的太子姬静，在召穆公、周定公及诸侯的拥立下继承了王位，是为周宣王。姬静虽然坐上了王位，一开始却并不热衷于国家治理。父亲周厉王试图振兴王朝的一系列改革，不但没起作用，反而客死异乡，自己也差点没命。自己要是做不好，会不会像父亲一样？

巨大的心理压力，让上朝成为姬静最害怕的事情，每天晚上不愿睡觉，早上也不愿起床。看着姬静这样，他的王后姜氏非常着急，姜后摘掉耳环、簪子去宫女和嫔妃住所——永巷请罪，并让人转告姬静说，一切罪责都在她，是她让王上起了淫逸之心，疏于朝政，长此以往天下就会大乱。姬静知道后非常感动，下定决心调整心态，管理好国家，以实际行动回报贤妻。为此，他让叔父毛公监督自己，毛公因而铸鼎传示子孙。

君臣相欢

鼎直耳，半球腹，蹄形足，沿下饰一周重环纹。内壁铸 32 行铭文，499 字（也有说 497 字），记述了周宣王的诰诫，是一篇典型的西周册命铭文，也是现存青铜器铭文中最长的一篇。

鼎铭先追述周文王和周武王的丰功伟绩，感叹当下的不安宁；接着叙述周宣王策命毛公，委任他管理内外事务，拥有宣布王命的大权；然后是周宣王告诫鼓励毛公勤政爱民，修身养德，并赐给他公车、士兵、命服等以示鼓励。毛公感恩天子之恩，于是将此事铸于鼎上以资纪念和流传后世。

鼎铭记载翔实，叙事完整，被誉为"抵得一篇《尚书》"，是研究西周晚年政治史的重要史料。另外，其铭文书法之美历来为后世所重。

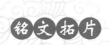
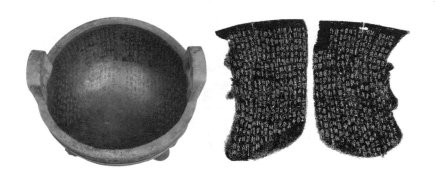

金文典范

毛公鼎的铭文被历代视为钟鼎文（金文）中的经典名作和书法艺术瑰宝。全篇以成熟的西周金文风格书写，字结体方长，线条遒劲稳健；用笔以中锋裹毫为主，章法纵横宽松疏朗，错落有致，透出的气象浑穆，奇逸飞动，充满了无与伦比的古典美。

面世之路

伴随着毛公鼎现世的，是曲折和惊险。

1843年，毛公鼎被无意挖出后，一古董商以300两白银购得偷运出县衙，阻止运鼎的村民被诬有罪下狱。1852年，清朝收藏家陈介祺从另一古董商苏亿年手中重金购入，家道中落后，毛公鼎落入两江总督端方家中，不料没多久，端方被革命军所杀，鼎不知所踪。民国时，北洋政府交通总长叶恭绰在一家古董店发现了它，并将其收入囊中。

1937年日军侵华，占领上海后，为得到毛公鼎，日本人大刑折磨叶公超。为救侄儿，避走香港的叶恭绰请高手仿制了一件上交日军，叶公超因此得以释放。释放后的叶公超找了个机会成功把毛公鼎带到香港。日军占领香港后，叶家又托朋友把毛公鼎带回上海。叶家困顿后，毛公鼎被典押银行，最后由商人陈永仁赎出，捐献给当时的国民政府，现在收藏于台北"故宫博物院"。

海内三宝

分别为大盂鼎、毛公鼎和大克鼎，均于清朝末年在陕西被发掘。因其器型雄浑，铭文字数众多而为国之重器。三鼎之内铸刻的钟鼎文（金文）受到后世金石收藏界、书法界和历史研究者的追捧和推崇。

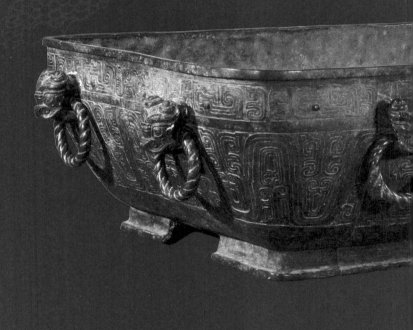

时 代	西周晚期
尺 寸	长 137.2 厘米，宽 86.5 厘米，高 39.5 厘米；重 215.3 千克
属 性	祭祀礼器
出 土 地	陕西省宝鸡
收 藏 地	中国国家博物馆
地 位	国家一级文物，镇馆之宝，首批禁止出国（境）展览文物之一

虢季子白盘

——周宣王反击战的见证者

1864 年，时任直隶提督的淮军将领刘铭传攻克常州，住进了太平天国将领陈坤书的护王府。一天深夜，正在读书的刘铭传听到了清脆的金属撞击声，他立马命人在院中搜索，以防护王部下前来行刺。结果，没发现刺客，却发现了一个奇怪的马槽，声音正是马笼头上的铁环撞击马槽发出来的。

马槽不是木制的！敏感的刘铭传第二天一大早就让士兵把马槽清洗干净，一个遍布纹饰、精美浑厚的奇特大铜盘出现在众人面前。刘铭传敏锐地意识到这是个宝物，立刻安排人秘密把此盘运回安徽老家。回乡后，他把它视若珍宝，从不轻易给人看，为此还得罪了不少权贵。后来，还专门为它盖了一座"盘亭"。

戎马一生的刘铭传并不知道，这个被他爱惜如命的大铜盘，把数千年的历史和他及后人的命运连在了一起，一起留给了后世。

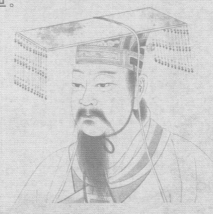

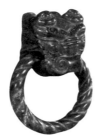

周宣王反击战的见证者

征伐猃狁

西周中期以后，随着周王朝实力的削弱，西北地区的戎狄逐渐强盛，特别是猃狁（xiǎn yǔn，又称犬戎）不时入侵。周厉王在位时，猃狁就曾出动大军劫掠镐京周围，被击退。周宣王五年（公元前823年）六月，猃狁再次进犯，逼近京都镐京，周宣王命太师尹吉甫为大将军率军北伐，大胜。

七年后，猃狁卷土重来。周宣王派虢国国君虢季子（姬白）率军出击，在洛水北岸斩首猃狁500人，俘获50人。大喜过望的周宣王在太庙为虢季子举行了隆重的嘉奖，赏赐他彤弓、彤矢（朱漆弓和朱漆箭，古代

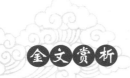

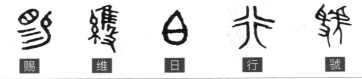

| 赐 | 维 | 日 | 行 | 虢 |

天子用以赏赐有功的诸侯大臣）、马匹和斧钺，还赐予他征讨蛮夷的权力。虢季子遂铸盘以纪念这荣耀时刻。

虢国姬白

"虢"（guó）由甲骨文和金文中双手奋力搏击或持械斗虎的象形字演化而来。虢国，原在陕西宝鸡境内，后迁至今河南省三门峡附近。周文王之弟被封此地，称为虢国。

"季"是中国古代对兄弟排行的一种称谓，"伯、仲、叔、季"，"季"是兄弟排行最小的一位。虢季子姓姬，名白，是虢国国君虢宣公。据有关专家考证，虢季子白在西周历史上是一位赫赫有名的贵族，他曾多次带兵出征，以骁勇善战著称。

鸿盘史诗

铜盘呈长方形，下敛腹，平底，曲尺形足。外壁通体饰窃曲纹和环带纹，嵌 6 个兽首衔纹环，整器敦厚大方，庄重肃穆。内底刻铭文 8 行，111 字，讲述了周宣王时虢季子白奉命出战、荣立战功及受赏赐的事件。通篇文辞优雅、行文押韵，对研究西周晚期周王室与北方少数民族关系，具有十分重要的史料价值。铭文线条清丽挺劲，章法疏朗，为先秦书法代表作。

E 金文绝品

盘内铭文通篇用韵，简洁优美，读之富有韵律和节奏感。铭文线条清丽流畅，富有变化；字形疏密适宜，布局和谐；结字有奇趣，韵味风流；体势在平正、凝重中流露出优美潇洒的韵致，开《石鼓文》《秦公簋》的先路，是西周金文中具有代表性的书法艺术之精品。

铜盘

铜盘是商代至战国时期流行的一种盥洗用具。在仪式典礼中，主持祭祀和仪式的人洗手，下面就有人用盘接水。等级森严的封建社会，盘作为古代礼器是主人身份和地位的象征。一般来说，小盘盛水用来洗手、洗脸，大盘则用来洗浴。

柉禁十三器

——贵族家的摆场

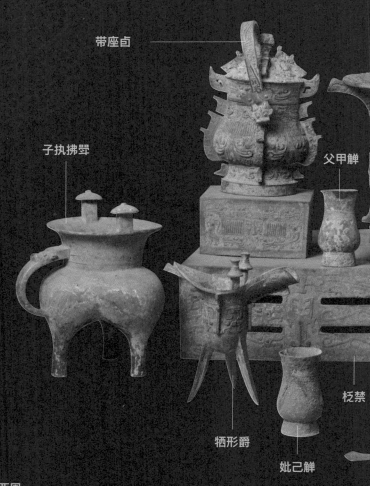

带座卣

子执拂斝

父甲觯

柉禁

牺形爵

姒己觯

时　　代　西周

尺　　寸　禁：长 89.9 厘米，宽 46.4 厘米，高 18.7 厘米；重 32.2 千克

青铜爵：高 25.1 厘米，宽 22.9 厘米，重 1.4 千克

青铜角：高 20 厘米，口宽 14.6 厘米，重 1.1 千克

青铜觯（zhì，4 件）：分别高 14 厘米、14.6 厘米、12.7 厘米

青铜斝（jiǎ）：总高 33 厘米，宽 26.7 厘米，重 5.4 千克

青铜觚（gū）：通高 21 厘米，口径 12.7 厘米，重 0.5 千克

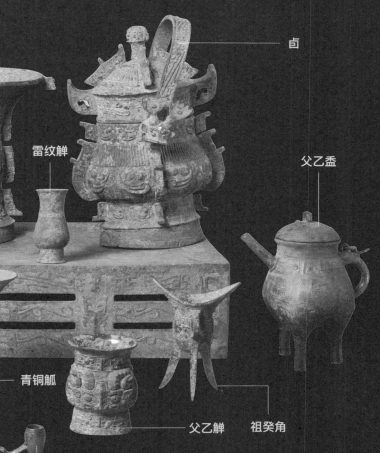

尊

卣

父乙盉

雷纹觯

青铜觚

父乙觯　　祖癸角

青铜枓

青铜盉（hé）：高 28.6 厘米，宽 23.5 厘米，重 2.5 千克
青铜尊：高 34.9 厘米，口径 28.3 厘米，重 7.3 千克
青铜带座卣（yǒu）：高 34.3 厘米，宽 24.1 厘米，重 8.8 千克
青铜卣：高 47 厘米，宽 29.2 厘米，重 14.1 千克
青铜枓：长 20.3 厘米，重 0.5 千克

属　　性　祭祀礼器
出 土 地　陕西宝鸡市金台区斗鸡台
收 藏 地　美国大都会艺术博物馆

1801 年的一个上午，陕西宝鸡市斗鸡台戴家湾村的一个农民在村北的坡地上取土时，听到了一声闷响：锄头碰到啥东西了。他好奇地蹲了下来，小心地用手扒开上面的土，一件生了锈的大家伙露出了一角。发财了！瞬间的狂喜让他有些眩晕，最终他从这片土地里收获了 30 多件青铜器。

其中有一套 14 件的柉禁器组辗转落入晚清重臣端方手中，端方非常喜欢它们，他在《陶斋吉金录》中绘制了《柉禁全图》，器物分图 13 张，每件器物都有说明和铭文拓印图案。1911 年，端方死于四川保路运动后，家道中落，子弟贫困。为求生存，他的后人将这套青铜器于 1924 年以约 20 万两白银的价格，通过美国人福开森卖给了纽约大都会艺术博物馆。在运往美国之前，福开森又将这组器件逐一摹拓打印，一套 15 幅图，辑成《斋旧藏古禁全器》，影印出版。

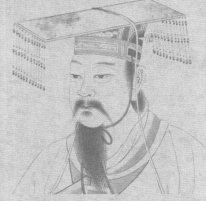

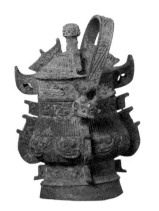

贵族家的摆场

E 禁 的 由 来

禁是一种案形器，作于周武王灭商之后，只赐予周王室同姓的诸侯王及三公，是周代贵族在祭祀或宴飨时置放酒器的用具。《仪礼·士冠礼》注："名之为禁者，因为酒戒也。"

周公旦以周成王之命作《尚书·酒诰》，这是西周官方颁布的一部禁酒令。自酿酒出现以后，饮酒之风就一直很盛，这种风气在商纣王时达到顶峰。纣王修建离宫别馆，又起"酒池肉林"，日夜和宠爱的妃子妲己以及一些贵族幸臣们酗酒玩乐。荒淫无度的侈靡生活最终导致了民失国破。西周建国后，总结商朝灭亡的经验教

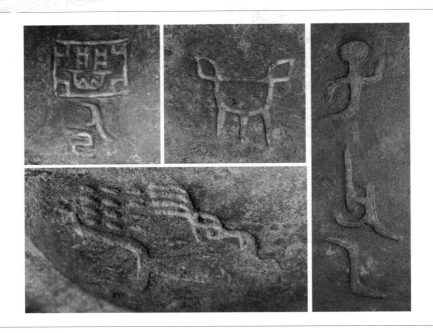

训，坚决禁止周人酗酒，提倡有节制地饮酒，于是，就把这种盛放酒器的案形器叫作"禁"，提醒人们少喝酒。

E 贵族之风

因禁的使用有着严格的礼制等级要求和规定，自梐（fán）禁十三器出土之前，禁类器物人们仅见于古书记载。这组青铜器共14件，具体为梐禁1件、卣（yǒu）2件、觯（zhì）4件、尊1件、盉（hé）1件、觚（gū）

1件、斝（jiǎ）1件、爵1件、角1件和枓1件。其中带座卣的器盖、器身上各有一个"鼎"字铭文；尊圈足内侧有一个"鼎"字铭文；觚圈足内壁刻有"亚𬐚妣己"铭文；盉的器盖、器身均有"子父乙"铭文；角上刻有"祖癸"，斝因鋬内图形得名"子执拂"。

此套青铜祭祀礼器，器型之完备，保存之完好，独一无二，为中国流失海外的重器之一。

ꡌꡚ 柉禁 ꡚꡌ

"柉禁"为端方在《陶斋吉金录》中所名。"柉"原为树名，《礼器碑》中借指杯或碗类器物，内有"笾柉禁壶"的记载，"笾（biān）"是古时祭祀宴飨礼器的一种。用"柉禁"为青铜组件命名，并不贴切，但因其流传已久，成为约定成俗的称谓，故一直保留了下来。

越王勾践剑

——三千越甲可吞吴

时　　代	春秋越国
尺　　寸	剑长 55.6 厘米，宽 5 厘米；柄长 8.4 厘米；重 875 克
属　　性	冷兵器
出 土 地	湖北省荆州市江陵县望山 1 号楚墓
收 藏 地	湖北省博物馆
地　　位	国家一级文物，镇馆之宝，第三批禁止出国（境）展览文物之一

公元前 6 世纪末，大流士一世的波斯帝国成为世界上第一个版图跨亚、非、欧的大帝国。为了巩固对征服地区的统治，大流士一世对内加强中央集权，对外实行铁腕镇压。希腊城邦的强大始终是大流士一世的心头之患，进入公元前 5 世纪后，前后持续近半个世纪的希波战争爆发，奇迹站在了希腊人这边，希腊人打败了不可一世的波斯帝国，进入了自己的极盛时期——雅典时代。

而在中国，春秋时的最后一位霸主——勾践，正在与吴国的反复较量中，磨练和隐忍自己，等待着那最后的致命一击。

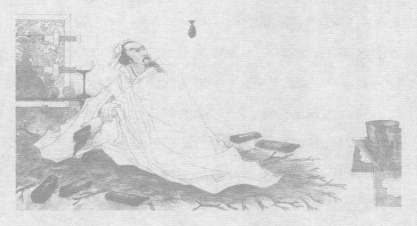

三千越甲可吞吴

越王勾践剑——

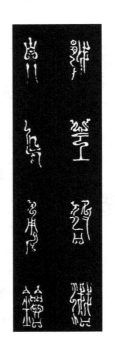

越国霸业

越国由夏禹的后裔所立，始祖是夏朝君主少康的庶子无余。无余受封于会（kuài）稽，号"于越"，奉守夏禹的祭祀。越国建立后，与当地土著融合，很少与中原地区来往。经历二十多代，传到勾践的父亲允常。

允常即位后，接受了中原地区的先进技术，除发展生产外，尤重冶炼业，当时越国制造的青铜剑和战船都属精华，为多国所求。国力的逐渐强盛，带动了对外扩张的脚步。允常称王，开始与同样怀有雄心壮志的邻国吴频繁发生战争。

越 王 勾 践

公元前 497 年，允常去世，其子勾践即位。吴王阖闾得知消息后，趁机出兵攻打越国，结果大败，阖闾也因伤重去世，临终前嘱咐儿子夫差，一定要替自己报仇。三年之后，吴越战争又起，越王勾践被困会稽。在范蠡的建议下，勾践携妻带子入吴为臣，给吴王夫差为奴，替他喂马。

整整三年的忍辱负重，换来了夫差对他防备之心的消除。勾践回家后，天天卧薪尝胆，粗衣淡食，耕田播种，激励生产。复仇之火始终燃烧在勾践不甘的心上，就在吴王夫差率精兵北上黄池会盟时，勾践选择了动手。他偷袭了吴国的城池，杀死了吴国太子，迫使吴国求和，并在几年之后攻入吴都。一生好强的夫差自刎而死，吴国灭亡。

天 下 第 一 剑

两千年前的吴越之地，像今天一样河流密布，水网纵横。两军作战，车战难行，步兵为锋，因而适合近身作战的宝剑就有了独步天下的机缘。这把一出土就震惊世人的青铜剑，以其锋利的剑刃、高超的技艺被赞誉为

"天下第一剑"。

剑刃和剑身的分开铸造、剑首 11 道同心圆制作、满布剑身的菱形暗格花纹，是"吴越青铜兵器三绝"的完美体现。由于高超的铸剑工艺，让这把剑历经千年而锋利如昔。刚出剑鞘，它便划破了考古人员的手。

E 江陵楚墓

公元前 473 年，越灭吴；公元前 306 年，楚尽得越国故地，越国名存实亡；公元前 278 年，秦攻入楚

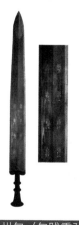

越王州勾（勾践重孙）剑

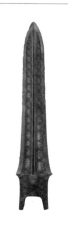

吴王夫差矛

国郢都（今湖北江陵纪南城），烧毁了楚王族的陵墓。目前在江陵发现的各类楚墓超过2800座，已发掘的有800余座，多为贵族和平民墓葬。

这批楚墓从春秋中期至战国共400余年，出土文物有7000余件，主要是青铜器、陶器、漆木器、丝绸、竹器、玉器和竹简等。其中青铜兵器数量多而品种全，制作精致，常见的有剑、戈、矛、戟、镞等，以剑为最多。当时，凡成年男性几乎都用剑随葬，不同的是贵族墓中随葬铜剑，这反映了楚国高超而繁荣的青铜冶铸技术和全国上下的尚武之风。这些出土的吴越兵器，应该是灭国后被带入楚地的。如著名的越王勾践剑出自望山1号墓、吴王夫差矛出自马山5号墓、勾践重孙越王州勾的青铜剑出自藤店1号墓。这些墓葬为后人研究东周时楚国的历史提供了翔实可信的资料。

青铜剑

冷兵器的一种，一般由剑身和剑茎（剑把手）两部分组成，亦有在两者之间加剑格的。青铜剑主要由铜锡冶炼而成，出现于商代，鼎盛于春秋后期，东汉时被铁剑所取代。

曾侯乙编钟
——华夏正音的绝响

中层带柄的甬钟，3组，共33件，分短枚（钟带间隆起的饰物，又称钟乳）、无枚、长枚三式。甬钟有音高准确的正鼓音和侧鼓音。

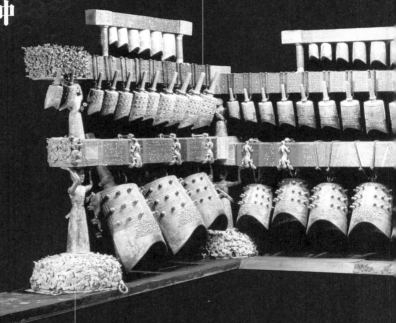

佩剑武士形铜柱和8根圆柱承托，把整个钟架分为上、中、下三层。

与众不同的大镈钟，是公元前433年，楚惠王熊章送给曾侯乙，供其永享的。公元前506年，吴国攻破楚国都城，楚昭王流亡，四处碰壁之时随侯不畏强吴，保全了他。楚昭王复位后，下令楚、随两国世代友好。后专家证实，随国就是曾国。

上层无长柄只有挂环的
钮钟，表面光素，3组，
共19件。

桐木钟架，高大，呈曲
尺形，彩绘木梁，两端
以蟠龙纹铜套加固。

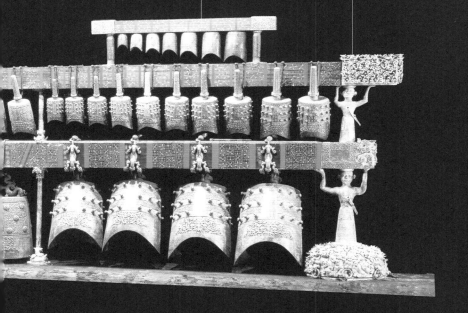

时　　代　战国早期

尺　　寸　长钟架长748厘米，高265厘米；短钟架长335厘米，高
　　　　　273厘米

数　　量　共65件，19枚钮钟、45枚甬钟和1枚镈钟

重　　量　5吨

属　　性　乐器

出 土 地　湖北随州擂鼓墩

收 藏 地　湖北省博物馆

地　　位　国家一级文物，镇馆之宝，首批禁止出国（境）展览文物之一

公元前 434 年，在西方，为争夺希腊霸权，以斯巴达为首的伯罗奔尼联盟和以雅典为首的提洛同盟之间的战争一触即发。而东方，古老黄河流域附近对中原控制权的争夺也上演正酣。就连长江中下游"汉东之国"的曾侯乙也无法安心，在楚国日益强大的威压之下，曾国的未来着实堪忧。但曾侯乙的身体已经油尽灯枯了，他无法支撑到那一天了，子孙的事还是留给他们自己去处理吧。在余下有限的时间里，他更渴望的是能多听几次美妙的乐曲，只有那清脆悠扬之音才是他的灵魂归所。

当他的专属乐队用熟练的手法，让案几后的他再次听到天籁般的声音时，曾侯乙的心又一次沉醉了进去："世间最美不过如此。百年之后，我要把这些统统都陪葬进我的墓室，所有的乐器一样都不能少；为避免新人不会演奏，我还要让人把音律和音名都刻在上面；要请最好的匠师，精美豪华之度得配我一国诸侯之名……"

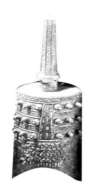

华夏正音——曾侯乙编钟

南方有曾国

曾国,南宫适(kuò)的封国。南宫适(生卒年不详),西岐人,姬姓,西周著名的贤者和重臣,周文王四友之一。在周族的早期兴旺、伐商大业及后期周王朝的建立和稳固中立下了不世之功。作为回报,西周初定周武王大分诸侯时,南宫适成为首任曾侯,政治中心就在今湖北随州,曾国成为周王朝在江汉地域控制铜资源运输和遏制楚国等南蛮扩张的重要屏障。春秋时,曾国不负众望,一度成为汉东诸国抗楚的盟主,随着楚国的兴盛,进军中原的野心在实力大增后不可遏制地膨胀,人少势微的汉东诸国再也无法与之抗衡,纷纷沦为楚国的保护国，曾国也不例外，直到战国末期被楚国所灭，与厉国、唐国一起组成了古随县的一部分。

曾侯乙是战国时期古曾国在位的诸侯王，约于公元前463年前后在位，约前433年卒。他不但是位擅长车战的军事家，对乐器制造和音律研究也有着非常浓厚的兴趣，这点从他墓内出土的器物上就可以看出来。

■ 曾侯乙的"宝贝"

从1978年的意外发现开始，人们陆续从曾侯乙的墓里发掘出了8种124件乐器，1714件配合演奏使用的附件和工具，编钟、编磬、建鼓、瑟、琴、笙、排箫、篪（chí），数量之多、制作之精、保存之好，为世界

同墓出土同馆收藏

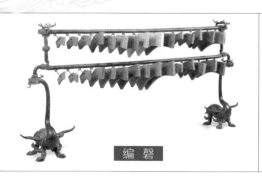

编磬

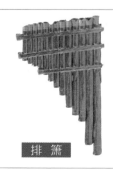

排箫

音乐考古史上罕见。其中举世瞩目的大编钟，由65件青铜编钟组成，两面呈直角折尺形，在6个青铜武士和几根圆柱承托下，静静地伫立在原位，仿佛一直等待着千年之后的再次现音。19件钮钟、45件甬钟及1件楚王熊章赠送的镈钟，分3层8组悬挂在曲尺形钟架上。古桐木为架，上饰人、兽、龙、鸟、花瓣、几何等造型。编钟十二律齐备，音域宽广，音色美妙，凡有幸聆听过的中外专家和学者无不啧啧称赞，称它是当之无愧的"稀世珍宝"。钟架、钟钩、钟体上3755字的镀金铭文，记事、标音和律名关系清晰可见，不但为后世研究中国先秦乐理提供了强有力的实证资料，也是文字向书法发展的一个象征。

E 编 钟 之 制

编钟在中国的出现，远可追溯到黄帝时期。《吕氏春秋·古乐》载：黄帝时的一位乐官伶伦，奉了黄帝的命令和大臣荣将一起"铸钟12口，以和五音"。

"编钟"一词则最早见于《周礼·磬师》："磬师，掌教击磬、击编钟。" 将多件钟编悬在一起就可以称之为"林"，意思是"好像树林一样"。西周时期的编钟大多8件成编，随着经济发展和冶炼技术的提高，春秋战国时，编钟的件数可达9件、12件、26件，甚至36件、40件。在阶级森严的古代中国，编钟不仅是为了奏乐，还是先秦礼乐制度中等级和权力的象征，《周礼·春官·大司乐》中制定了严格的音乐等级制度："正乐悬之位：王宫悬，诸侯轩悬，卿大夫判悬，士特悬"，意思是"王的乐器数量、规格和陈列，可以按东、西、南、北四面悬挂和安置；诸侯则去南面避王，悬挂三面；卿大夫西悬钟，东悬磬；士只能悬磬"。

属于曾侯乙的这套"编钟王"，不但是目前为止出土数量最多、气势最宏伟的，也为周礼的记载提供了完美的佐证。正是由于两千多年前曾侯乙对它的挚爱，后世子孙才有一个了解华夏正音的机会，也由此造就了世界音乐史和铸造史上的奇迹。

🔲🔲 编钟 🔲🔲

兴起于西周，盛于春秋战国直至秦汉。它由大小不同的青铜钟按照音调高低次序排列，悬挂在钟架上，以敲打的方式进行演奏。

宴乐水陆攻战纹铜壶

——巴蜀人的生活侧写

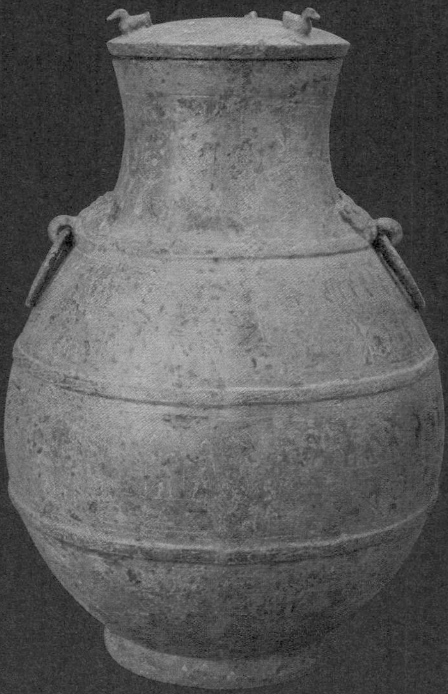

时　　代　战国

尺　　寸　通高 40.3 厘米，口径 13.2 厘米，腹径 26.5 厘米

属　　性　酒器

出 土 地　四川成都百花潭中学 10 号墓

收 藏 地　四川博物院

地　　位　国家一级文物，镇馆之宝

公元前 4 世纪末至 3 世纪初，印度次大陆奴隶制国家普遍发展，分立的列国逐渐被一个来自饲养孔雀家族的旃陀罗笈多统一，他建立了第一个基本统一的印度政权——孔雀王朝。旃陀罗笈多的对手，公元前 4 世纪横空出世的军事天才亚历山大，由于死亡的突然降临而英年早逝，强大到耀眼的马其顿王国被迫中止了狂风般的征伐节奏，而变得四分五裂。

东亚的中国此时正经历着一场史无前例的大变革，这是农业、纺织业、思想、科技、军事和政治发展的黄金期，正孕育着中国历史上第一位皇帝的诞生，一个崭新的大帝国即将现世。

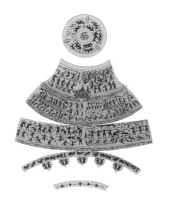

E 变革的时代

诸侯混战，礼崩乐坏，风起云涌的时代，注定也是一个思想飞扬的年代。往昔承担着礼敬，甚至代表着权力的青铜器，也发生了激烈的变革。它们中的大多数在战国时期走下神坛，进入了更加世俗化、更接地气的领域，如货币、印玺、符节和日常生活用器，风格简朴，线条舒畅，装饰内容融入绘画因素，用更加高超和多样化的工艺反映着现实生活中的种种。

宴乐水陆攻战纹铜壶应运而生。从这件反映战国时期巴蜀大地多个生活场面的器物中，人们解读出了整合中原及秦楚文化后的独特风情。

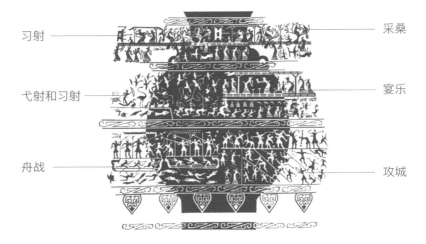

习射　　　　　　　　　　　　　　　　采桑

弋射和习射　　　　　　　　　　　　　宴乐

舟战　　　　　　　　　　　　　　　　攻城

巴 蜀 风 情

　　兽面衔环，三鸭形钮；通体嵌错，纹饰丰富，虽不再盛酒，却沉淀了满满两千年的时光。

　　自上而下，纹饰第一层右侧是一组采桑的画面，枝繁叶茂的桑树林里，树上采摘和传送桑叶的人忙得正欢，树下欢快的劳动之舞在拍掌中也不甘寂寞；左侧是习射的场面，举靶、报靶、喊令、拉弓、瞄准、排队，井然有序，形神皆备。

　　第二层的左侧是弋射和习射场景，前者是用带着丝绳的箭去射大鸟，后者则是自由练习射箭；右侧是盛大的宴飨场景，钟鸣鼎食，主宾互敬，气氛融洽，席间跳起的是流行于四川的巴渝舞。

　　第三层则是最为精彩的水陆战：左侧舟战，右侧攻城。在钲、鼓的激越声中，士兵们架梯攻城、泅水夺船，长戈、长矛、短剑、云梯、弓箭、礌石轮番上阵，空间不大，却惊心动魄。

巴渝舞

巴渝舞是流传在重庆北部和四川东北部地区的原始歌舞，是古巴人在同猛兽、部族斗争中发展起来的一种集体武舞，是中国古代最有影响的战前舞。击鼓伴奏，执干戈而舞，分矛渝、安弩、安台、行辞四个乐篇。牧野之战时就是由巴人组成的"龙贲"军，前歌后舞使殷人倒戈。秦末时巴人又靠巴渝舞帮助汉高祖平定了三秦，此舞遂入宫廷成为朝野雅俗共赏的文化瑰宝。

嵌错工艺

嵌错工艺产生在商代，流行于战国。工匠们先在器物上刻出图像的浅槽，然后把红铜、铅等金属嵌进浅槽，再用一片细砂岩做成的"错石"对嵌了金属的图像进行打磨，使之和器身一样平滑。嵌错红铜制品，在秦汉后很少见，而嵌金银工艺一直延续了下来。

鄂君启金节

——中国最早的免税通关凭证

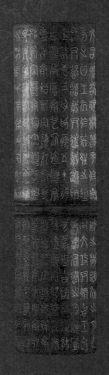
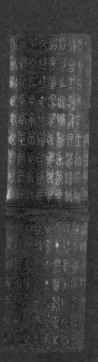

时　　代　战国中期
尺　　寸　车节长 29.6 厘米，宽 7.3 厘米；舟节长 31 厘米，宽 7.3 厘米
属　　性　通关凭证
出 土 地　安徽省寿县邱家花园
收 藏 地　中国国家博物馆（车节、舟节各 1 枚），安徽博物院（3 枚）

对于公元前 3 世纪来说，曾经耀眼的亚历山大大帝已成过去式，但他的铁骑所到之处，古代世界文明旧有版图均被打碎，重建了一个延续数百年的"希腊化时代"。他的将领们瓜分了帝国，统治中亚和西亚的塞琉古王国成为当时世界强国之一，而托勒密王国则成为当时世界的学术文化中心。

此时，中国群雄争霸的混乱时代即将结束，经过商鞅变法的秦国正以一日千里的速度发生着变化，随着东进脚步的加快，与雄踞长江南北的楚国之间的矛盾愈演愈烈。

中国最早的免税通关凭证

鄂君启金节——

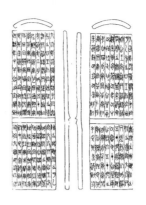

重商的楚国

芈（mǐ）姓熊氏的楚国，是先秦时期位于长江流域的诸侯国，虽然远离周天子的政治统治中心，但自有优越的自然生产条件和丰富的矿产资源。从春秋开始，"力农重商"就一直是楚国的经济政策，在国家的保护下，楚国商人与中原各国经济交往更加活跃，经常有满载着货物的车队、船队穿梭于水陆联运的交通网上。

鄂州地理位置优越，处于长江流域"得中"之位，自古就有通商之便，水陆皆利。当时的楚国不但积极与中原诸国通商，也与西亚、南亚的一些国家进行经济交流。甚至为了便于商贸，楚国特地为商队铸造了用于免税的铜节，到了关卡只要出示铜节，一律免征关税。

大胜之后的馈赠

公元前323年，楚以送魏公子高返回魏国为名，派大司马昭阳带兵攻入魏国，一举夺取魏国八座城池。楚怀王心情大好，封弟弟启去鄂地（今湖北鄂州）为王，为了方便弟弟路上通关，还专门命人为他制了5个竹筒形的青铜竹节。

这些青铜竹节含车节3件，舟节2件。鄂君启拥有了青铜金节，就意味着以后在大楚国境内，自己的商队在水、陆两路运输货物一律免税，畅通无阻。要是按年累计，可省下很大一笔开支呢，但哥哥对他也不是没有限制：商队船只不能超过150艘，车辆不能超过50辆；货物贩运时间以一年为限；严禁私运武器以及青铜和皮革等战略物资；水、陆商队都只能从鄂州出发，走固定路线；此节必须随商队同行，凭此节过关免税，否则正常纳税。

令人眼红的通行证

这件中国最早的运输免税通行凭证，上以错金工艺刻铭文各有 9 行，舟节 164 字，车节 148 字。楚国物产丰富，商业活跃，极盛时的疆域几乎占其他诸侯国疆域总和的一半，而鄂州又是楚国重要的商贸中心和水陆交通枢纽。拿到金节的鄂君启相当于拥有政府颁发的专项批文，或是工商部门下发的特许营业执照。它代表了他经商运输的免税特权，保障了商业上的巨大利益。

金节上的楚文字用笔不计工拙，线条劲细飘逸，挺拔秀丽，端庄秀劲又瑰丽奢华，也成为后人研究金文中最具代表性的一篇。

节

中国古时国内通行凭证的一种，由帝王或政府颁发，在纸张出现之前，有玉、铜、木、竹等材质。最早期的节是剖竹而取，后来虽用青铜铸造，但仍多取竹节之形。最出名的当属鄂君启金节，为后人研究战国时楚国交通、地理、赋税制度和商业等提供了重要的实物资料。

鹰形金冠饰

——草原王者的荣耀

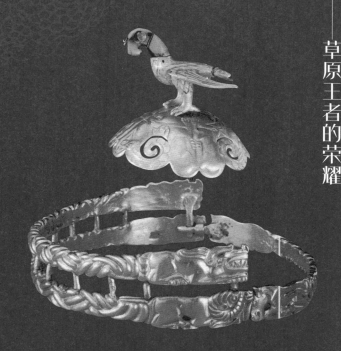

时　　代　战国晚期
尺　　寸　冠顶高 7.3 厘米，重 192 克；冠带直径 16.5 ～ 16.8 厘米
重　　量　1202 克
属　　性　王冠装饰
出 土 地　内蒙古自治区鄂尔多斯市杭锦旗阿鲁柴登
收 藏 地　内蒙古博物院
地　　位　镇馆之宝，匈奴文化代表之作

公元前 3 世纪中叶，一支来自中亚的游牧部落进入了伊朗东北部，建立了被中国称为"安息"的帕提亚王国。托勒密王朝则在埃及开创了近 300 年的统治，首都亚历山大港在当时成为希腊化世界的重要文明中心以及贸易枢纽；塞琉古一世以叙利亚为中心创建的王朝已风光渐失，在与托勒密王朝争夺巴勒斯坦中丧失了东部大部分领土。

南欧的罗马共和国奴隶制城邦这时则进入全盛时期。

东亚，在中国北方草原上，一支夏后氏苗裔部落正逐渐崛起，他们以黑龙为图腾，披发左衽，逐草而居，勇猛彪悍，成为威胁中原王朝数百年的独特存在。

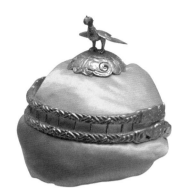

鹰形金冠饰——

草原王者的荣耀

⬛ 北方草原的王者

　　匈奴第一次出现在中国史书的时间在战国时期。据《史记》记载，匈奴是夏朝灭亡后，夏桀的一支后裔逃到北方吞并了其他部落而成的。这是一个没有明确文字、由对手书写历史的民族。他们风卷残云一般统一了北方草原后，就在秦汉的历史上留下了浓墨重彩的一笔。

　　他们在纵马游牧的生活中，觊觎着农耕文明积淀下来的衣食财富。在与中原王朝的连年征战中，公元前3世纪的匈奴逐渐控制了从里海到长城的广大地域。

E 民族风情

一只展翅欲飞的雄鹰，睥睨站于半球状冠顶，鹰头与颈镶嵌两块绿松石，金制鹰眼，头与尾皆可摆动。冠顶之上浮雕四组狼噬羊图案，猎杀的强弱对比，更突显了草原雄鹰的威武霸道。绳索纹冠带由三条半圆形金条组成，由榫卯插合联结，两端浮雕伏虎、卧马和盘羊。

王冠通体金质，铸造、捶打、压印、抽丝和镶嵌等工艺，表明了主人的显赫地位，带着浓郁草原风情的花纹与动物形象则彰显了它的出处。鹰在草原人民心中，是傲视众生的苍天骄子；而弱肉强食的残酷大自然生存法则，烙印了匈奴民族的勇猛和无畏。

匈奴

古代蒙古高原游牧民族，兴起于今内蒙古阴山山麓，源于中原夏王朝，西迁过程中融合了月氏、楼兰、乌孙、呼揭等多个民族。秦汉时称雄于中原以北，强盛一时。信奉萨满教，以狩猎、游牧及畜牧为主。后分裂为南北两部分，南匈奴归附汉朝后逐渐融入汉族，改汉姓；北匈奴政权瓦解后，有一支进入了西亚和欧洲。

水晶杯

——穿越时空的绝世孤宝

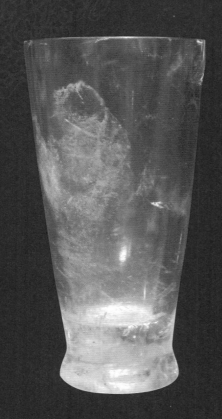

时　　代	战国晚期
尺　　寸	高 15.4 厘米，口径 7.8 厘米，底径 5.4 厘米
属　　性	祭祀器
出 土 地	杭州市半山镇石塘村
收 藏 地	杭州博物馆
地　　位	国家一级文物，镇馆之宝，首批禁止出国（境）展览文物之一

进入公元前 3 世纪中期后，印度次大陆的孔雀帝国在阿育王的统治下进入全盛时期；欧洲新的王者罗马共和国正雄心勃勃，与北非垄断了西地中海贸易的迦太基水火不容。

在中国，后来居上的秦国正以咄咄逼人之势让曾经强大的楚国节节败退，其他诸国也不过是在苦苦支撑，全新时代来临已经不可阻挡。而地处长江流域的越国，随着勾践的去世，霸业渐远，宫廷中不断发生着弑君弑父的悲剧，已经走到了亡国的边缘。

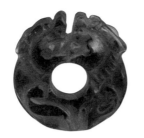

穿越时空的绝世孤宝

水晶杯——

楚灭越

越国自勾践去世之后，发生了三次弑君事件：先是重孙朱勾发动政变残忍杀了自己的父亲越王不寿，即位为王；后是朱勾儿子豫为谋夺王位害死三个侄子，鼓动哥哥越王翳除掉太子诸咎，诸咎担心自身被害，率领军队进宫杀死了父亲；诸咎死后，越国大夫寺区平定内乱，立无余为越王，但不久无余便被其弟杀死，后无颛（zhuān）为越王。宫廷内外、家室之间的相互残杀，使得越国在内乱的泥沼中越陷越深。

就在越国君臣忙于内斗时，早有灭越之心的楚威王

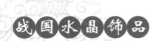
战国水晶饰品

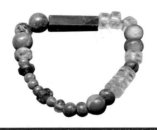

水晶玛瑙玉石串（河北博物院藏）

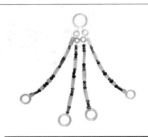

水晶玛瑙串（山东博物馆藏）

已经派大臣昭滑在越国做了 5 年调查。公元前 306 年，楚怀王趁越国内乱之机令昭滑率军伐越，攻克越国都城吴（今苏州），越王无疆战死，越国自此分崩离析，楚国尽得吴越之地。随后，楚王便委派官员，前往吴越之地施政行令、驻军抚民。派到当时余杭的那名地方官恰巧是一位爱酒之人，当地的一些士绅，为了讨好这位新上任的长官，共同出资打造了精美的酒具——水晶杯，进献给长官。这只水晶杯被那名长官当作心头肉，以至于在他归于黄土之日，也将之陪葬。

现代感十足的水晶杯

敞口平唇，直身圆底，通体透明，酷似现代的玻璃杯。整器略带淡琥珀色，杯壁内有自然结晶的海绵体。

这只与现代玻璃杯相差无几的杯子，是用整块优质天然水晶雕琢磨制而成。据文献记载，早在新石器时期中国就有水晶制品，春秋时期已能雕琢水晶生肖。战国时随着玉器加工工具与工艺水平的提高，做出一个这样的水晶杯也不是没有可能。水晶既硬又脆，完好无伤地在地下保存两千多年，且为孤品，一直被人们称为"穿越时空而来"。

至于这个水晶杯的用途，专家认为它并不是用来喝水或盛酒，因其贵重，极有可能是礼器或祭祀用具。

越国

中国先秦时东南方诸侯国之一，大禹直系后裔一支，姒姓，公元前2032年建国，以浙江绍兴禹王陵为中心，越王勾践时国土面积最盛，雄踞东南。越人自称"于越"，以象牙、玳瑁、翠毛、犀角、玉桂和香木等奢侈品与中原各国交换引进丝帛和手工产品。政治上由部落联盟过渡为分封制，公元前306年为强楚所灭。

放马滩木板地图

——中国最早的县制地图

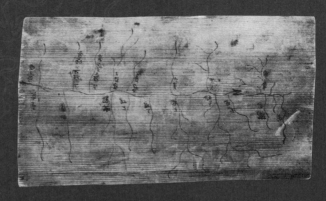

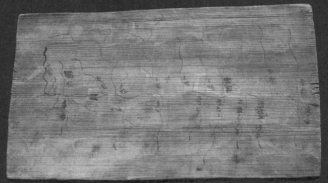

时　　代　战国秦

尺　　寸　长度 26.5～26.8 厘米，宽 15.0～18.1 厘米，厚度均为 1.1
　　　　　厘米

属　　性　木质地图

出 土 地　甘肃省天水市麦积区放马滩西 1 号墓

收 藏 地　甘肃省文物考古研究所

地　　位　国家一级文物，中国和世界最古老的实物地图

1986 年 4 月的一天，放马滩被一场瓢泼大雨所笼罩，万物都模糊在一片雾气氤氲（yīn yūn）中。小陇山林业局放马滩工区的夏向清和他的工友们无奈地望着外面，窗外山坡上奔涌而下的山水正肆无忌惮地冲击着职工宿舍后墙外侧，很快就堆积出一层厚厚的淤泥。

天刚放晴，夏向清就带人出来清理这层淤泥，抬头的不经意间，对面山坡上一个几十厘米的孔洞吸引了他的注意力：奇怪，它怎么一直从里面往外冒白灰色的泥浆呢？胆大的夏向清没能克制住自己的好奇心，把手伸进了这个孔洞中，一番摸索之后，竟然拿出了一些竹简。嗯？有收获，再往里继续掏，再次拿出来的竟是几块刻有图形的木板。

或许是碰上古墓了，赶紧上报！

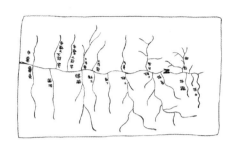

中国最早的县制地图

放马滩木板地图——

▣ 墓主丹和放马滩

　　墓主丹是位上知天文、下知地理的智者，音律、占卦、五行无一不精。秦惠文王后元七年（公元前318年），因以箭伤人，丹被判处刑罚，第三年时因为他的才识，得到一个将功赎罪的机会，在秦伐赵的战役中任参谋一类的文职。战事结束后，他没有回原籍，而是在邽县（今甘肃天水市）东南的燔（fán）史关住了下来，最终老死在这里，葬于此关北侧的墓地，即今天的放马滩。

放马滩又叫牧马滩，是甘肃天水麦积山风景区的一部分。因传说秦始皇先祖嬴非子在此地为周王室牧马而得名。因出土了战国、秦汉时的木板地图、竹简、纸地图等一大批重要文物，此处被誉为先秦考古文物的圣地，有"天水放马滩，云梦睡虎地"之称。

罕见的地理古图

这批出土的木质地图共4块，其中3块木板两面绘制，1块仅绘1面，共存图7幅。地图上标记了大小溪流、聚落、山谷、关隘、道路、里程、界线、亭形建筑，还特别注有各地之间的相距里程，反映了秦国邽县的政区范围、水系、物产及地理概况，其中有聚落名28个、山名2个、溪谷名12个、关隘名6个，标文大都按河、溪、谷的走向书写。

这7幅地图，除1幅半成品外，其他6幅可拼接成一幅完整的邽县全图。这幅罕见的地理古图为后人了解秦国县制的行政建置、管辖区域、地形概况、自然资源、交通状况，提供了第一手资料，也成为中国早期地图测绘史的重要实据。

杜虎符

——两千年前的『将军令』

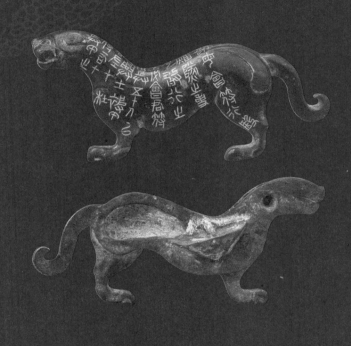

时　　代　战国秦

尺　　寸　高 4.4 厘米，长 9.5 厘米

属　　性　调兵凭证

出 土 地　陕西省西安市雁塔区北沈家桥

收 藏 地　陕西历史博物馆

地　　位　国家一级文物，镇馆之宝之一

1975 年冬，西安市南郊北沈家桥村的少年杨东锋正在村西帮家里平整土地，一锄头下去，好像碰上了个金属硬物。他好奇地捡起了一个拳头大小、裹着泥土的东西，在铁锄上磕了几下，一个类似动物的铜制品露了出来。废铜值不了几个钱，送给妹妹做玩具倒是不错。于是，这件不明身份的物品在杨家一待就是三年。三年后，外层绿锈慢慢剥落，一个老虎样的铜器现出了真容，身上还有金光闪闪的铭文。

虽然看不懂文字，但杨东锋还是意识到了这个东西的不寻常。他决定到陕西历史博物馆碰碰运气，拿它去换身帅气的军装。考古专家戴应新看出了这只老虎的价值，因为博物馆没有军装可以提供，最终给了杨东峰一封表扬信和奖金 50 元人民币。而这只小老虎，则成为现在陕西历史博物馆的镇馆之宝。

两千年前的『将军令』

杜虎符——

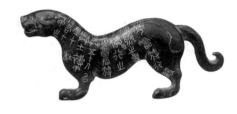

▶ 杜虎符

　　杜虎符归战国时秦国杜县军事首领所有，用来调遣杜县一地的兵将。虎作直立行走之势，昂首，卷尾，背面有槽，颈上有孔。上有错金铭文9行："兵甲之符。右在君，左在杜。凡兴士被甲，用兵五十人以上，必会君符，乃敢行之。燔（fán）燧之事，虽毋会符，行也。"

　　意思说：右半符存于君王处，左半符在杜地军事长官手中，凡调兵超过五十人，杜地的左符须与君王的右符契合，才能调动。但遇到紧急情况，可点燃烽火，不必验符。40个悬针错金小篆，字字清晰，圆转秀丽。

E 兵甲之符

在风起云涌的战国，为争霸天下提供最直接支撑的军队，自然受到了各国君主的高度重视。如何牢牢把军权掌控在自己手里，一分为二且专符专用的虎符就成了绝佳的选择。作为调兵遣将的凭证，除了当场核对虎符外，盖有皇帝之印且写明调兵人数、日期及目的的诏书也需一并提供，为的就是防止有人钻空子。

汉时虎符上承秦制，只是使用时的验证制度更加完善和严密。隋时改为鳞符，唐时为避先祖名讳，改为鱼符、龟符，还附加了身份的象征；宋以后皆用牌，虎符从此退出历史舞台。

꒦ 虎符 ꒦

古代帝王授予臣属兵权和调发军队的信物，多为青铜制，也有金、玉和竹质，伏虎形，分为左右两半，子母口。虎符的右半由中央保存，左半发给统领军队的将军，调动军队时，由皇帝派出的使臣持符相合，方能调兵。

秦廿六年铜诏版

——方寸之间法天下

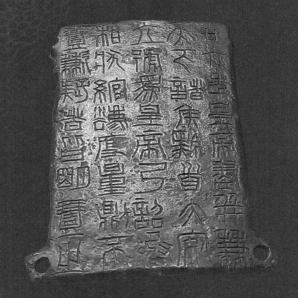

时　　代　秦朝
尺　　寸　长 10.8 厘米，宽 6.8 厘米，厚 0.3 厘米
重　　量　150 克
属　　性　度量衡
收藏地　甘肃省镇原县博物馆
地　　位　国家一级文物，镇馆之宝

156

公元前 221 年，被后世称为"战略之父"的汉尼拔以 25 岁之龄，成为迦太基驻西班牙军队的最高统帅。为收复失地，他发动了跟罗马人的第二次布匿战争；在埃及，托勒密王朝换了法老，继承父亲王位的托勒密四世为争夺南叙利亚，与塞琉古帝国爆发了第四次叙利亚战争。

这一年，对于中国来说，则是掀开历史新篇章的一年。秦国，一个僻处西陲的镇边小国，经过坚持不辍的变法图强，终于在雄心非凡的嬴政手里，灭掉了所有对手，成为天下当之无愧的帝国。耐人寻味的是，帝国的葬送者胡亥，也在这一年呱呱坠地。

方寸之间法天下

秦廿六年铜诏版——

度量衡的过往

最早的关于度量衡的记载见传说中的黄帝"设五量"，其子少昊"同度量"，当时以手指和胳膊为单位，夏时以禹"身为度，称以出"，是最早的法定单位。

春秋战国时，群雄并立，各诸侯国内都有自己的法定度量衡，秦国也不例外。在商鞅变法时，他就制定了相关的标准，并亲自监造了一升铜量，上刻铭文，作为国家标准器颁行各地。

秦统一六国后，以商鞅制定的标准器为基础，对全国的度量衡进行了统一：长度采用十进制，以寸、尺、丈为单位；体积容量采用十进制，以合、升、斗、桶为单位；重量则以铢、两、斤、钧、石为单位，二十四铢为一两，十六两为一斤，三十斤为一钧，四钧为一石。

秦诏版

此诏版阴刻秦始皇二十六年（公元前221年）诏书小篆5行，共40字："廿六年，皇帝尽并兼天下诸侯，黔首大安，立号为皇帝，及诏丞相状、绾，法度量，则不壹，歉疑者，皆明壹之。"这篇诏书或在权、量上直接凿刻，或直接浇铸于权、量之上，更多地则制成一片薄薄的"诏版"颁发各地使用，这就是"秦诏版"。诏文的字体敧正瘦劲，笔画折多转少，结构渐方，疏密率意，跌宕生动。

⊏⊐ 度量衡 ⊏⊐

日常生活中用于计量物体长短、容积、轻重的器具的统称。其中计量长短的器具称为"度"，测定计算容积的器皿称为"量"，测量物体轻重的工具称为"衡"。

秦铜车马

——巡视天下的移动行宫

立车的御官俑，车上配有铜弩、铜盾、铜箭镞等兵器。

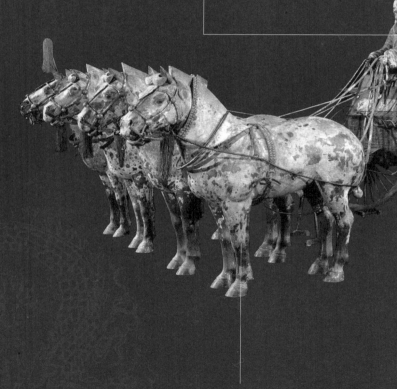

拉车四马，铜马身上的金银饰件约占零件总数的一半，雍容华贵。

安车的后室，用以供主人乘坐。主舆四周屏蔽，后边留门，顶部罩着一面椭圆形的穹隆式篷盖。

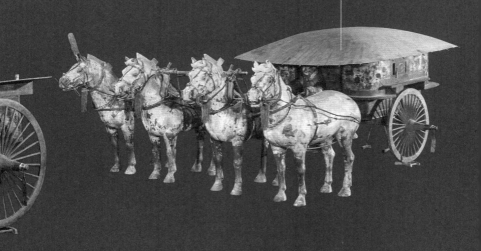

时　　代　秦朝

尺　　寸　一号铜车通长 225 厘米，高 152 厘米；重 1061 千克
　　　　　二号铜车通长 317 厘米，通高 106 厘米；总重量为 1241 千克

属　　性　代步车

出 土 地　陕西西安临潼区秦始皇帝陵封土西侧

收 藏 地　陕西秦始皇帝陵博物院

地　　位　国家一级文物，镇馆之宝，首批禁止出国（境）展览之一，青铜之冠

1980 年 10 月的一天，年轻的考古队长程学华如往常一样带着大家在秦始皇陵封土西侧挖掘，他们已经深入地下 7 米了，工作变得越来越枯燥。

队员杨绪德吃力地拔出探铲后，一个指头肚大小的圆珠子滚在了地上，擦去面上的泥土，竟发出金灿灿的光芒。仔细一看，程学华的头"嗡"地轰鸣了：金泡！这不正是自己一直在苦苦寻找的铜车马上的配饰吗？他拿起探铲激动地又探了一次，这次小心翼翼地扒去土层后，一个银泡、一片金块、一块金丝灯笼穗被带出了地面。突如其来的幸福，让他的手指不由自主地颤抖，程学华腿一软竟坐到了地上。

程学华曾无数次地在脑海里反复构想，那伴随秦始皇五次出巡的马车是如何气势非凡，车马仪仗是如何威武雄壮。而当这些东西第一次近在咫尺时，他却大脑一片空白，心跳激烈如鼓……

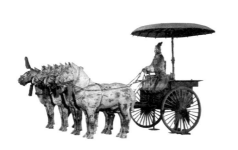

秦铜车马——

巡视天下的移动行宫

▣ 宣威定民的五巡

　　大秦帝国建立后，虽然各项制度随着一道道诏命的颁布有条不紊地推进，但秦始皇并没有立刻松一口气，这位被后人称为"千古一帝"的上位者，深知要确保帝国基业稳固，外敌内患都得一一平定。

　　公元前220年，刚忙完帝国初建各项事宜的秦始皇就从咸阳出发，踏上了西北边防的巡视之路。关中的安危取决于这个自古就是游牧民族活跃区的稳定与否。第二年，为震慑不安分的六国残余势力，秦始皇出巡齐楚旧地，同时封禅泰山，宣扬功德。第三年同线出巡，回咸阳时特意取道赵国旧地，敲打了一下赵国蠢蠢欲动

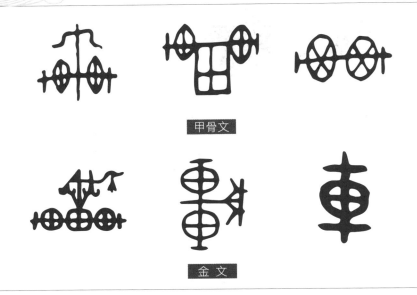

甲骨文

金文

的杀手们。两年后，内部平定，秦始皇第四次出巡，直奔北部边防。之后，大将蒙恬领兵 30 万北击匈奴，开修长城；通达全国的直道和驰道也逐渐完形。

公元前 210 年，49 岁的秦始皇进行了人生最后一次出巡，在途中意外病亡于河北沙丘。

⊞ 移 动 行 宫

两千多年前的秦始皇出巡，该是多大的一副銮驾，人们已无从知晓，但就从出土的两驾铜车马来说，倒是可以管中窥豹。铜车马一共有两乘，均为单辕、双轮、四驾。一号为立车，内配兵器，警卫和征伐之用；二号为安车，供皇帝安坐或办公之用。

一号铜车马四面敞露，一顶高杠铜伞，伞身可自如调整遮光角度；伞柄可为矛，内中藏刃；危急时刻伞盖亦可为盾。伞盖下站一身后佩剑的御者，头戴双卷尾冠，双手握辔，目视前方。车上配有铜弩、铜盾、铜矢等兵器。

二号铜车马，穹隆式篷盖下分为前后两室，前室仅容御者就座，后室宽敞，可供主人或坐或卧。御者跽坐于车前室，手中紧握辔索。后室三侧有窗，后部留门。车舆内外遍刻精美纹饰，其中舆室屏蔽体和车盖以夔龙与凤鸟纹为主。

两辆铜车马按秦时真人车马 1/2 比例制作，共 3500 余个零部件，其中金银饰件重量超 14 千克，由铸造、镶嵌、焊接、子母扣连接、活铰连接等多种工艺组装而成，是中国考古史上出土的体型最大、结构最复杂、系驾关系最完整的古代车马，被誉为"青铜之冠"。

E 秦 驰 道

秦驰道是中国历史上最早的国道。公元前 220 年，即秦始皇称帝后的第二年，他就下令修筑以国都咸阳为中心、通往全国各地的驰道，还规定了标准尺寸：平坦处道宽五十步（约今 69 米），隔三丈（约今 7 米）栽一棵树，道两旁用金属锥夯筑厚实，路中间留出供皇帝出巡专车走的部分，类如现在的"公交专用道"。

当时以咸阳为中心的驰道，有：由咸阳出函谷关，沿黄河经山东定陶、临淄至成山角的东方大道；由咸阳至甘肃临洮的西北大道；由咸阳经陕西武关、河南南阳至湖北江陵的秦楚大道；由咸阳到巴蜀等的川陕大道；由南通蜀广、西南达广西桂林的江南新道；由九原（今

铜马车细节

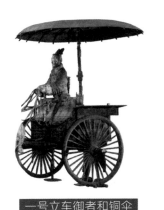

一号立车御者和铜伞

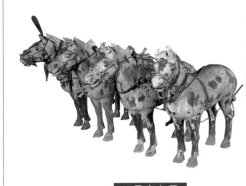

二号安车马

包头）大致沿长城东行至河北碣石的北方大道。此外，还有从云阳（今陕西淳化）至九原的长达900余千米的直道，相当于现在的"省道"。驰道主要方便皇帝出巡，直道则为了军事运兵便利。

不仅如此，秦始皇还命人在今秦岭、巴山、岷山之间修筑了数百千米的栈道。

秦朝的整个陆路交通网，覆盖了整个大秦疆土，尤其是中原地带原各国之间，更是驿路纵横。它们保证了秦帝国的政令顺畅下达，也促进了整个秦朝的经济和文化交流。

古车

相传为黄帝所造，以圆形木板为轮，夏时由奚正改进为带辐条的空心车轮。盛行于商，多为单辕两轭。春秋战国时，造车技术已经非常成熟，战车成为主要的作战和代步工具。秦统一后，车辆开始标准化制造，汉时骑兵的出现使得战车消失。魏晋时流行牛车，宋时因为轿子的出现而逐渐淡出历史舞台。

时　　代　秦朝

尺　　寸　竹简长 23.1 ～ 27.8 厘米，宽 0.5 ～ 0.8 厘米

数　　量　1155 枚，残 80 枚

出 土 地　湖北省睡虎地秦墓

收 藏 地　湖北省博物馆

地　　位　国家一级文物　首批禁止出国（境）展览文物之一

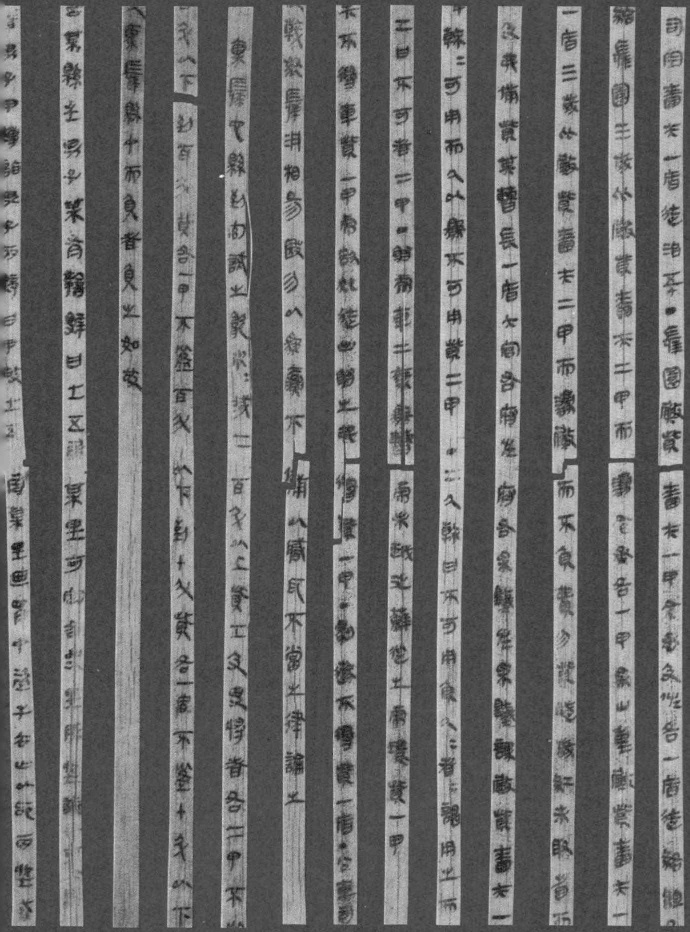

云梦睡虎地秦简

——竹简里的秦朝百态

1975 年 12 月，湖北省云梦县的水利兴修工程正常开工，县城汉丹铁路西边睡虎地农田里，正在挖排水渠的农民突然有了不一样的发现：三米深处不但出现了青膏泥，甚至还露出了一角椁木。消息上报后，一支由陈振裕带队的考古队很快就来到了现场。

在这里，他们把发现的 12 个墓葬一一编号，并小心翼翼地打开和清理，其中最大的 11 号墓葬在清理时让大家面面相觑：躺在深积水中的墓主几乎没什么值钱的陪葬品，堆积四周的全是一卷一卷的竹简。得益于云梦泽的高水位，这批竹简成功躲过空气氧化，完好地保存了下来。

为了更好地保护它们，国家文物部门出面，把这 1155 枚珍贵的竹简脱水后装入玻璃试管内密封起来。就算在湖北省博物馆里，它们也很少露面。在业界的"识货者"看来，对于这批秦国历史的活化石来说，后人怎么保护都不为过……

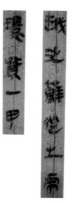

竹简里的秦朝百态

云梦睡虎地秦简——

基层公务员喜

秦昭王四十五年（公元前 262 年），安陆市（今湖北孝感云梦县）一个中产家庭里迎来了新生命，围着这个眉清目秀的小男婴，兴奋的家人为他起名"喜"。自小聪慧、自律的喜，深受老师的喜爱。17 岁时喜上了户籍；19 岁被选为安陆市从事文书事务的小吏；20 岁任安陆御史，职掌记事和文书；22 岁任安陆令史，职掌文书；23 岁任鄢县令史；28 岁改任鄢县狱吏，掌管案件审理；29 岁秦军伐赵，喜投笔从戎，随军作战数年。后回家乡任职，直到 46 岁死于任上。

由于喜一生所任的官职，都需要具备扎实的法律素养，因此秦律成为陪伴他最多的"朋友"。他将自己工作期间所涉及的法律条文，写成四万多字的竹简，方便随时翻阅。甚至，为了更好地胜任每一项工作，他还认真地研究了为官之道、治理之道、凶吉占卜、疾病医治等相关知识。他是如此喜欢这些东西，到死都没能放下。

关于秦史的"百科全书"

睡虎地秦墓竹简共计四万多字，墨书秦篆，内容分10部分：《秦律十八种》《效律》《秦律杂抄》《法律答问》《封诊式》《编年记》《语书》《为吏之道》，甲种与乙种《日书》。

除秦时律法外，其中《封诊式》堪称世界上最早的刑事侦查书籍，内含治狱、讯狱的条例及秦时官吏书写各类文书的示范；《语书》相当于秦时省一级向县、乡级下发的官方通告；《效律》涉及财务审计和考核；《日书》两种则是秦人在日常生活遇重大事件时，选择吉凶宜忌的参考书，里面还有一些病理医术。

这些内容虽然庞杂，但为还原秦国当时最真实的历史，为后人研究秦代文化，提供了一个"百科全书"式的视角。不仅如此，它们还成为后人研究隶书起源和发展的重要资料。

事无巨细的秦法

竹简中关于法律部分共记载法条600多条，包括律文、问答和一些文书资料，约1.7万字，对农田水利、山林保护、牛马饲养、粮食储存、货币流通、市场管理、工程兴建、徭役征发、刑徒监管、官吏任免、军爵赏赐及偷盗斗殴、诅咒诽谤、妄言妄议、不孝、乱伦、危害国家安全、破坏公共秩序、谋反、通敌等方面都做了非常详细和严厉的惩罚规定。

甚至在很多日常小事上，秦律也做了很细致的规范。如未经主人允许盗采别人桑叶不满一钱者，要罚30天劳役；遇上当众行凶者而不施以援手，要罚两套铠甲；60岁以上老人告发晚辈不孝顺，应立即抓捕不孝子；小偷入室伤人，如邻居听到呼声不救，责罚，如邻居不在家可免责，但相当于现在村长或居委会主任的里典、伍老则不论在不在家都不能免责。法律甚至还关注到了环保方面。如早春二月，禁止砍伐树木；不到夏季七月，不许烧草及采摘植物幼芽；禁止伤害幼鸟幼兽、毒杀水生动物等。

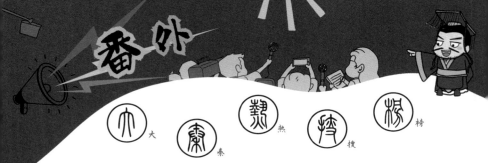

微秦榜单 24h 热评榜

1 分钟前 ...

①

平六国、创帝制、书同文、车同轨、行同轮、定度量衡、行郡县、修直道、筑长城、征百越、击匈奴……对于智商高达 148 的朕来说，这都不叫事儿。

诬蔑我穿越的人，不但严重侮辱了朕的 IQ，还冒犯了朕的尊严，逮着享受 VIP 私人待遇，朕将亲自伺候 500 鞭！

警告！警告！始皇帝有严重暴力倾向！

头条，头条，始皇帝说自己智商……

始皇帝拒绝功臣，独揽功劳……

始皇帝好大喜功，听不进任何异议……

②

身为长子，理应为父皇分忧。人生处处皆学问，在这里，我成长了。

蒙恬是谁？大秦战神啊，兵家和法家皆通，又这么年轻英俊……

这是未来领导下放锻炼来了，还借我之手保护，好手段！

这里荒凉艰苦，你后悔吗？

公子好气魄！

内幕！年度最佳 CP——酥甜即将 C 位出道！

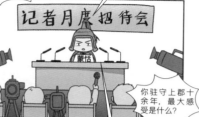

请问蒙将军，你对匈奴如何评价？

劲敌，但不足为惧。

你驻守上郡十余年，最大感受是什么？

鉴于人们都拿我镇宅辟邪，在这里要提醒匈奴人一下：不要随便拿我名字吓唬别人，尤其是小孩子，谢谢！

③

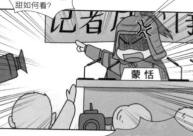

请问您对年度最佳CP——酥甜如何看？

扔出去！

真爱无敌，为扶苏蒙恬扔飞记者！

④

大秦最佳辩手非你莫属，死罪都能当场洗白。

只要口才好，报仇不在晚……

啊，不是，不是，我是说，口才好是为人师的第一必备要素。

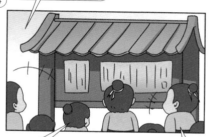

只要活得久，啥事都能有啊。

赵老师办班不？我想去学……

真不愧是公子胡亥的老师，这能力起死回生啊。

⑤

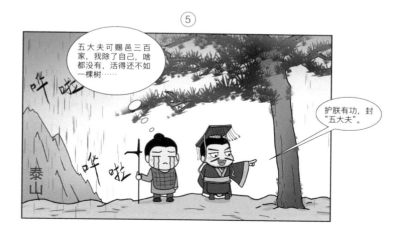

五大夫可赐邑三百家，我除了自己，啥都没有，活得还不如一棵树……

护朕有功，封"五大夫"。

175

图书在版编目（CIP）数据

我们是历史：藏在国宝背后的故事：共 4 册 / 陈晓敏著. —北京：北京理工大学出版社，2021.5

ISBN 978 - 7 - 5682 - 9128 - 6

Ⅰ.①我… Ⅱ.①陈… Ⅲ.①文物—介绍—中国

Ⅳ.①K87

中国版本图书馆 CIP 数据核字（2020）第 192665 号

我们是历史：藏在国宝背后的故事

出版发行 / 北京理工大学出版社有限责任公司

社　　　址 / 北京市海淀区中关村南大街5号

邮　　　编 / 100081

电　　　话 /（010）68914775（总编室）

　　　　　　（010）82562903（教材售后服务热线）

　　　　　　（010）68948351（其他图书服务热线）

网　　　址 / http://www.bitpress.com.cn

经　　　销 / 全国各地新华书店

印　　　刷 / 雅迪云印（天津）科技有限公司

开　　　本 / 880 毫米 × 1230 毫米　　1/32

印　　　张 / 22

字　　　数 / 334 千字

版　　　次 / 2021 年 5 月第 1 版　2021 年 5 月第 1 次印刷

审　图　号 / GS（2020）5358号

定　　　价 / 168.00元（共 4 册）

责任编辑 / 田家珍

文案编辑 / 申玉琴

责任校对 / 刘亚男

责任印制 / 李志强

图书出现印装质量问题，请拨打售后服务热线，本社负责调换

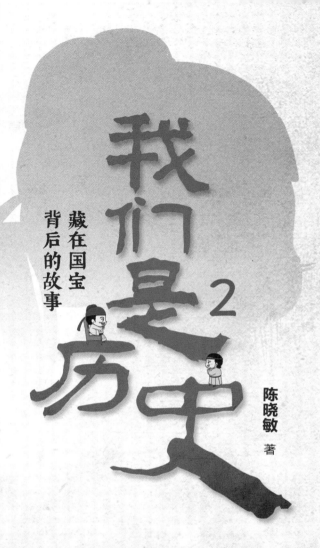

我们是历史

藏在国宝背后的故事

2

陈晓敏 著

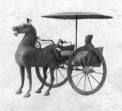

北京理工大学出版社
BEIJING INSTITUTE OF TECHNOLOGY PRESS

序

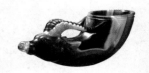

　　旅行，已经成为现代人生活不可或缺的一部分。去一个地方旅行时，因为陌生，好奇心会使人们不断地追寻，这是为什么，那是为什么。如何能够快速又深入地了解一个地方，最好的办法莫过于去当地的博物馆。因为每一座博物馆所收藏的历史文物，最能够代表一个时期的审美情趣和历史价值。每件文物背后一定会有一段精彩的故事，每段故事就是一段历史。历史是什么？历史就是时间累积，也是时间的记忆。每个人、每个家庭、每个乡村、每座城镇、每个国家，都有着独一无二的历史。因而一个国家的历史就是一个国家的记忆。我们都知道如果一个人记性不好，做事无序，就会影响他的人生。同样，一个国家不善于总结分析历史，在当下就会犯错误，所以才会有"读史使人明智"的说法。最重视历史的国家非中国莫属，中国从商代开始就有了专门的史官。因此，中国的历史资料也是最多的，仅一套"二十四史"就有四千万字，可谓浩如烟海，汗牛充栋。所以才会有"不读中国史，不知中国的伟大"的说法。

　　天地玄黄、沧海桑田，中国万花筒般的历史，色彩斑斓、千变万化。中国古人以无穷的智慧将中国千万年的历史浓缩在一件件文物之上，那些距今几千年甚至几万年的历史文物，它们曾是当时人们物质生活中不可或缺的生活用具。这些器物以它的形象、性能、用途、制作方法，等等，从不同的侧面忠实地记录了中华民族的历史。中华文明在历史长河中，创造了丰富而灿烂的历史文化，但是随着

时间的推移，我国原有的传统文化大量沉寂成了博物馆养在"深闺"的没有生命的"化石""睡美人"。针对这一情况，习总书记提出了"让收藏在博物馆里的文物、陈列在广阔大地上的遗产、书写在古籍里的文字都活起来，让中华文明同世界各国人民创造的丰富多彩的文明一道，为人类提供正确的精神指引和强大的精神动力"的观点。由此，博物馆人改变工作思路，让更多有故事的藏品走到了前台，古朴典雅的瓷器，沧桑厚重的青铜器，栩栩如生、气韵浑然天成的书画作品，不仅让人们感受到了文物本身的魅力，而且感受到了千年中国传统文化的力量。岁月失语，唯物能言。

《我们是历史：藏在国宝背后的故事》以全新的视角解读五千年中国史。本书带领读者穿越古今王朝，探访先贤智者，重点讲述国宝背后鲜为人知的故事和曲折经历。在引人入胜、跌宕起伏的故事中，探寻中华文化魂魄，让读者置身其中，领略中华文化的价值与魅力。

从头骨化石到宋元明清的器物，从江南水乡到草原大漠，用文物讲述历史，用文物梳理钩沉中华文化，厘清中华文明独特的审美、发展脉络和价值观，为更多青少年、历史文物爱好者揭开文物神秘的面纱，打开历史探索之门。此书摒弃了"长篇论述""晦涩难懂的专业术语"，以短小的篇幅适应新时代文化传播特征，让繁忙的现代人通过碎片化的时间，可以"快速充电"，让更多人了解中华文化之源，在不知不觉间读懂中国五千年文明史，增强文化自信心，自觉传承中华优秀传统文化。

中国社会科学院民族学与人类学研究所研究员
契丹文字专家　　刘凤翥

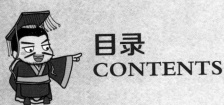

目录
CONTENTS

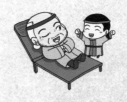

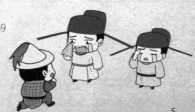

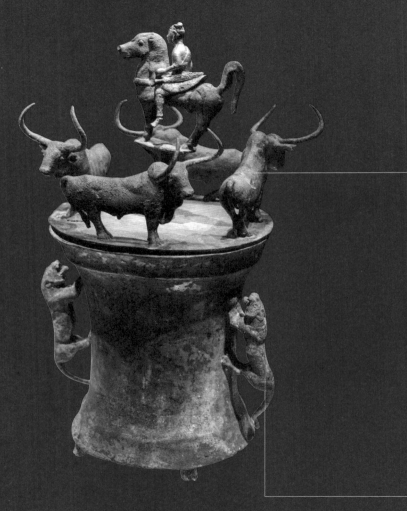

时　　代　西汉
尺　　寸　高 50 厘米，盖径 25.3 厘米
属　　性　储蓄罐
出 土 地　云南省晋宁石寨山 10 号
收 藏 地　云南省博物馆
地　　位　国家一级文物，镇馆之宝

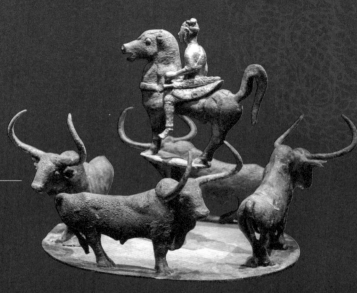

四牛鎏金骑士贮贝器

——古滇人无声的史书

瘤牛，又称犎（fēng）牛，长有上而弯的大长角，颈上有高而隆的瘤，垂皮发达，壮圆的身躯，粗长的尾巴。在古滇，具有特殊地位。

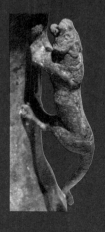

虎形耳，虎做向上攀登状，张口欲噬。在古滇，虎是权力和神秘力量的象征，图腾意味比较浓重。

公元前 2 世纪开始，在亚欧传统农耕文明地区有三个并立的强盛帝国，自东向西依次为大汉、帕提亚人的安息和罗马。

汉武帝治下的大汉帝国凿空西域，开辟了丝绸之路，并以绝对的优势强力压制了自己强悍的对手——匈奴。

处于大汉帝国与罗马帝国丝绸之路上的安息帝国，凭借自身优势成为商贸中心，有力地支援了帝国强劲对外扩张之势。

而罗马则在与迦太基的布匿战争中胜出，称雄整个地中海，并通过马其顿战争控制了希腊，还与安息帝国合作，重创了塞琉古帝国，终在公元 1 世纪前后扩张成为横跨欧亚非的大帝国。

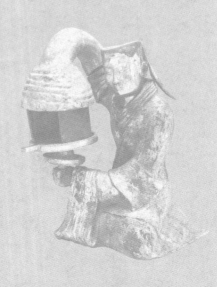

四牛鎏金骑士贮贝器——

古滇人无声的史书

〔西南有古滇〕

　　说起云南，相信很多人都不陌生。可是提起古滇，却是鲜为人知。实际上，古滇统治的区域就是现在云南的滇池地区，它的东面是历史上因"自大"而出名的夜郎，北面是邛（qióng）都，西面的洱海区域是昆明。

　　历史上记载的有名有姓的第一代滇王，是战国时期楚国的将军庄蹻（qiāo）。公元前298年，他受楚顷襄王之命南征，带领一支军队顺长江而上，夺取巴郡和黔中郡以西的地区。公元前286年，庄蹻平定滇池（今云南昆明一带）后，欲回楚国汇报情况，不巧赶上秦夺取了巴蜀地区，切断了他回国的后路。于是庄蹻就在滇

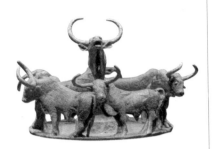

七牛虎耳贮贝器

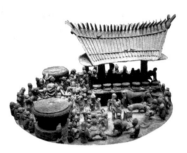

诅盟场面贮贝器

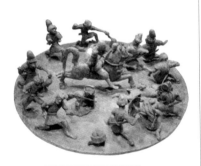

战争场面贮贝器

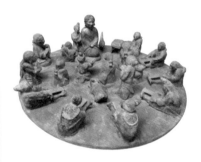

纺织场面贮贝器

地称王，易服从俗，融入当地生活的同时，将楚国先进文化和生产技术带入，加速了当地社会和经济发展。

公元前109年，汉武帝派兵征讨云南，滇王投降，请置吏入朝。大汉王朝就在此设置益州郡，赐"滇王之印"，允许滇王继续管理当地人民。随着汉朝郡县制进一步推广，东汉时滇人已完全同化。

青铜贮贝器

20世纪50年代，在云南晋宁石寨山、江川李家山等地，发现了古滇墓葬群。这里出土的大量青铜器，造型写实而生动，以形式各样的青铜贮贝器最为瞩目。

贮贝器就是现在的"存钱罐"，是古滇青铜器中的独有器物，是滇王和贵族用来盛放海贝和珍宝的宝箱。古滇本身没有文字，但见于后世的贮贝器盖上所铸的祭祀、农事、纺织、战争、盟誓等场面，凝固了当时的一幕幕社会场景，定格了重大历史事件的瞬间，成为后世探究古滇神秘历史的"无声史书"。

财富与权力的象征

在所有出土的贮贝器中，四牛鎏金骑士贮贝器是古滇财富与权力的象征。整器束腰圆桶形，带足，腰部两侧各饰一攀爬形虎耳。器盖上四牛绕柱，柱子之上一位骑马前望的鎏金骑士似在观察敌情。骑士结发于顶，短袖长袍，束带窄裤，腰佩一柄带鞘短剑。

古滇地区畜牧业比较发达。当时的家畜、家禽主要有牛、马、羊、猪、狗和鸡、鸭等品种，其中以牛的数量最多。因为牛在当地被奉为"五谷之神"，又代表着财富，因此人们在贮贝器器盖上也不吝自己对它的喜爱。

因为当时的古滇是一个奴隶制国家，所以人物中奴隶主与贵族的形象在滇国的青铜器上也很常见。在古滇，贵族出行男子骑马，女子乘肩舆（轿子），平民只能以步行为主。此器以众牛环绕一位鎏金佩剑骑士，显然在昭告世人：地位显赫的他是一位重要人物，不是奴隶主，就是贵族。

贮贝器

古滇特有的、用来贮存贝币的青铜器。目前云南各处出土的贮贝器约有百件，按照形状的不同，贮贝器大体分为两种：一种是桶状，腰部略细，底部有三足或四足；另一种是铜鼓形，中空。贮贝器的腰部常饰立体的动物，盖子上则装饰动物或人物立体雕像，极为生动而丰富的场景，真实地反映了当时的社会生活。

马王堆一号墓 T 形帛画

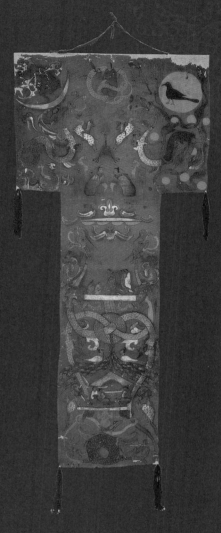

——羽化成仙的阶梯

时　　代　西汉
尺　　寸　长 205 厘米，上宽 92 厘米，下宽 47.7 厘米
属　　性　引魂幡
出 土 地　长沙马王堆一号汉墓
收 藏 地　湖南省博物馆
地　　位　国家一级文物，镇馆之宝，首批禁止出国（境）展览文物之一

1971 年 12 月，湖南长沙马王堆 366 医院挖筑防空洞现场，天气灰蒙蒙的，挖土机的轰鸣声正不紧不慢地响着。突然，一个洞穴内蹿出了一簇蛇状的蓝色火焰，灼伤了正想抽烟的院务处处长，引发了在场众人的惊恐和混乱。接到消息的工兵部队紧急出动，紧张地搜查过后，并未能找到预想中的未知炸弹。这丛神秘的火焰却越烧越旺，各种处理办法均不奏效，最后只能靠泥袋堵住孔洞，火焰才渐渐熄灭。一番折腾后，闹哄哄的工地冷清了下来，由于害怕，工人们集体罢工了。

消息传到湖南省博物馆专家耳中时，他却眼前一亮：按经验来说，这工地下面一定是个货真价实的古墓，而且没有被盗墓贼干扰过，保存完好！一个月后，一切准备就绪，马王堆一号汉墓正式发掘。当推土机小心翼翼地清理掉一部分封土后，隐藏了千年的墓口露了出来。随着考古队员对墓葬深处的推进，一个震惊世界的发现浮现在了世人面前……

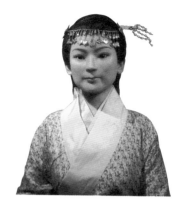

长沙国

公元前202年，汉高祖刘邦称帝建立西汉后，改秦朝郡县制为郡国制。衡山王吴芮封地长沙国，以临湘为都，成为吴氏长沙国第一任长沙王。吴氏王权共传5代，至汉文帝时因无嗣被撤除，前后共46年。汉景帝时又重置长沙国，庶子刘发为刘氏长沙国的第一任长沙王。刘氏长沙国共传7代8王，存146年。

吴氏长沙王在西汉初期拥有行政和官吏任免权，王位世代相袭。王以下，设丞相、御史大夫、尉及各县县令（长）等官职。刘氏长沙国时，诸侯国势力已经大为削弱，不但管理范围大幅缩水，封国内政务和官吏任免权也被收归中央，已经跟一个直辖郡相差无几了。

轪侯夫人辛追

　　辛追是长沙国临湘侯辛夷的女儿，长沙国丞相利苍的妻子。西汉时，诸侯国群臣之首的丞相，都是由中央政府委派，对诸侯王有着监督和监护之职责，同时也是汉廷与地方关系的纽带，可谓位高权重。利苍原是湖北荆州人，后因功而被封为轪（dài）侯。大约是在汉高祖九年或十年（公元前198年或公元前197年），利苍带着夫人辛追与刚满周岁的儿子利豨（xī）来到长沙国任职。

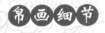

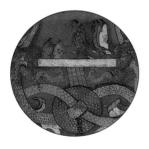

墓主西向升天

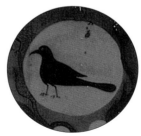

日中黑鸟

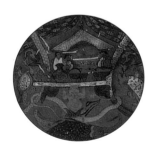

黄泉鲸鳌和力士

辛追与利苍之间的爱情故事，后人只能靠猜测去脑补，但这个在 50 岁生日那年、吃了很多最爱的甜瓜后与世长辞的软侯夫人，留给世人的不只是雕刻着精美花纹的铜镜、颜色艳丽的漆制化妆盒、种类繁多的首饰、绣着美丽图案的丝质衣服，还有一具世界上保存最好的湿尸及堪称最精美的引魂幡。

E 最精美的引魂幡

汉时人们笃信死后灵魂不灭，可入天界，所以盛行厚葬，希望生前的富贵和权势能够一直延续。因此在葬仪中用以表示招魂、导引后随葬的旌幡，着实都下了很多功夫。

辛追的 T 形引魂幡用单层的细绢作地，上宽下窄，顶部裹有一根竹竿，系以棕色丝带，以便张举悬挂。帛画所描绘的内容自上而下可分为天上、人间、地下三部分，天界内两龙守护的人首蛇身的神居中央，扶桑神树在其左，上栖 9 个太阳。右边是清冷月宫，蟾蜍口衔灵芝，嫦娥望月而升。神的脚下守天门之人拱手相对。

人间是墓主人升天图。彩帛帐幔分飘，朱雀瑞兽相伴下辛追拄杖而立，两男跪迎，三婢相送。下端玉璧垂磬，列鼎而食，奢华一如往昔。

地下描绘的则是神话传说中的阴间。古代传说"天圆地方"，大地是由鲸鳌驮着力士托住，浮在茫茫无际的大海之上。赤裸的力士托起象征大地的平板，脚踏双鱼，胯下赤蛇与青白二龙相绕，灵龟衔芝，背驮猫头鹰。

整个帛画想象瑰丽，画面和谐自然，色彩浓烈，写实与装饰工巧相结合，是中国现存最古老、保存最完整、艺术性最强的汉代彩绘帛画。

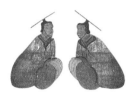

帛画

帛画是中国古画种之一，指中国传统绢本画以前的以白色丝帛为材料的绘画。约兴起于战国时期，至西汉发展到高峰。以朱砂、石青、石绿等矿物颜料，运用工笔重彩的技法绘制，描绘人物、走兽、飞鸟及神灵、异兽等形象，色彩丰富鲜艳，线描规整劲利。

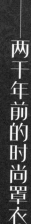

素纱禅衣
——两千年前的时尚罩衣

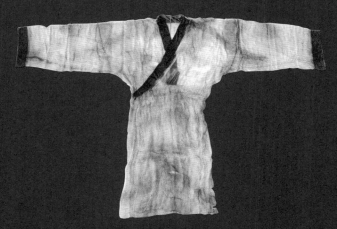

时　　代　西汉
尺　　寸　衣长 128 厘米，通袖长 190 厘米，袖口宽 29 厘米，腰宽 48
　　　　　厘米，下摆宽 49 厘米
重　　量　49 克
属　　性　罩衣
出 土 地　湖南长沙马王堆一号汉墓
收 藏 地　湖南省博物馆
地　　位　国家一级文物，镇馆之宝，首批禁止出国（境）展览文物之一

1983 年 10 月的一天，湖南省博物馆解说员国红刚如往常一样准点打开陈列厅的大门，眼前的一幕让她发蒙：国家特拨专款、省馆专馆陈列的马王堆汉墓出土的 38 件文物全不见了，仅留一地碎玻璃。她跌跌撞撞地跑出去报了警，很快一个由省市领导牵头的专案组成立。

现场勘察、群众走访、刑侦分析、嫌疑人排除……正当所有人都忙得团团转也没线索时，丢失的文物却自己"跑"回来了。在省馆和烈士公园交界的围墙下，一个无名包裹里装了 15 件被盗漆器；几天后，邮局柜台上又莫名出现一个寄往湖南省博物馆的包裹，里面有 13 件失窃文物，那件闻名世界的素纱禅（dān）衣也在其中。

然而，这原本并不是唯一的一件素纱禅衣，还有一件 48 克的禅衣在这件大案的罪犯——17 岁的许反帝追求畸形刺激的路上，被溺子无底线的母亲帮他销赃而冲进了下水道，再也没有找回来……

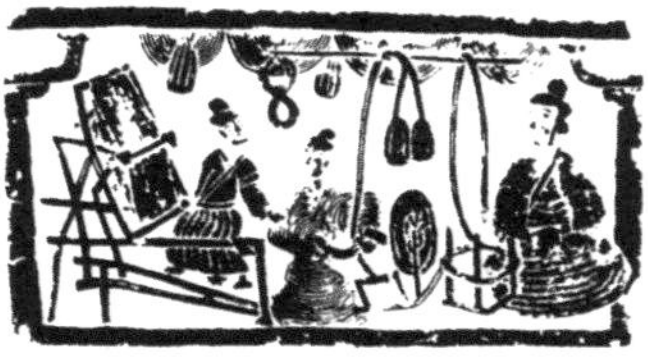

素纱禅衣——

两千年前的时尚罩衣

ⴺ 贵 夫 人 的 独 特 装 扮

利苍到长沙国上任后不久，就遇到邻国淮南王英布叛变一事。英布是第一任长沙王吴芮的女婿、第二任长沙王吴臣的姐夫，利苍就劝说吴臣诱杀英布。事成之后，利苍和吴臣之子吴浅均被封侯。利苍成为第一代轪侯，他的儿子利豨为第二代轪侯。利苍于高后三年（前185年）去世时，夫人辛追还未满30岁。

依据汉墓所出土的陪葬品，后人估计轪侯家的资产在一亿钱以上。这种巨富之家，就在西汉初期也数不出几个来，辛追过的奢华生活可想而知。

西汉时，衣服早已不是用来御寒与遮羞的物品，而是修饰容颜、衬托身份的工具。爱美，是人的天性，更何况是有条件随心所欲装扮自己的贵夫人辛追。为了更加突出自己的美丽与高贵，这位聪慧的女人发明了衣服叠穿法，就是将一件轻薄的纱衣罩在华美和尊贵的锦服外面，既增加了服装的层次感，又衬托出自己与众不同的柔美飘逸。

E 追不上的经典

　　辛追的这件罩衣交领、右衽、直裾，因无颜色和衬里，出土遣册（古时记录随葬物的清单）称其为"素纱

同墓出土同馆所藏

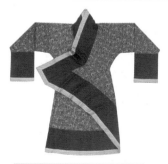

罗地信期绣曲裾重缘袍

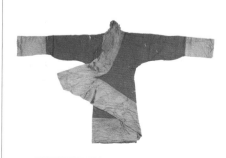

朱红菱纹罗曲裾式丝绵袍

禅衣"。素纱，一般指未经染色的纱织物。如果除去袖口和领口的重量，禅衣只有 25 克左右，折叠后甚至可以放入火柴盒，可谓"薄如蝉翼""轻若烟雾"。

禅衣由蚕丝织造，丝缕极细，堪称古代版的"透视装"，它自出土之后便震惊了全国。为了更好地对它进行研究，当时有一些专家想通过现代技术复制同物，然而 13 年后，才复制出一件，重量还比原件多出 0.5 克，足见西汉初期的养蚕、缫丝、织造工艺之高。

▨ 汉服款式 ▨

汉服源自黄帝制冕服，定型于周朝，在汉朝时形成体系，是汉民族的传统服饰，以交领、右衽为主要特点。系带，宽衣大袖，有礼服、常服和特种服饰之分。从形制上来讲，分为三大类：上下连裳式深衣，有直裾（前后衣襟方形平直）、曲裾（衣襟斜绕）之分，此外还有袍、直裰、裙子、长衫，为日常生活所穿；上下分开的深衣，是君主、百官出席隆重仪式的礼服，主要指冕服和玄端（玄色礼服）；襦裙，属常服，有齐胸、齐腰和对襟之分。

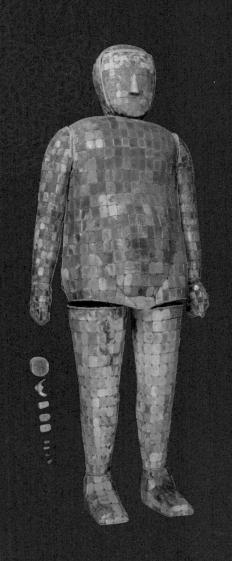

金缕玉衣

——皇恩浩荡的奢华安抚

时　　代　西汉
尺　　寸　全长 1.88 米，玉片 2498 片，金丝重 1100 克
属　　性　殓服
出 土 地　河北省满城陵山一号汉墓
收 藏 地　河北博物院
地　　位　国家一级文物，镇馆之宝，首批禁止出国（境）展览文物之一

公元前 138 年，刚刚入秋的中山国迎来了一道圣旨，宣中山王刘胜与代王刘登、长沙王刘发、济川王刘明一起进京朝见天子汉武帝。对于这位心智和手腕都胜于常人的异母弟弟，刘胜心里明白，要想安稳地保住后世子孙的荣华富贵，唯有坚守帝王家的底线——安于即得。只是"七国之乱"阴影仍在，大臣们对于诸侯王的百般挑剔，让这些皇室贵胄动辄得咎，实在是难受。

兄弟们见面，汉武帝自然设家宴盛情款待。觥筹乐舞中，刘胜忽然悲从中来，泣不成声，让汉武帝大为惊讶。借着酒劲，刘胜把这些年官吏肆意欺凌诸侯王的事都说了出来，感慨兄弟们虽为皇亲，却被群臣视为异类，消息不通，手脚不展，还不敢抱怨，实在是过于苦闷和忧伤。

汉武帝听完，笑着劝慰说："这有何难，哥哥不必为这事伤心。你等且放宽心，咱大汉朝的心胸还是有的。"于是，在刘胜跟兄弟们还没离开长安时，优待诸侯、废止检举文书的诏书就已经传递下去了。

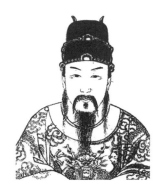

皇恩浩荡的奢华安抚

金缕玉衣——

▣ 皇权之寒

　　历史上的中山国最早由战国时中山武公所建，国土嵌在燕赵之间，夹缝中艰难求生存，虽在赵武灵王时辉煌一时，但终究在公元前296年为赵所灭。公元前154年，年仅11岁的刘胜被父亲汉景帝封为中山王，辖常山郡北部诸县，同年"七王之乱"爆发。这个少年目睹了一场成人世界里的混乱和血腥，皇权与亲情的狰狞让他刻骨齿寒，在无数个寒夜里惊起。

　　据史料记载，长大后的刘胜只追求三件事：喝酒、听歌、爱美人。他曾说"王者当日听音乐，御声色"，也就是说作为一个诸侯王，不需要勤奋好学，也不需要试图建功立业，只要听听音乐、喝喝酒、亲近亲近美人就够了。为此，他没少受自己同母兄赵王刘彭祖的指责。

中山靖王

刘胜（公元前165年—前113年），汉景帝刘启的第八个儿子，汉武帝刘彻的异母兄。其母贾夫人生了两个儿子，即他和哥哥刘彭祖（初为广川王，后为赵王）。

刘胜的中山国东接涿郡，西邻常山郡，南连巨鹿郡，北至代郡，治所在卢奴县（今河北定州），在西汉初的封国之中，面积和人口数都算靠前的。

年少时的刘胜并不像成年后表现得那样，只会吃喝玩乐。他才思敏捷，文学修养甚高，口才很好，也擅长表达，这点从他面见汉武帝时借机控诉诸侯王被官吏欺压之事，就可见一斑。

当时在宴会上，他是这样表达的："臣听说悲伤的人听不得抽噎的声音，忧愁的人听不得叹息的声音。所以高渐离在易水之上击筑时，荆轲低头而不食；雍门子周鼓琴，孟尝君为之悲伤。现在臣心中积压许多忧伤，每当听到幽妙的音乐时，就会不知不觉地涕泪横流。

"众人一起吹气就能让山移动，群集而飞的蚊子声就像雷鸣，人们结伴就可以抓住凶猛的老虎，十个男子同时发力就可以弄弯铁椎。所以周文王被拘禁羑（yǒu）里，孔子被围在陈、蔡，这就是众人成风、累积生害的结果。臣远离京师，没有亲人和朋友能替我说话，众口一词，可以置人于死地。轻微物件装载多了也可使车轴折断，鸟羽丰满就可以飞翔，但惊飞后又遇罗网，就难免让人潸然流涕。

"臣听说白天的日光可透阴，夜晚的明月可见蚊虫。但如果云气密布，白昼也昏暗；尘埃散布，泰山也难见。为什么？因为有东西遮蔽。如今臣远离京师，消息阻塞，而谗言之徒蜂拥而生，我也无法听到什么，臣只能为自己不能辩解而暗暗伤心。

"臣听说土地庙里的老鼠不能用水灌，房屋里的老鼠不能用烟熏。正是因为老鼠托身的地方不同的原因啊。臣虽轻微，但有幸得到皇上重用；地位虽卑下，但也受封为东方藩臣。就血缘而言，我是皇上的兄长。现在的朝廷群臣，与皇上之间既没有血缘亲情，又没有承担国家重任，却结党营私，任意私议，打击和排斥宗室皇亲，离间我们骨肉亲情，臣私下为此很悲伤。这就是伯奇流离失所、比干身首分离的原因。《诗经》上说'我心忧伤，犹如春杵不停捣；和衣而卧长叹息，忧伤更易催人老；心里苦闷说不完，刺痛头脑难安眠'，这说的就是我啊。"

E 最高规格的殓服

获得安乐的刘胜远离了权力，得以53岁善终，除去女儿，儿子多达120余人。他死后葬于今河北满城县陵山上，谥号为靖，史称中山靖王。

因为他的安分守己，汉武帝特批：允许他与发妻窦绾各以一套象征帝王贵族身份的金缕玉衣陪葬。要知道，这种殓服可不是谁都能有的，这可是皇帝死后才能

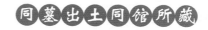

同墓出土同馆所藏

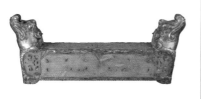

鎏金镶玉铜枕

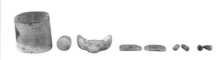

玉九窍塞

享受的待遇，诸侯王、公主级别使用银缕玉衣，大贵人、长公主只能使用铜缕玉衣。

刘胜身上的那件完整玉衣，由头罩、上身、袖子、手套、裤筒和鞋 6 个部分组成，共用玉片 2498 片，由 1100 克金丝编缀而成。头部脸上盖有眼、鼻和嘴形象，内有玉眼盖、鼻塞；上衣由前后片、左右袖筒组成；下裤除左右裤筒外，还配有生殖器罩盒和肛门塞。玉片形状不一，有长方形、正方形、梯形、三角形、四边形、多边形等，各角穿孔，边缘以红色织物锁边，裤筒处裹以铁条锁边，做工十分精细。

金缕玉衣

玉衣也称"玉匣""玉柙"，是汉代皇帝和高级贵族死后穿的殓服，由金丝编缀玉片而成，外观与人体形状相同。其起源可以追溯到东周时的"缀玉面幕""缀玉衣服"，到三国时曹丕下诏禁用玉衣，共流行了四百年。除了金缕玉衣，还有用银丝编缀的"银缕玉衣"，用铜丝编缀的"铜缕玉衣"和用非金属织丝编缀的"丝缕玉衣"。

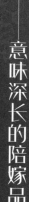

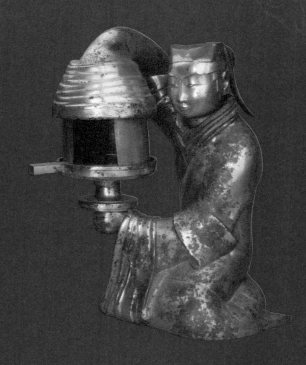

长信宫灯

——意味深长的陪嫁品

时 代	西汉
尺 寸	通高 48 厘米，宫女高 44.5 厘米，重 15.85 千克
属 性	照明灯具
出 土 地	河北满城汉墓
收 藏 地	河北博物院
地 位	国家一级文物，镇馆之宝，首批禁止出国（境）展览文物之一

1968 年，在距河北满城县城西一千多米的小村子里竟然真的发现了大墓，消息让村里的老人们惊喜异常。在一代代的口口相传中，他们只知道自己祖祖辈辈都是为王侯守墓，"守陵村"的村名也是这么来的，但具体为谁守，墓地又在哪里，在漫长岁月的变迁中，已经没有人能说得清了。

这个因国防施工而意外发现的大墓，在郭沫若等专家到来之后，很快就有了结论：这是西汉的中山靖王刘胜墓。而且依据汉代王与王后同墓地不同穴的制度，刘胜妻子窦绾的墓也在附近被发现。

由此，中国保存最完整、规模最大的山洞宫殿——满城汉墓横空出世。在满城汉墓出土的一万余件文物中，高品级的文物就多达 4000 余件。举世闻名的"金缕玉衣""长信宫灯""错金博山炉""朱雀衔环杯"均出土于此，它们曾代表中国出访世界 30 多个国家和地区并展出，所到之处皆获得一片赞誉……

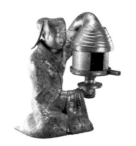

意味深长的陪嫁品

E 独特的陪嫁品

精美独特的长信宫灯原本属阳信夷侯刘揭所有，因刘揭之子刘中意参与"七国之乱"，导致阳信封国被除，家财被充公。凭借造型和工艺别致，长信宫灯入宫后被送往汉景帝生母窦太后处。

中山王刘胜到了大婚年龄时，窦太后把自己喜欢的族女窦绾许给他为王妃，长信宫灯作为窦太后送出的女方陪嫁品一同进入王府。也许，窦太后选择此宫灯作为陪嫁自有其深层含义：在"七国之乱"阴霾尚未消散干净的时候，大权在握的太后自是希望自己喜欢的窦绾能成为刘胜的贤王妃，辅助中山王安分守己地享受既得的荣华富贵，为后世子孙积福。

强势太后

公元前 135 年，天现彗星，大汉王朝的"太皇太后五月崩"，与汉文帝合葬霸陵，遗诏将自己宫中所有财物都赐予唯一在世的女儿——馆陶长公主刘嫖。

这位自吕后以来在大汉王朝上留下深刻印记的女子，名叫窦漪房，因家世清白以清河郡良家子身份入宫伺候吕后。阴差阳错中，她被赏赐给代王刘恒，并育了

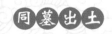

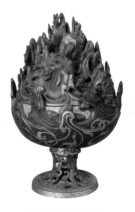

错金博山炉

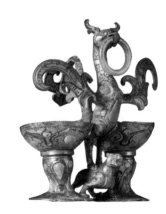

铜朱雀衔环杯

一女二男。吕后去世后，代王刘恒回京即位，是为汉文帝，窦漪房被立为皇后（后因病失明），长子刘启为太子（后汉景帝），次子刘武封王，女儿刘嫖封长公主，食邑馆陶。

汉文帝去世后，窦漪房成为皇太后。她权倾朝野，宠次子刘武，几欲让汉景帝传位于弟弟。她喜欢黄老之术，要求汉景帝和窦家子弟都读黄帝和老子的著作。汉景帝死后，儿子汉武帝刘彻即位，窦漪房又成了太皇太后。她不喜欢汉武帝崇尚儒家学说，就把支持汉武帝新政的官员们下狱的下狱，免职的免职。年轻的汉武帝慑于窦太后的势力，隐忍不发，表面上重用忠于窦太后的大臣，暗地里发展自己的人脉。

终于，在汉武帝 21 岁这年，把持朝政多年的窦太后去世了。从此，大汉王朝在雄心勃勃的汉武帝领导下，开创了一个强盛、繁荣的局面。

E "中华第一灯"

陪嫁品长信宫灯，青铜制，表面镀金，是由头部、身躯、右臂、灯座、灯盘和灯罩六部分分铸而组装成的。踞坐宫女身体中空，一手托座，一手提罩，神态宁静，

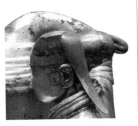

发髻

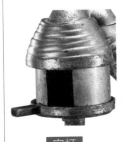

宫灯

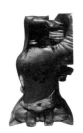

跽坐

面容安详。右臂宽大的袖管自然垂落为顶，与灯的烟道相通，蜡烛点燃后，烟在"虹吸原理"下会顺着袖管进入事先注满水的体内沉积，不会大量飘散到周围环境中，有效保持了室内清洁。嵌于灯盘铜槽之中、可左右开合的灯罩，能任意调节灯光的照射方向、亮度和强弱。

铜灯上共刻有"阳信家""长信尚浴"等铭文9处，共65字，为后人研究它的流向提供了依据。

⑤ 满城汉墓

满城汉墓位于河北省保定市满城区陵山主峰东坡，山形如椅，内建西汉中山靖王刘胜及其妻窦绾的陵墓。墓结构仿照夫妻两人生前所住宫殿而建，主要由墓道、车马房、库房、南北耳房和前后堂组成。为防止进水，墓内还有完善的排水系统。

满城汉墓凿山而成，墓室中还修建了木结构瓦房和石板房，是中国目前保存最完整、规模最大的山洞宫殿。里面规模庞大，陪葬品奢华丰富，出土的1万多件文物中，仅金银器、玉石器、铜器、铁器等精品便有4000多件，夫妻两人身上套的金缕玉衣，更是异常珍贵。

除此之外，刘胜夫妇还给世人带来了很多个惊喜：4枚金针、5枚银针、"医工盆"，以及小型银漏斗、铜药匙、药量、铜质外科手术刀等成为迄今发掘出土的质地最好、时代最早、保存最完整的医疗器具；计时器铜漏壶是迄今出土的年代最早的一个古天文学器物；一件玻璃盘和两件耳杯是迄今考古发现最早的国产玻璃容器……

青铜灯

中国古代青铜材质的照明工具之一，以盛油或插烛的盘为主，中有柱，下有底，盛行于战国至汉晋。青铜灯造型繁多，有人、鸟、兽和树形等，复杂的灯还设有可以开合的门，用以调节气流和照明度，如著名的长信宫灯。

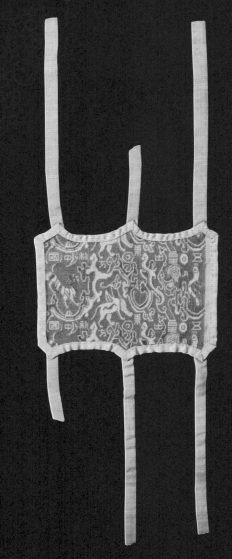

「五星出东方利中国」护膊

——被唤醒的丝路见证

时　　代　西汉
尺　　寸　长 18.5 厘米，宽 12.5 厘米
属　　性　护膊
出 土 地　新疆和田地区民丰县尼雅遗址
收 藏 地　新疆维吾尔自治区博物馆
地　　位　国家一级文物，镇馆之宝，首批禁止出国（境）展览文物之一

公元前 138 年，汉武帝派张骞出使西域，中国史籍中第一次有了西域 36 国的记载。当时在这片沙漠内的绿洲和周边地区存在很多繁华的城邦，位于尼雅河畔的"精绝古国"就是其中之一。

两千多年前的"精绝古国"以农业为主，因为是丝绸之路的必经之地，商贾云集，繁华富庶。然而几百年后，当大唐玄奘西行取经东归时，却发现传说中的"精绝古国"和尼雅河凭空消失，只留下一个"芦草荒茂"的尼壤城，这是"精绝古国"在世人眼中最后的样子。

1995 年，尼雅 I 号墓地现世，这个当年名列"全国十大考古发现"的项目让"精绝古国"再次走进了人们的视线。从这里出土的一件华丽织锦上，清晰地传递了古人对中国的一个神秘预言：当岁星、荧惑、镇星、太白和辰星这五星同时出现在天空之中，中华必将腾飞……这件汉代古帛由此被誉为"20 世纪中国考古学最伟大的发现之一"。

被唤醒的丝路见证

『五星出东方利中国』护膊——

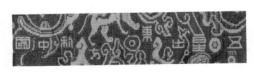

E "精绝古国"

据《汉书·西域传》的记载，"精绝古国"位于昆仑山下，塔克拉玛干大沙漠南缘，全国480户，人口3360人，其中能战之人500位。全国长官除国王外，还设有精绝都尉、左右将军、译长各一人。

别看国家小，但因地处丝绸之路上的咽喉要地，迎接着丝绸之路上南来北往的客商，国家倒也富庶繁华。在这里，只要价格合适，西亚的玻璃器，希腊风格的艺术品，印度的棉制品，中原地带的漆器、铜器、纸和丝质品等都可以买到。东汉后期，"精绝古国"成为日益强大的"鄯善古国"（即闻名于世的楼兰）的一个州；唐朝时"精绝古国"的都城称尼壤城，却已衰败不堪；清时称之为尼雅城。

"精绝古国"（现称尼雅遗址）如今是一片静寂的世界，流沙中只有摇摇欲坠的古屋和佛塔，以及那黄沙中时隐时现的木棺和白骨，提醒着人们这里曾经的过往。直到神秘的国宝级文物——"五星出东方利中国"出土，它才被从历史的长河中唤醒。

五星出东方利中国

古人信奉"天人感应"，因此星占是中国古代天文学观测的主要内容之一，历朝历代都设有专门的机构负责天文观测，来预测战争胜负、王位安危、年成丰歉、水旱灾害等重大事件。

古人把天上星辰分为三垣二十八宿，与地上的九州和郡国相对应，被称为"分野"，目的就是用天象变化来预测人间祸福。在中国古代星占术中，五星指水星（辰星）、金星（太白）、火星（荧惑）、木星（岁星）和土星（镇星）；"中国"则指黄河中下游的京畿地区及

41

中原。当肉眼可见的五颗星同时出现于东方天空，形成"五星连珠"或"五星聚会"现象时，则"中国"诸事皆利，尤其是在军事方面。

三星聚，可"改立王公"；四星聚，国内会大乱；五星聚的天象极为罕见，因此在古代星占学上具有非比寻常的意义。《史记·天官书》中记载："五星分天之中，积于东方，中国利。积于西方，外国用兵者利。五星皆从辰星而聚于一舍，其所舍之国可以法致天下。"

E 讨伐南羌的吉兆

公元前 61 年，汉宣帝派年逾 70 的老将赵充国平

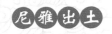

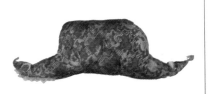

"延年益寿大宜子孙"锦鸡鸣枕
（新疆维吾尔自治区博物馆藏）

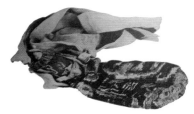

"元和元年"锦囊
（新疆和田博物馆藏）

定南羌。为鼓舞士气和催促进军，他亲自赐书："今五星出东方，中国大利，蛮夷大败。"从尼雅I号墓中出土的这件汉代蜀地织锦护膊，就很可能见证了这次中原王朝为维护西域安定的军事行动。

该织锦呈圆角长方形，方寸不大却内涵丰富：红、黄、蓝、白、绿五色经线呼应阴阳五行，凤凰、鸾鸟、麒麟、白虎、芝草瑞兽齐现，祥云伴五星出没。"五星出东方利中国"8字镶嵌其中，和谐聚汇，祥瑞太平。

汉军胜利后，这件随军出征的护膊被当时的"精绝古国"国王收藏。他生前相当珍视它，死后亦把它当作自己的灵魂守护之物带入坟墓。

尼雅遗址

位于中国新疆的民丰县北约150千米处的沙漠中，是汉晋时期精绝国的故址。内有散落房屋居址、佛塔、寺院、城址、冶铸、陶窑、墓葬、果园、水渠、涝坝等各种遗迹约百余处，其中还发现了大量佉（qū）卢文木牍及羊皮文献，是新疆古文化遗址中规模最大、保存状况良好、极具学术研究价值的大型遗址之一。

汉委奴国王金印

——中日交流的见证

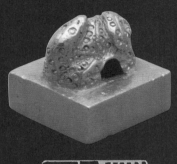

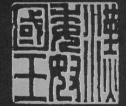

时　　代　东汉
尺　　寸　边长 2.3 厘米，印台高约 0.9 厘米，通体高约 2.2 厘米
属　　性　王印
出　土　地　日本福冈市志贺岛
收　藏　地　日本福冈市博物馆
地　　位　日本一级国宝

对于公元 1 世纪的世界来说，罗马帝国和帕提亚帝国风头依然强劲，两国之间虽然明面上和风习习，但暗地里的较劲从未停止过。

中亚地区，大月氏翕侯部统一五部，创立了贵霜帝国，并很快达到鼎盛，疆域从今日的塔吉克斯坦绵延至里海、阿富汗及印度河流域。

在东亚，中国大汉王朝由刘秀续写。与西亚的贸易关系随着丝绸之路的深入而更加频繁；正处于弥生时代的日本列岛各国，与中国和朝鲜半岛交往频繁；朝鲜半岛上这时有许多部落和政权并存，局面一直维持到中国三国两晋时代。

这一世纪，由西向东，罗马帝国、安息帝国、贵霜帝国和大汉帝国一起，连成了一条从苏格兰高地到中国海、横贯欧亚大陆的文明地带，从而使各帝国在一定程度上能相互影响。

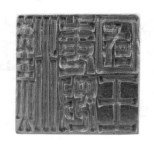

中日交流的见证

汉委奴国王金印——

见证

倭 国 与 金 印

　　倭国，是中国对日本的旧称。1世纪前后的日本列岛散落着大大小小数百个小国家，据《汉书·地理志》中记载："乐浪海中有倭人，分为百余国，以岁时来献。"公元57年，位于九州岛的一个国王遣使入洛阳朝贡，汉光武帝为嘉许其远来恭敬之情，特赐金印一枚；三国时，魏明帝曹睿曾封九州岛东北部的邪马台女王卑弥呼为"亲魏倭王"，并颁赐紫绶金印一枚及礼物若干；公元5世纪时，大和国统一了日本列岛各国，7世纪后半叶天皇将国名正式改为日本，意思为"太阳升起的地方"。

1784年，日本福冈市志贺岛上的一个农民在拓宽水路时，偶然从一块大石下面发现了一颗刻有"汉委奴国王"的金印。正研究中国古典文学的儒学家龟井得知后，出百两黄金购买未能如愿，金印最终被当地的领主黑田获得。数百年后，金印被捐献给了日本福冈市博物馆。1954年日本将此印定为"一级国宝"，出土金印的志贺岛为此还建了一座金印公园。

质疑之声

金印为纯金铸成，印体方形，蛇钮，阴刻篆体字"汉

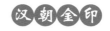

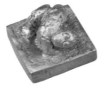

滇王之印
（中国国家博物馆藏）

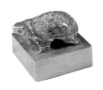

广陵王玺金印
（南京博物院藏）

委奴国王"。按古时"五行始终说"历史观，汉朝属于火德，所以金印上铭刻的"汉"字右下角有个"火"字。

自金印现世以来，围绕它的争议也不断，很多日本的中国史专家都认为它是伪造的。1956年，中国云南晋宁县石寨的滇王墓中出土了一枚汉"滇王之印"，1981年在扬州邗江区又发现了一枚汉"广陵王玺"，让这种怀疑之声逐渐变弱。中日两国出土的这三枚金印在质地、字体、印钮和尺寸大小上，均符合汉制且极为相似，进一步证实了两国交往的渊源关系。

印玺

中国传统文化代表之一，又称印章，古人封发物件时，把印盖于封泥之上，以作信验。有官印和私印之分，春秋时已出现，战国时普遍。最初用于商业交流货物时的凭证，秦汉后多称帝王之印为玺。材制有金、银、铜和玉石，印钮多为动物形状。

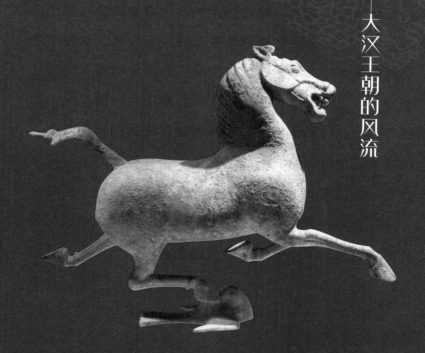

铜奔马

——大汉王朝的风流

时　　代　东汉晚期
尺　　寸　高 34.5 厘米，长 45 厘米，宽 13 厘米
重　　量　7.3 千克
属　　性　相马模型 / 明器
出　土　地　甘肃省武威市雷台汉墓
收　藏　地　甘肃省博物馆
地　　位　国家一级文物，镇馆之宝，首批禁止出国（境）展览文物之一

1969 年，鉴于国际环境的变化，中国进入了全民备战的紧张气氛。9 月 10 日，甘肃武威县新鲜人民公社新鲜大队第 13 生产队的村民们正在雷台热火朝天地挖着防空洞。一个村民挥舞着镢头猛地刨了下去，只听"咔嚓"一声，大家立即意识到挖到了什么东西，于是都停止挖掘，围了上来。一人将浮土层刨开后，露出了一块砖头，然后是一排墙体。

嚯，大发现哪！众人七手八脚将墙体拆开，借着手电筒的微光，小心翼翼地进入古墓，通道内黑乎乎的，砖缝中伸出的大柳树根经风一吹，像长了很多手脚的妖怪阴森森地渐渐逼近。突然，不知是谁惊恐地大喊了一声，吓得村民们纷纷往外逃，只剩下个别胆大的村民相互鼓励深入墓内——竟然惊喜地发现了大量的"老东西"。他们用麻袋将这些文物统统装起来，还列了清单。

后来这批文物被存入甘肃省博物馆，直到郭沫若前来第一眼就发现了它……

铜奔马——

大汉王朝的风流

E 河西四郡

中国内地通往西域的要道——西北首府所在地"河西走廊",素有"通一线于广漠,控五郡之咽喉"之称,因其天然富足和战略意义而被历代兵家所重视。春秋至汉,这里先后被西戎、月氏、匈奴等少数民族所据,汉时在此设郡驻兵,经略此地,设立了历史上有名的河西四郡:酒泉郡、武威郡、张掖郡和敦煌郡。

夏禹时封少子于雍州西戎;西周时,戎、狄两族居住于此;东周时月氏驱逐乌孙而独居河西;秦时,匈奴强大,赶走月氏后,匈奴右贤王占据河西,休屠王和浑邪王分辖黑河东和黑河西。

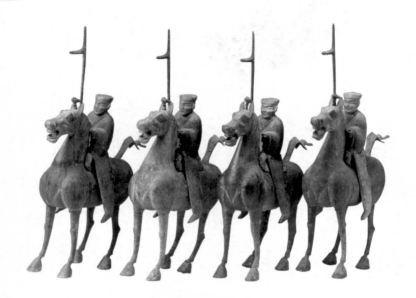

持戟武士仪仗俑

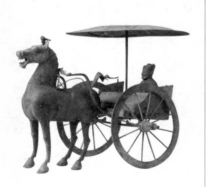

铜轺车

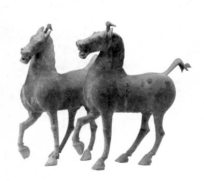

铜马俑

西汉时，骠骑将军霍去病击败匈奴，休屠王和浑邪王归汉，置河西四郡：黄河以西的酒泉郡设立最早，因"城下有金泉，其水若酒"而名；河西走廊东端的武威郡，原为休屠王领地，为显示霍去病的武功军威而命；河西走廊中段、以"张国臂掖，以通西域"而得名张掖郡；原为浑邪王领地、河西走廊最西端的敦煌郡是随后从酒泉和武威两郡中分出而设。

E 地下仪仗队

公元 36 年，盘踞河西的窦融归汉，东汉王朝接管河西，中原移民和一些减刑后的罪犯进入张掖、武威、酒泉等地，带动了这一带经济的兴盛。

东汉中期以后，羌人起义不断，为平定羌人起义，汉王朝在河西地区大规模用兵。当时镇守张掖的最高长官姓张，死于一场惨烈的战役。幸存的手下最后只在战场上寻到了他的一条腿，后把他跟他的妻子一同安葬于威武雷台。

由于张将军生前非常喜欢马，人们就铸造了 99 件栩栩如生的铜车马陪葬。浩浩荡荡的群马飞腾里，人俑与车队相得益彰，一幅将军出巡图呼之欲出。在雄伟的车马仪仗队最前列，一匹急速飞驰的骏马遥遥领先，速度之快甚至踏过了一只飞燕而不觉。

骑兵"伴侣"

作为抗击匈奴的社会效应，两汉成为中国骑兵发展的黄金时期，轻骑无甲，配弩和战马；重骑着甲，配矛、刀等近战武器和高头大马。而骑兵最亲密的伴侣——马匹自然成为汉王朝最为重视的资源。

马匹成为国家战略资源后，影响了汉代政治和民族关系的走向。西汉时张骞通西域的一个重要原因就是替汉武帝寻求西域的宝马。而且，为了更好地服务于战争对大量马匹的需求，汉朝还专门确立了官马制度，除官方马政务，还用免徭役的办法鼓励民间养马，尤以河西走廊的养马业更兴盛。至今由霍去病亲建、位于张掖山丹的军马场依旧是世界上最大、最古老的军马养殖基地。

马踏飞燕

出土于武威雷台的铜奔马昂首嘶鸣，矫健强壮，三足腾空，一足超掠飞燕。飞燕的吃惊回望，更增强了奔马疾速前行的动势。按良马式的标准，铜奔马集中了河西马、大宛马、蒙古马等马种的优点，体现了河西走马的典型对侧步，突显了凉州骏马凌空万里的不凡气质。

在尚马习俗的汉代，马就是财富的象征，斗志昂扬的骏马更是汉朝人勇武豪迈气概的反映。因此，别具一格的铜奔马，在1983年10月被国家旅游局确定为"中国旅游标志"。

马政

中国历代政府对官用马匹的牧养、训练、使用和采购等管理制度的总称。萌芽于商，春秋时为统治者所重。秦时骑兵的天下闻名与历代秦王重视马政密切相关。西汉建立了一整套马匹牧养和管理的严格制度。唐时马政建设规模更是空前，大量优质马匹被引入中原，改良了中国西北地区的马种。清朝中后期，随着国力的衰落，马政逐渐荒废。

漆木屐

——千年前的『人字拖』

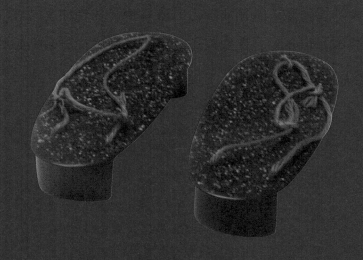

时　　代　三国（孙吴，复原图）
尺　　寸　长 20.5 厘米，宽 9.6 厘米，厚 0.9 厘米
属　　性　鞋子
出 土 地　安徽省马鞍山市朱然墓
收 藏 地　马鞍山市博物馆
地　　位　国家一级文物，首批禁止出国（境）展览文物之一，20 世纪
　　　　　80 年代中国考古十大发现之一

当时间进入3世纪后，东西方世界不约而同地进入帝国解体的动乱时代。

东亚，中国东汉末年的乱世为纷出的英雄提供了耀眼的舞台，导致了魏、蜀、吴三国鼎立；罗马帝国则在塞维鲁王朝不太成功的统治结束之后，彻底结束了盛世时代，其间还出现了所谓的"三十僭主"同时在位的混乱局面；安息帝国被来自波斯的萨珊家族推翻，虚弱的贵霜帝国已经失去了对其疆域的控制，面临境内分崩离析的局面。

这一时期，世界范围内的游牧民族迁徙在很大程度上改变了中西方主要国家的社会构成和国际环境，为未来两个世纪的大变革埋下了种子。

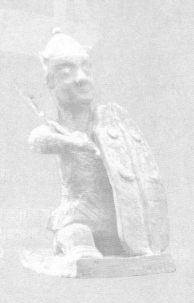

千年前的『人字拖』

漆木屐——

名将朱然

朱然（182年—249年），原名施然，三国时吴安国将军朱治的外甥。《三国志》评其："终日钦钦，常在战场；临急胆定，尤过绝人。" 朱然年少时同孙权一起读书学习，友情深厚。孙权统领江东时，步入仕途的朱然凭其才能，战功累累，尤以江陵保卫战名震四方，被授予当阳侯。

公元220年，重臣吕蒙病死之前，在孙权面前力荐朱然镇守江陵。221年夷陵之战中，朱然与陆逊合力大破刘备，拜征北将军，封永安侯。223年，魏国派曹真、夏侯尚、张郃等将率领重兵攻打江陵。考虑到朱然手下能战的士兵只有5000人，孙权先后派遣了两拨军队前去支援，都没能成功。面对敌众我寡的局面，朱然毫无惧意，先是沉着坚守，后趁曹魏军队出现战术漏洞之际，果断出击，攻破敌军两个阵营。不仅如此，他还果断地扼杀了一起内部的反叛事件。6个月后，毫无寸功的曹魏军队只好退兵。

此役后，朱然"名震敌国"。依靠不凡的战功，朱然成为孙吴政权后期的顶梁柱。249年，当他因病去世时，孙权极度悲恸（tòng），穿素服志哀。

E 东吴大墓

朱然墓是1984年6月马鞍山市纺织厂进行基建时无意间发现的，虽然早年被盗，但考古人员仍从里面清理出了140余件精美文物，绝大部分都为漆木器。

土坑砖室结构的朱然墓，坐北朝南，阶梯式墓道，"人字纹"铺地砖，"四隅券进式"墓顶（即墓室四角各起四分之一圆弧，向中间部分合拢），是目前为止发掘的东吴墓葬中墓主身份最高、规模最大的一座。14

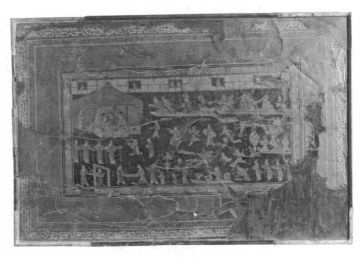

宫闱宴乐图漆案

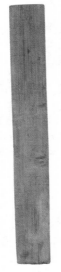

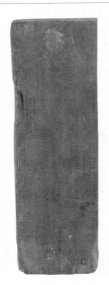

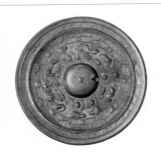

环绕式神兽镜

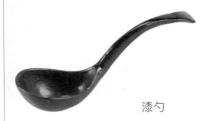

木刺　　　　　　木谒　　　　　　　　　　漆勺

件长条形木片"刺"和3枚长方形木板"谒"（类如现代名片）、60余件精美漆器、32件成熟青瓷、6000枚三国钱币……再现了三国时期南方的社会经济和生活。朱然墓发掘后在国内外，尤其是在日本产生了强烈反响，引起了中日文化历史渊源的探讨。

漆木屐的轰动

从朱然墓出土的漆木屐有1700多年之久，屐板和屐齿由一块木板刻凿而成。圆头屐板下有前后两个屐齿，三个系孔，彩绳早已腐朽不见。通体髹（xiū）黑红漆，上镶嵌有彩色小石粒，亦早已脱落。整体小巧精致，周身施以漆绘，应为朱然妻妾的随葬物品。

一直以来，木屐跟日本文化联系在一起，日本人把木屐称为"国粹"，甚至还曾上报过联合国申请物质文化遗产，然而却被联合国否决了。联合国认为木屐最早发源于中国，唐朝时由日本的遣唐使和留学生带回日本流传至今，这一定论引起了很多日本学者的非议。朱然墓中这双漆木屐的出现，不但平息了这场争论，还掀起了中日文化学者探索日本木屐文化和中国历史渊源的热潮。

木屐的历史

其实，木屐在中国属最古老的足衣。穿木屐，一是为了方便在雨天和泥上行走，二是为了防止脚部被带刺的杂草划伤。

我国新石器晚期遗址就曾出土木屐残片；春秋战国时，木屐就已被普遍使用；汉时，有些地方出嫁女子的嫁妆里必须有一双新的彩系带木屐；魏晋时，木屐流行，开始有男方女圆的区别。

宋时受妇女缠足和皮鞋流行的影响，木屐多用作雨鞋使用。明清之后，靴子普及，布鞋形式也多样，传统木屐慢慢淡出中国人的视线。

木屐

一种两齿木底鞋，因多用木料制成，故名。鞋面若为帛，称为帛屐；若为牛皮，则称作牛皮屐。通常由屐底、绳带和屐齿三部分构成。屐底由木头制成，上穿小孔用来穿绳带；屐齿前后各一个，高度为6~8厘米。据《庄子》记载，木屐是晋文公重耳为纪念功不言禄的介子推而创。

白玉杯

——崇尚简朴的曹魏光芒

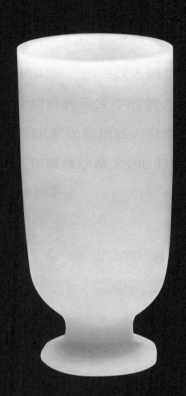

时　　代　三国（曹魏）

尺　　寸　高 11.5 厘米，口径 5.2 厘米，底径 4 厘米

属　　性　酒器

出 土 地　河南省洛阳市涧西区曹魏正始八年墓出土

收 藏 地　洛阳博物馆

地　　位　国家一级文物，镇馆之宝

1956年，洛阳矿山机器厂的兴建工地上热闹非凡，作为国家"一五"期间的重点工程之一，大家都憋着一股劲，力争早点完工投产。然而，谁也没想到，他们会与一座古墓不期而遇，拖慢了进程。

等考古队闻讯赶到时，发现古墓几乎早已被盗空了，考古人员只在一个丢在地上的铁帷帐架上找到了"正始八年"的铭文。"正始"是三国时曹魏齐王曹芳的年号，古墓的年代算是明晰了，但墓主人的身份却无法追寻了。

考古小组队员们惋惜地叹了口气：原本"寒酸"的魏墓与动辄千金的汉墓就没法比，如今又被盗窃一空，看样子是没什么大收获了。

就在大家准备着手深入墓穴，研究墓葬形制时，一个眼尖的人突然在角落里发现了一个圆泥坨，仔细清洗出来之后，大伙儿的眼睛都直了：发现宝了，好完美啊……

崇尚简朴的曹魏光芒

白玉杯——

极简之美

这件被意外发现的白玉杯，直口筒状，圆盘状矮足，虽已历经千年，但水洗后依然通体洁白温润，握之圆润流畅，虽没有任何纹饰，却给人一种古朴的优雅之感。杯子是用一整块新疆上等和田白玉雕琢而成，玉质莹润细腻，微微泛青，精湛的抛光手艺让杯子在光线下通透异常。

魏晋时期，社会动荡不安，在天灾和人祸面前，生命的脆弱和人生的无常让士人阶层开启了对人生意义和天地规律方面的高度探究，逐渐形成了崇尚自然、超然物外、随遇而安的"魏晋之风"。

"清水出芙蓉，天然去雕饰"，静置中的守拙抱朴，此玉杯完美地体现了魏晋的时代风格。

E 薄葬制度

秦汉时期，尤其是两汉，天下安定，国库充盈，厚葬之风盛行。史书记载"天下贡赋三分之，一供宗庙，一供宾客，一充山陵"。然而东汉末年的连年战乱，使得天下财力空虚，薄葬渐起。

曹操与曹丕父子俩力推"薄葬"，不但在日常生活

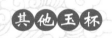

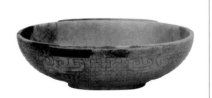

战国晚期·玉耳杯
（美国国立亚洲艺术博物馆藏）

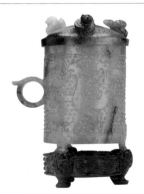

西汉·卮酒玉杯
（美国哈佛艺术博物馆藏）

中身体力行地带头节俭，并且要求自己死后也"居瘠薄之地"，且"不封不树""殓以时服，无藏金玉珍宝"。之所以这么做，一是因为东汉末年以来的战乱让社会经济元气大伤，二是厚葬更容易引来盗墓者的光顾。

自此，丧葬用玉制度基本结束，玉衣殓服消失，墓内陪葬明器减少，金银珠宝少见，就连地面上的石碑、神道石刻和石祠也统统取消，后人要祭奠时，只能在墓室前堂设帐放脯酒。正因为如此，遗存在墓里的铁帷帐架，为后世人确定古墓的年代提供了确切的证据。除此之外，服丧时间也大为缩短，甚至短至三日。这种风气一直影响到东晋，隋唐时厚葬之风又再度盛行。

酒杯

饮酒器具之一，基本器型多为圆筒状或喇叭状，材质有金、银、铜、玉、木、玻璃和陶瓷等。最早为陶制，产生于新石器时代。商周时多为青铜制，秦至两汉，漆制最为常见。魏晋时，因为坐床的流行，酒杯开始变得瘦长，材制逐渐丰富。

《宣示表》

——魏晋老臣的拳拳之心

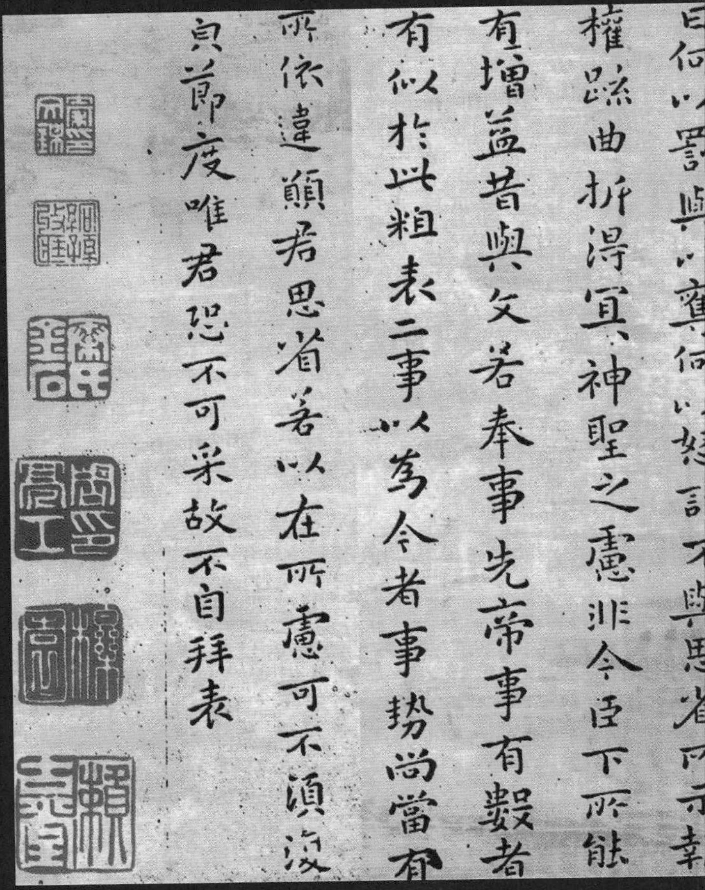

日佥以累与以冀何以妤言不与思省勿以示若
权踪曲折得冥神聖之慮非今臣下所能
有增益昔與父若奉事先帝事有驗者
有似於此粗表二事以為令者事勢尚當有
所依違顛君思省若以在所慮可不須没
良節度唯君恐不可采故不自拜表

时　　代　三国魏
属　　性　奏章
收　藏　地　北京故宫博物院
地　　位　正书之祖

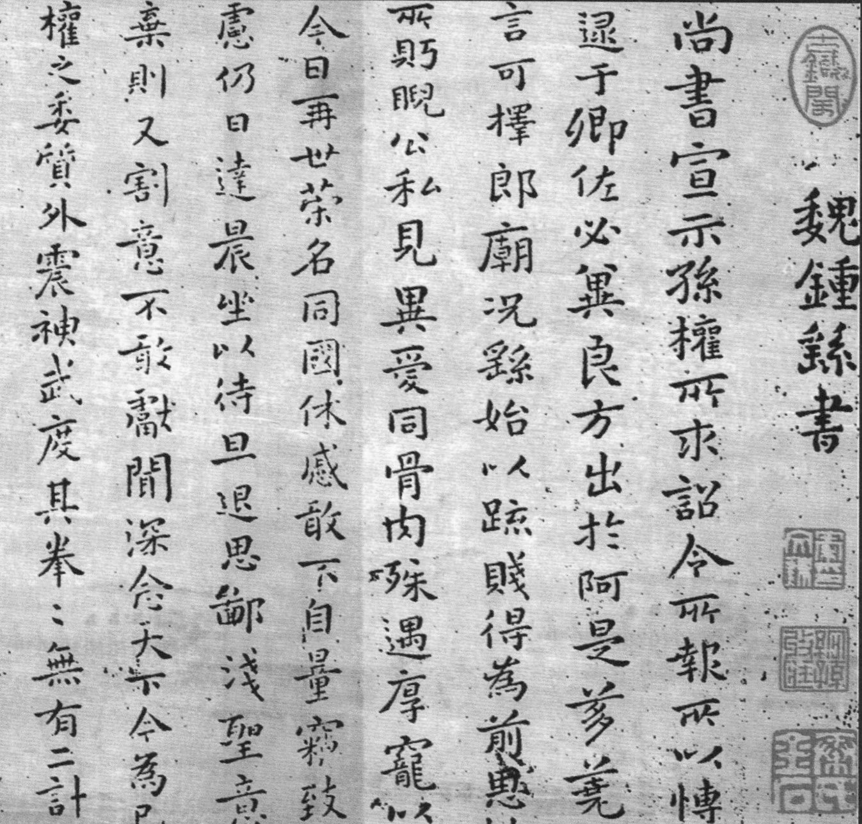

魏鍾繇書

尚書宣示孫權所求詔令所報所以傳示

逯于卿佐必異良方出於阿是芘彖之

言可擇郎廟況繇始以疏賤得為前恩橫

所睨公私見異愛同骨肉殊遇厚寵以至

今日再世榮名同國休感敢不自量竊致愚

慮仍日達晨坐以待旦退思鄙淺聖意所

棄則又割意不敢獻聞深念天下今為已平

權之委質外震神武度其拳三無有二計高

西晋末年，长达 16 年的"八王之乱"瓦解了王朝的统治，匈奴、鲜卑、羯、羌、氐五族趁机侵扰中原地区，整个北方社会动荡不安。在好朋友王导的建议下，公元 307 年，镇东大将军琅琊王司马睿决意移镇建邺（今南京），北方门阀士族和百姓也纷纷南迁逃避战祸。

出身魏晋名门"琅琊王氏"的王导也在这股"永嘉南渡"的洪流中，在别人恨不得都把金银细软都一股脑儿搬过江时，他却让人小心翼翼地把一幅书法《宣示表》缝在自己的衣带中，偷偷带过长江避祸。侄子王羲之成才后，他把自己带出的这幅《宣示表》当礼物送出，并再三嘱咐要认真临习。王羲之后来把它送给自己的好朋友王修，不料王修早逝，《宣示表》被随葬入棺，从此消失。

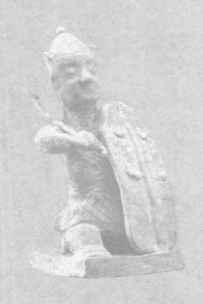

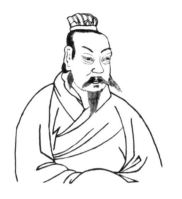

《宣示表》——

魏晋老臣的拳拳之心

书法大家

钟繇（151年—230年），字元常，出生于豫州颍川郡长社县（今河南许昌长葛东），少有大志，聪慧过人，深得叔叔钟瑜的偏爱。在叔叔的全力资助下，成年后的钟繇累有建树，封侯为相，死后还配享曹操庙庭。

然而，钟繇在书法上取得的成就远远盖过了他的社稷之功。他擅长篆、隶、真、行、草多种书体，书法古朴、典雅，布局严谨、缜密。三国，正是汉字由隶转楷的时期，身为书法大家的钟繇，意识到了新书体的意义，因此带头在奏章和书信中使用楷书。借助他的位高权重及在书法界的影响力，楷书得以从隶书中分离出来，自成一种书体，钟繇也因在中国书法史上首定楷书而被后世尊称为"楷书鼻祖"。

后世历代对钟繇的书法评价都极高，称他为"真书绝世""秦汉以来，一人而已"，其作品有"上品之上"和"神品"之誉。

孙权归附

公元221年，因前袭杀关羽收荆襄之地，东吴孙权害怕刘备兴兵问罪时，曹魏趁机发难，于是便假意遣使魏国，请求成为魏国的藩属，并将流落于东吴的曹魏名将于禁送还魏国。

曹丕与大臣们商议后，接受了孙权的归附请求，并派太常卿邢贞出使东吴，持节授孙权为大将军，封吴王，加九锡，领荆州牧，节督荆、扬、交三州诸军事。孙权由是称臣于魏。

《宣示表》

《宣示表》是71岁的钟繇写给魏文帝曹丕的一个奏文，以谨慎谦恭的语气劝曹丕接受孙权的归附请求。

目前流传下来的真迹一般认为是王羲之的临摹本，全帖18 行，共 295 个字，字字古朴典雅，韵味深长。

整幅字气脉连贯顺畅，从笔法到结字都自有法度。用笔横长竖短，波磔中和，点画肥润相宜，异趣横生；结字上，不失隶书的工整严谨，但大小变化错落有致，意态率真烂漫，质朴、自由的气息扑面而来。此帖风格直接影响了"二王"（王羲之和王献之）小楷面貌的形成、唐楷的形成，进而影响到元、明、清三代的小楷创作。

楷书

又称真书、正书，为现代手写正体字。因"形体方正，笔画平直，可作楷模"而名。魏晋时从隶书中分离出来，推广成为正规的书体。楷书可分为魏碑和唐楷两种，魏碑是从隶书到楷书的过渡书体，流行于魏晋南北朝；唐楷是楷书的成熟期，自形成后就一直被后世书法学习者视为最佳范本。

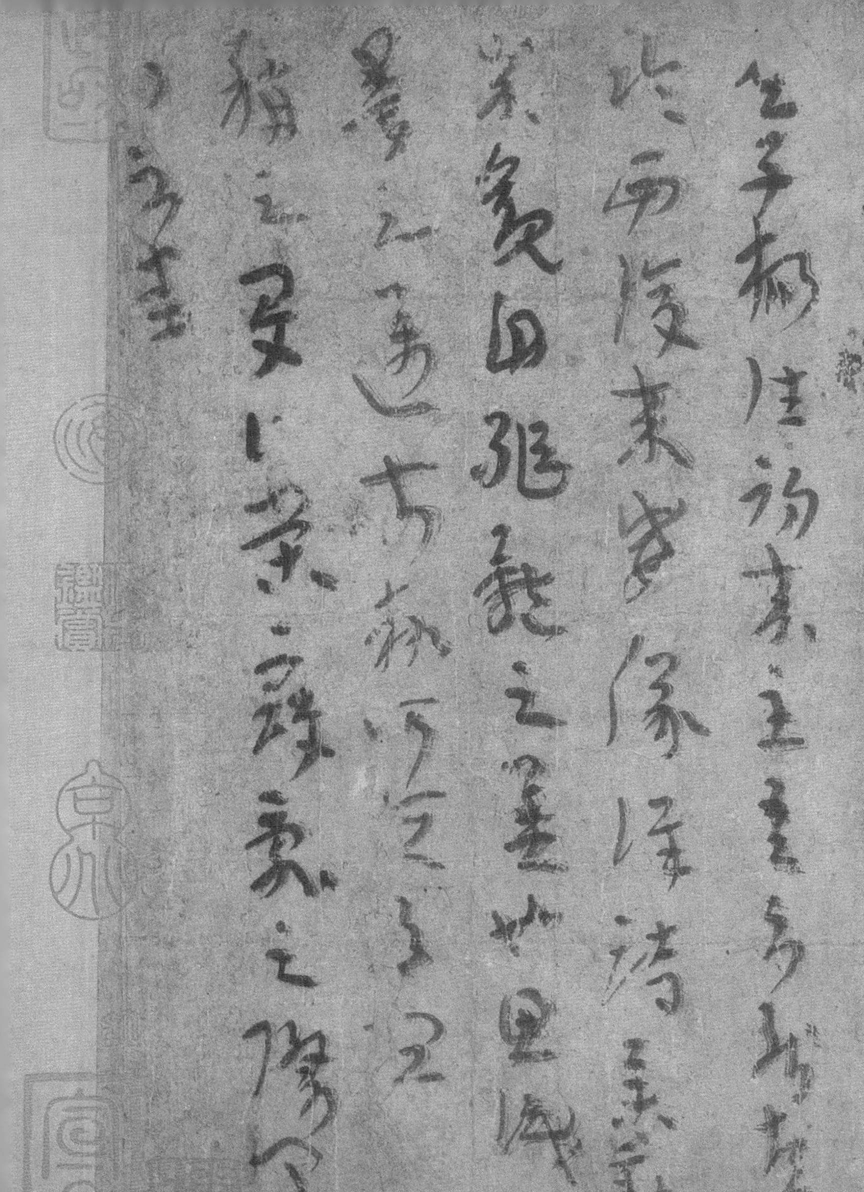

生羊枯佳诗來主上多珍芝

比而後束堂緣澤請美勤

茱气田飛氣之墨世里成

善和通方祿巧妄五狂

猶之足心茱辟象之陽心

心了主主

《平复帖》

——史上最贵书信

时 代	西晋
属 性	书信
尺 寸	纵 23.7 厘米，横 20.6 厘米
收 藏 地	北京故宫博物院
地 位	法帖之祖，镇馆之宝，国家一级文物，第二批禁止出国（境）展览文物之一

公元 3 世纪晚期，基督教和佛教一西一东大行其道，集体皈依的场面时有发生。罗马的戴克里先和中国的司马炎分别完成了国家重新统一，统治辖下出现了短暂而成色不足的复兴局面。

进入 4 世纪后，基督教在罗马帝国获得了黄金发展期，朝着国教的方向前进；佛教在中国取得了前所未有的地位，中国的本土宗教——道教也快速地得以发展。

4 世纪中期，当笈多帝国已经在印度北方呼风唤雨、野心勃勃时，东亚的大和国已经征服了包括北九州在内的很多地区，统一日本列岛已无悬念。

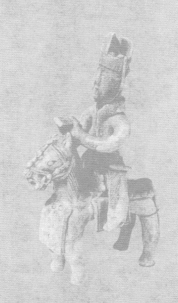

《平复帖》——

史上最贵书信

才子陆机

陆机（261年—303年），字士衡，出身江南吴郡陆氏，祖父陆逊为吴的大丞相，父亲陆抗是吴国的大司马。他以奇才与其弟陆云合称"二陆"，又与顾荣、陆云并称"洛阳三俊"。

陆机作文辞藻宏达，秀逸谐美，开创了骈文先河，是"太康诗风"的代表人物，被喻为"太康之英"。除文学成就外，陆机还以书法见长，尤其是章草堪称一绝，后世流传的《平复帖》有"法帖之祖"的美誉，被评为九大"镇国之宝"。

E 华亭鹤唳

"八王之乱"时，当时与陆机交好的江南名士顾荣、戴渊等人劝他回江南避险，陆机认为以自己的才能和声望可以匡正世难，就没有听从。

在这股动乱的历史洪流中，陆机最终选定了成都王司马颖，一是因为救命之恩，二是他认定司马颖必能使晋室兴隆。303年，司马颖任命陆机为河北大都督、后将军，率领北中郎将王粹、冠军将军牵秀等各军共二十多万人，讨伐长沙王司马乂（yì）。

由于陆机是一介文人，而且名气和声望都在这些人之上，因此他所率领的这些将领心生嫉妒，也不服管束。陆机看到了这点，向司马颖请辞，但没有被允许。陆机领军后，在河桥（今河南孟州市西南、孟津东北黄河上）之地与司马乂交战，结果惨败而归。

司马颖宠信的宦官孟玖之弟孟超曾纵容手下掳掠，被陆机逮捕了带头之人，由是孟超就恨上了陆机。河桥之战前，孟超给哥哥孟玖去信诬蔑说陆机要谋反；河桥作战时，他不愿听陆机节制，轻率带兵独自进军而致覆灭。孟玖怀疑是陆机故意杀了孟超，便联合司马颖前一干将领，相互做证说陆机心有异志，不可不防。

司马颖觉得自己一番信任付之东流，非常愤怒，就派牵秀秘密逮捕陆机。当天夜里，陆机做了一个厚重黑帷缠车的梦，醒来看到牵秀的军队，心里就明白了。他给司马颖写了一封信，从容地换了衣服，临刑前感叹："华亭的鹤鸣声，哪能再听到呢？"于是在军中遇害，时年43岁。与他一起被杀害的还有他的两个儿子陆蔚、陆夏，他的弟弟陆云、陆耽。据说陆机被害时突起浓雾，狂风折树，天降大雪，竟积有一尺之厚，大家都认为这些异象是陆机冤死的象征。

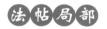

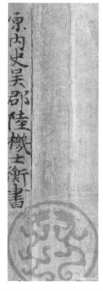

宋徽宗双龙小玺

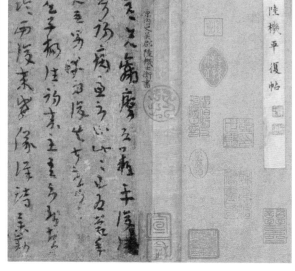

鉴藏印

E 《平复帖》

长不足一尺的《平复帖》原本有9行86字，盖满了历代名家的收藏章记，满纸生辉，被收藏界誉为"中华第一帖"。内容是晋武帝初年陆机劝慰一个身体多病的友人的书信。其中两个字因为纸张损坏脱落了，后人能看到的也就84个字。因其中有"恐难平复"字样而得名。

此帖结体瘦长，书写赴速就急，波磔明显还带有隶书特征；字势险崛，率性简便，活泼可爱；章法上行距、字距几无变化，风格浑厚。因字体介于章草与今草之间，而且是流传至今的唯一的墨迹，成为这一转变时期的典范之作。

E 一桩绑架案里的风骨

《平复帖》唐末时被殷浩收藏，宋初时归史学大家王溥，后经宋仁宗之婿李玮之手入宋御府，为宋徽宗收藏。明万历年间分别归书画鉴藏家韩世能、韩逢禧父子和张丑，清初入乾隆内府，光绪年间为恭亲王奕䜣所有，并由其孙溥儒继承，民国时转手张伯驹。

1941年的一天，在上海的张伯驹被汪伪特务绑架，索要赎金数百万，在历经磨难的 8 个月里，张伯驹只跟夫人潘素表达了一个观点：家里的字画比我的命还珍贵，不要卖了钱换我，尤其是那幅《平复帖》。深知丈夫心意的潘素毅然变卖了自己的首饰嫁妆，加上四处求人换来的钱最终赎出了张伯驹。劫难之后，张伯驹离开上海，辗转前往西安，潘素学王导过江，把《平复帖》缝入张伯驹的衣服，让他随身携带。

1956 年，58 岁的张伯驹将珍藏多年的《平复帖》无偿捐献给了国家，现藏于北京故宫博物院。

章草

中国书法的传统书体之一，是早期的草书，始于秦汉年间，由草写的隶书演变而成的标准草书。章草是今草的前身，今草产生于东汉末，是从章草变化来的。与今草的区别主要是保留隶书笔法的形迹，上下字独立而基本不连写。

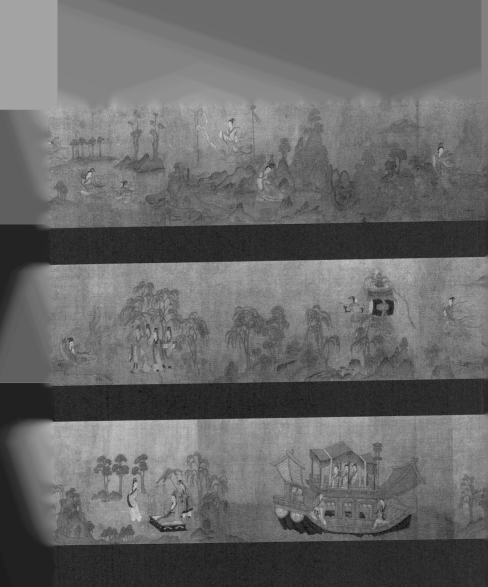

时　　代	东晋
属　　性	绢本设色，人物长卷
尺　　寸	纵 27.1 厘米，横 572.8 厘米
收 藏 地	北京故宫博物院
地　　位	中国绘画的始祖　十大传世名画之一

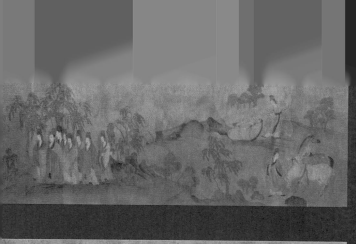

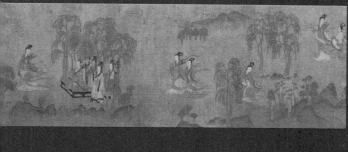

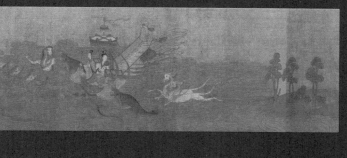

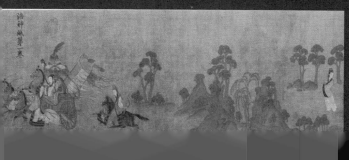

《洛神赋图》

——绢本上的连环画

公元222年春，30岁的曹植被封为鄄城（今山东鄄城）王，下辖2500户。辞别哥哥魏文帝曹丕离京前往封地时，他竭力压住自己内心的失望和哀伤。皇位之争落败后，他的生活明面上看起来似乎还是闲游悠乐，实际上却不得不处处谨小慎微，言语思忖。

才高八斗的他也曾名臣环侍，父心所重，然而不过短短数年，自己那难以改变的任性和狂放最终把这一切都变成了遥不可及的梦。后悔吗？多少次梦中醒来都不由自主地问自己。皇位之争历来残酷，要不是母后的舐犊情深，哥哥也许早就忍不了吧？皇恩浩荡，他还想要什么？胸中曾有的美好理想，那曾如火一般熊熊燃烧的追求，在兄长那张客气、冷漠的眼神中全都烟消云散了。

驻地洛水之畔时，他彻夜难眠，恍惚中一位翩翩仙子凌波而来，丹唇皓齿，望向他的明眸深情款款……

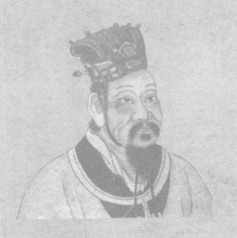

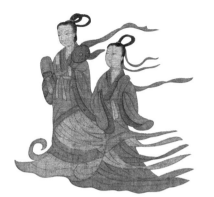

《洛神赋图》——

绢本上的连环画

♀ "三绝"之子

顾恺之（348 年— 409 年），字长康，小字虎头，是东晋历史上有名的才子，博学多才却淡于名利地位，擅长诗赋和书画，一心沉醉于艺术之中，时人称他为"画绝""文绝""痴绝"。

他画人物注重点睛，追求传神，衣纹走笔如春蚕吐丝，被后世称为"高古游丝描"。他总结了自己在绘画上的心得，提出了传神论、以形守神、迁想妙得等观点，与他流传后世的画作一起，为中国传统绘画的发展奠定了基础，被后人尊称为"中国画祖"和"山水画祖"。

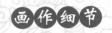画作细节

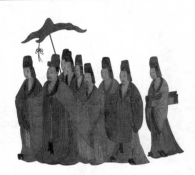

初遇洛神的曹植及侍从

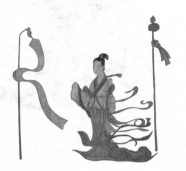

侍女

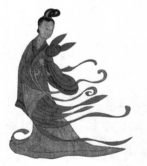

洛神

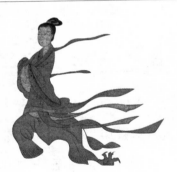

女娲

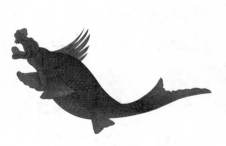

文鱼

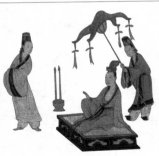

洛水边苦等的曹植

E 人神苦恋

　　三国时曹植为自己爱而不得的女神写了一篇《洛神赋》，东晋时顾恺之无意中读到此文，时空交错中，两位才子的灵魂契合在了一起，诞生了一幅名垂千古的佳作——《洛神赋图》。

　　在无限惆怅和哀伤的基调中，曹植与洛神真挚纯洁的爱情故事缓缓展开。黄昏时分，由京城返回封地的曹植一众，在洛水之滨的驻地上，见到了风姿绝世、凌波而来的洛神。曹植解下玉佩相赠表达爱慕，洛神则徘徊在他身边，二人情意缠绵之时，诸神赶来为他们助兴。由于人神殊途，别离在所难免，不断回望的洛神乘六龙驾驶的云车渐渐远去，岸上的曹植只能通过恋恋不舍的眼神倾诉自己的悲伤与无奈。洛神离开后，思念她的曹植乘轻舟溯流而上追赶云车，却早已寻觅不到洛神的倩影。苦闷的曹植在洛水边苦等一夜后，不得不怀着不舍和寂寥的心情踏上归途。

曹植

曹植（192年－232年），字子建，"建安文学"的代表人物之一。清初王士祯认为汉魏以来二千年间诗家堪称"仙才"者，仅曹植、李白、苏轼三人。

顾恺之《女史箴图》细节对比

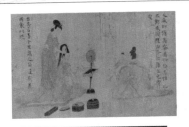

对镜梳妆图
（唐摹本，大英博物馆藏）

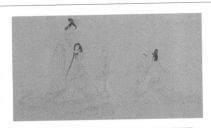

对镜梳妆图
（宋摹本，北京故宫博物院藏）

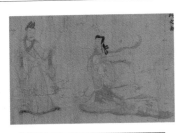

男女相拒图
（唐摹本，大英博物馆藏）

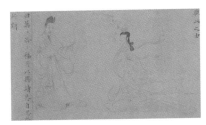

男女相拒图
（宋摹本，北京故宫博物院藏）

E 卷轴之美

以连续多幅画来表现一个完整故事情节，开创了中国传统绘画长卷的先河。不仅如此，顾恺之对表现对象神韵淋漓尽致的追求，提高了中国传统绘画的境界，内在巧密、婉约的阴柔之美取代了汉时外在古拙、雄壮的阳刚之美，由外而内的关注，成就了整幅画的诗意之美。

在大自然山水的映衬下，人物的各种情态及其相互联系都有了生气。同时，以线条和层次变化来表现山峦变化，以情感变化需求来渲染色彩，为后世人物画和山水画的发展奠定了很好的基础。

在中国古代画史上声名显赫的顾恺之，画迹甚多，其中以《女史箴图》《洛神赋图》《列女仁智图》《斫琴图》等堪称珍品。现存世的《女史箴图》有两个绢本，一本藏北京故宫博物院，被认为是南宋摹本；另一本藏于大英博物馆，更贴近顾恺之原貌，被认为是唐人摹本。

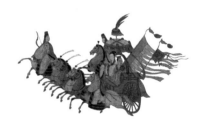

卷轴画

中国传统绘画，以纸和绢为介质绘制画面。最早可见战国楚墓和长沙马王堆汉帛画，真正成熟是魏晋时期，以顾恺之的作品为代表。隋唐时因方便携带和观赏而盛行，元朝以后成为绘画主流形式，名家辈出，风格流派众多，对近现代中国国画产生了深远的影响。

趣舍萬殊靜躁不同當其欣
於所遇暫得於己快然自足不
知老之將至及其所之既惓情
隨事遷感慨係之矣向之所欣
俛仰之間以為陳迹猶不
能不以之興懷況修短隨化終
期於盡古人云死生亦大矣豈
不痛哉每攬昔人興感之由
若合一契未嘗不臨文嗟悼不
能喻之於懷固知一死生為虛
誕齊彭殤為妄作後之視今
亦由今之視昔悲夫故列
敘時人錄其所述雖世殊事
異所以興懷其致一也後之攬
者亦將有感於斯文

时　　代　东晋
尺　　寸　纵 24.5 厘米，横 69.9 厘米
属　　性　序文
收 藏 地　北京故宫博物院（唐代神龙本）
地　　位　天下第一行书，第二批禁止出国（境）展览文物之一

《兰亭集序》

——东晋名士的一场盛会

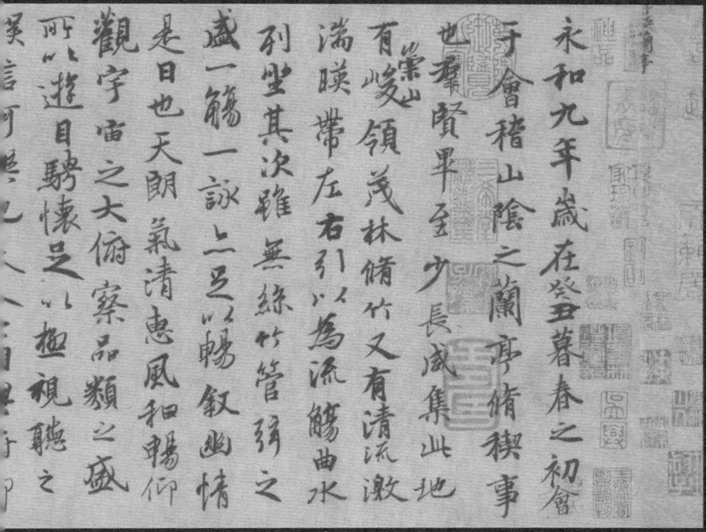

永和九年歲在癸丑暮春之初會
于會稽山陰之蘭亭脩禊事
也羣賢畢至少長咸集此地
有崇山峻領茂林脩竹又有清流激
湍暎帶左右引以為流觴曲水
列坐其次雖無絲竹管弦之
盛一觴一詠亦足以暢敘幽情
是日也天朗氣清惠風和暢仰
觀宇宙之大俯察品類之盛
所以遊目騁懷足以極視聽之
娛信可樂也夫人之相與俯

公元4世纪，基督教终于摆脱了数百年来的压抑局面，成功跻身世界主流宗教，稳坐罗马国教之位；而罗马则在短暂复兴后，再次陷入动乱，帝国一分为二，变成东罗马、西罗马。同时期，萨珊波斯迎来发展的巅峰时刻，文化、经济空前繁荣，军事上睥睨（pì nì）罗马。拜火教在萨珊王朝的尊崇地位与基督教在罗马帝国的盛行，在欧洲和中东之间划下了一道信仰鸿沟。

在东方，短暂统一后的中国再次陷入大混乱，"八王之乱"带来的乱局使得游牧民族纷纷大肆入侵中原，建立政权，中原政权不得不面对"五胡十六国"的动荡时期。混乱中，外来佛教和本土道教趁机得到了极大发展。

印度境内，北部的笈多王朝正忙于对外武力征服，自孔雀王朝崩溃后的印度，即将迎来一个新的大一统王朝。

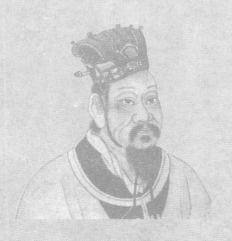

东晋名士的一场盛会

《兰亭集序》——

▣ 三 月 三 的 那 场 游 春

东晋永和九年（353年）三月三日，时任会稽内史的王羲之与友人谢安、孙绰及亲朋子侄41人聚在山阴城的兰亭，以应传统民俗"修禊"。当天，无论官吏百姓，均要到水边嬉游，以消除不祥。

之所以选择兰亭，是因为这里依山傍水，竹木掩映，十分符合修禊之礼对于自然地理环境的要求。前来聚会的人，无一不出自魏晋以来的显赫家族——王家、谢家、袁家、羊家、郗家、庾家、桓家，均为当时名门望族。这一天，曲水流觞，佳诗佐酒，唇齿留香，宾主尽欢。

雅集之中，有26人作诗37首，他们将这些诗汇编成集，得名《兰亭集》，并请酒意正酣的王羲之作序，衣衫半开的王羲之微一凝神，提笔畅意挥毫，一气呵成，这就有了冠绝千古的《兰亭集序》，满纸文采飞扬，字字精妙，气势飘逸，被后世推为"天下第一行书"，奉为极品。

E 《兰亭集序》

这篇绝世佳作共 28 行，324 字，记述了那场三月三的游春文人雅集的盛况。在乐山、乐景、乐人之际，思人生苦短、美景不常，情景交融，文思喷发。

文章起首记叙了兰亭聚会的盛况，"群贤毕至，少长咸集"，接着描写了兰亭周围的环境之美"崇山峻岭，茂林修竹""清流激湍"。在这样富有诗情画意的大自然中，大家"流觞曲水""一觞一咏""畅叙幽情"，游乐与诗兴完美契合，"仰观宇宙之大，俯察品类之盛""游目骋怀"，宾主尽欢。

之后，王羲之笔锋一转，由乐入悟，感慨听凭造化的人生之短，叹惜人们在为事物或外界环境心怀满足时，竟然会忘掉衰老将至，而现在所拥有的一切终会消散。所以古人说"死生是件大事"，点明了自己的痛之感悟。

最后，王羲之从自己的亲身感受谈起，指出后人看前人感慨时无法体会真切，大胆否定了东晋以来流行的崇尚老庄"方生方死，方死方生"之说法，认为生与死并不相同，长寿与短命自然也不同。后人看今人，像今人看前人，虽时代不同，事情有异，但解发人们情怀的原因和思想情趣却是一样的。因此，为《兰亭诗集》作此序。

整篇文章干净利落，富有韵味，且朗朗上口，清新自然，被后世金圣叹收入《天下才子必读书》，并评为"真古今第一情种也"。

E 书 法 奇 趣

后世有"书圣"之称的王羲之出身于魏晋名门琅琊王氏，即兴写下《兰亭集序》时状态正巅，据说后来又试写过几次，再也没能找回这种行云流水之势。

《兰亭集序》书法上用笔以中锋为主，间有侧锋，布局疏朗，取势自如，笔法变化多样无穷，就"之"字而言，就多达二十余个，且各个不同。

字体于平和之中见奇纵，于典雅之中逸洒脱，让它

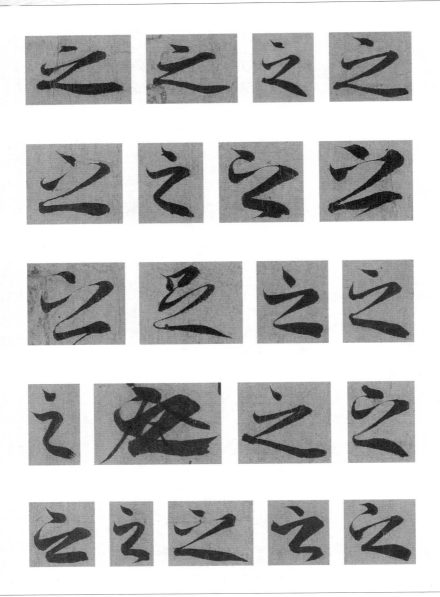

自晋后就受到后世的疯狂追捧。据说唐太宗李世民认为此帖是"尽善尽美"之作，死后将它陪葬；宋朝书法大家米芾也说："翰墨风流冠古今，鹅池谁不爱山阴；此书虽向昭陵朽，刻石尤能易万金。"至今，流传下来的《兰亭集序》摹本多达数十种，也为书法史少见。

行书

中国书法字体的一种，起源于楷书，介于楷书和草书之间，有行楷和行草两种。如果书写中楷法多于草法而称为"行楷"，草法多于楷法而称为"行草"。大约出现于东汉末年，盛行于东晋，代表作是王羲之的《兰亭集序》，被誉为"天下第一行书"，排在其后面的是唐代颜真卿的《祭侄稿》，被誉为"天下第二行书"，宋代苏轼的《黄州寒食帖》则被誉为"天下第三行书"。

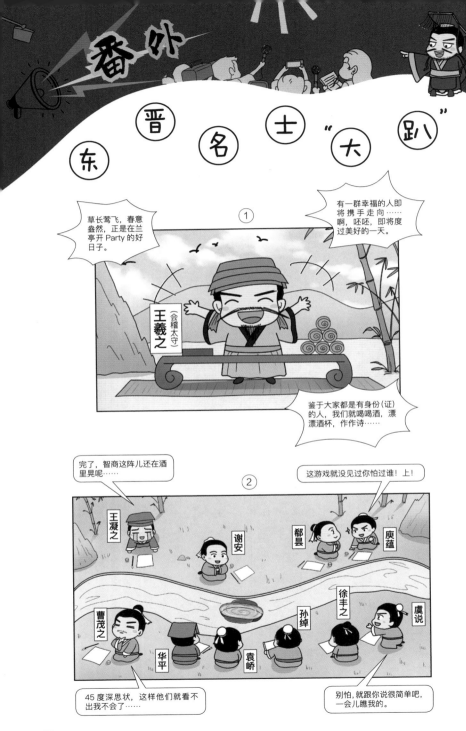

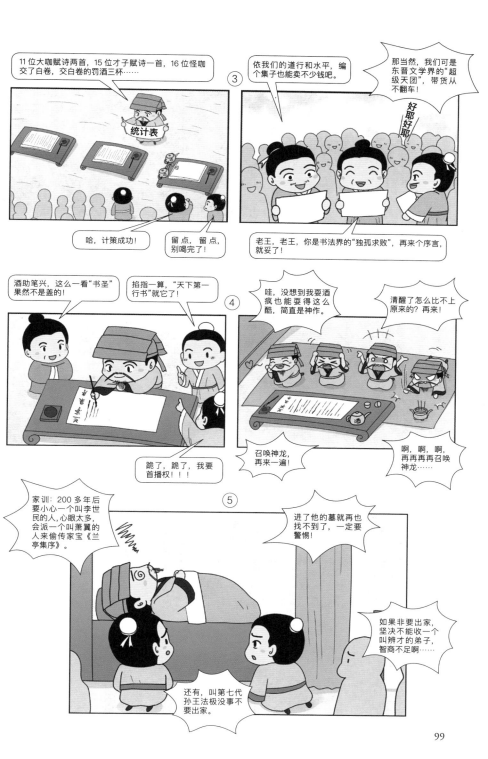

彩绘人物故事漆屏

——漆画里的君臣之意

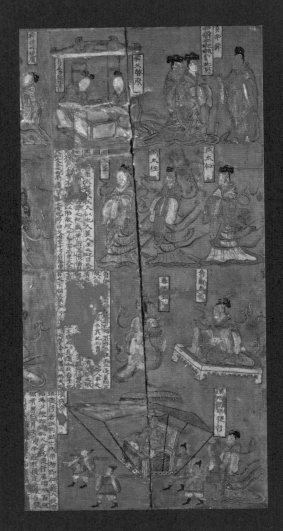

时　　代　　北魏

尺　　寸　　每块长约 80 厘米，宽约 20 厘米，厚约 2.5 厘米

属　　性　　屏风

出　土　地　　山西大同市石家寨村司马金龙墓

收　藏　地　　山西博物院

地　　位　　国家一级文物，镇馆之宝，首批禁止出国（境）
　　　　　　展览文物之一

1956 年初冬的一天，山西大同市南郊石家寨村的几个村民正在村西南打井，几镐头下去后，手上就传来很强的反震力。啥情况，这么硬？彼此看几眼后，大家就一起使劲开挖，没想到露出的竟然是一层厚厚的砖头，每个砖头上还刻着奇怪的文字。怕不是碰着古墓了吧？震惊的村民们商量了一下，决定自发地保护现场，让村长赶紧找人上报市博物馆。

一支考古队很快来到了石家寨村，由此北魏文成帝时代的琅琊王司马金龙夫妻合葬墓重见天日了。虽然早期盗墓贼已经光顾过，墓内随葬品遭到了破坏和劫掠，但考古队员还是从里面发现了 450 余件珍贵文物，仅姿态各异的陶俑及仪仗俑就 376 件，其中一组人物故事彩绘漆屏风因为罕见，成为整个北魏时期的孤品。

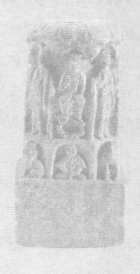

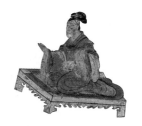

漆画里的君臣之意

彩绘人物故事漆屏——

显赫的北魏权臣

司马金龙（？—484年），字荣则，河内郡温县（今河南温县）人，晋室后裔，是司马懿之弟司马馗的九世孙。司马金龙父亲为琅琊贞王司马楚之，母亲是拓跋氏河内公主。他长大后袭父爵而贵，先后娶有两妻：一为北魏名将陇西王源贺之女姬辰，一为北凉帝沮渠牧犍之女沮渠氏。

由于从小在中书学（太学）里受过良好教育，拓跋弘（北魏显祖献文帝）当太子时，司马金龙任东宫太子侍讲。成年后深受拓跋弘宠信，屡任军职镇守边关；晚年时，朝廷任命他为吏部尚书，征入京师。

司马金龙可以说是北魏时期一位少有的文武双全之人，家族活动一直没有脱离北魏的政治中心。公元484年去世，获上谥"康"，即安乐抚民之意，与早他去世的妻子姬辰合葬于京师平城白登之阳北魏贵族墓葬区。

漆屏风的风采

墓中出土的一组人物故事彩绘描漆屏风，比较完整的有5块，另有边框5件、木档3件，以及部分画的残片。漆画屏风之间由榫卯连接。板面髹朱漆，彩绘古贤、列女的故事，从上到下共分4层，每层单独主题。画中人物线条用黑色，面部和手部涂铅白，着中原衣饰，服饰器具用黄、白、青绿、橙红、灰蓝等色。配以墨书题记和榜题，黄漆为底。

屏风木框边缘装饰北魏纹饰，所书题记和榜书文字介于隶、

虞帝舜和二妃娥皇、女英

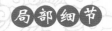

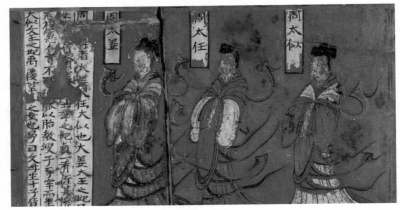

周室三母

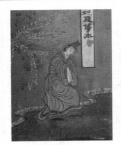

如履薄冰

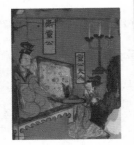

卫灵公与夫人

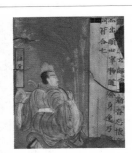

逸士图

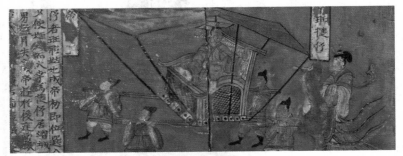

班姬辞辇

楷之间，气势疏朗，秀丽遒健，是晋隶向唐楷过渡的典型，是极为罕见的北魏书法真迹。

⑤ 北魏汉化改革

司马金龙成年时，年轻的北魏献文帝和冯太后对于权力的争夺正酣。17 岁的献文帝最初想把王位禅让给自己智勇双全的叔叔——京兆王拓跋子推，性格强势的冯太后联合群臣最终逼得献文帝改立 3 岁的长子拓跋宏为太子，即后来的孝文帝。

在这场风波中，北魏老臣、司马金龙的岳父源贺功不可没。重臣在朝堂的威望一直都是皇权寻求支持的保障，这也是冯太后很看重司马金龙一家的重要原因。献文帝 17 岁时退位，5 岁的孝文帝即位，冯太后临朝执政，对北魏进行了一系列汉化改革。

当时鲜卑与汉民族的融合已成大势，为稳固统治，缓和民族之间矛盾，冯太后与后来亲政后的孝文帝都力主在北魏进行汉化改革。迁都洛阳、改革官制、重用汉族儒生、禁胡语、改汉姓、提倡胡汉通婚等，一系列的政策依靠皇权坚定不移地大力推行，不但使北方民族融合加快，北魏政权的中央集权得以加强，而且为整个北方社会经济的恢复和发展也发挥了积极作用。

但鲜卑民族内部因为汉化造成的民族分裂，进而导致的六镇之变，及孝文帝对于南朝门阀政治的全盘接受带来的后期政治腐化问题，也为北魏统治的灭亡埋下了隐患。

不可明言的君臣之意

从司马金龙墓中出土的屏风之中，可以看出当时的君臣之意：正面列女皆如帝舜二妃、周室三母、班婕

同墓出土同馆收藏

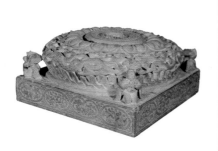

石雕柱础

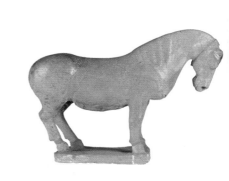

青釉马

好等人，无一不是坚韧有智且胸怀天下、对社稷有功的女人，以中原盛行的列女故事来颂德冯太后之意不言而喻；背面李善养孤、李充奉亲、素食赡宾、如履薄冰等画面，无一不提醒司马金龙莫负圣恩，且要谨言慎行。

司马金龙一生功高权重，却能以清简著称，安然善终，且其后世子孙也一直稳定地与北魏皇室保持着密切关系，或嫁女进皇室，或娶公主为妻，一直到北魏灭亡。在权力的旋涡中，司马金龙家族能一直保持安全，这也许跟司马金龙家族之人一直警醒自身大有关系。

◁◁ 漆画 ▷▷

一种古代的绘画方式，有狭义和广义之分。狭义指以天然漆为主要材料的绘画；广义则除漆之外，还有金、银、铅、锡以及蛋壳、贝壳、石片、木片材料。漆画依据技法不同，又可分为变涂、堆塑、磨绘、刻填、镶嵌、描绘、罩染、髹涂等八种。最为著名的代表作是湖南长沙马王堆出土的汉代漆棺上的漆画、山西大同司马金龙墓漆屏风画。

太原北齐徐显秀墓壁画

——上流社会的奢华日常

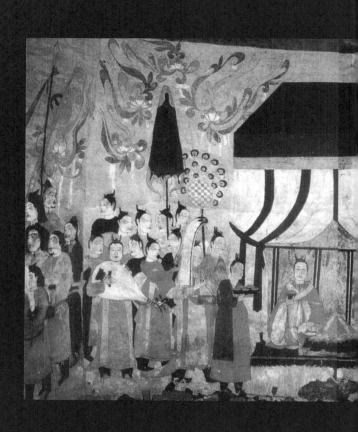

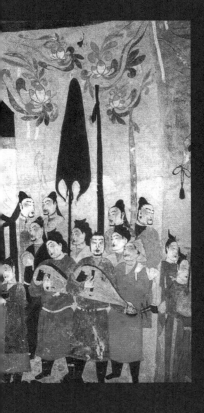

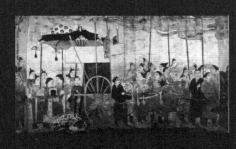

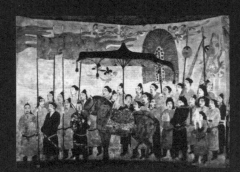

时　　代　北齐

尺　　寸　总面积 326 平方米

属　　性　壁画

出 土 地　山西省太原市王家峰徐显秀墓

地　　位　2002 年全国十大考古新发现、已知北朝保存最为完整的壁画

公元6世纪的人类世界，显得极为不稳定。从东到西，动乱不安成为一种常态，人们在战争、饥荒、疾病中竭力挣扎。

西罗马帝国的陨落标志着古代欧洲的终结，蛰伏着一个全新欧洲的漫长中世纪的来临。在西欧，法兰克人克洛维死后，他所建立的墨洛温王朝在四个儿子的争斗中渐渐解体，最终被加洛林王朝替代。

在东亚，中国境内的冲天战火几乎不曾熄灭，南方一百年间交替了三个朝代，而北方则轮换了五个朝代。此时，在查士丁尼一世统治下的拜占庭帝国成为亚欧大陆上唯一相对稳定的帝国。

在与世隔绝的美洲丛林里，玛雅文明正逢鼎盛，创造了让现代人叹为观止的奇迹。

这个世纪，佛教开始向东亚、南亚传播，基督教迈开了征服中欧的脚步。而在阿拉伯半岛上，一个全新的世界性宗教——伊斯兰教正在形成。

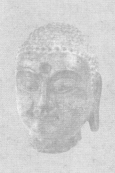

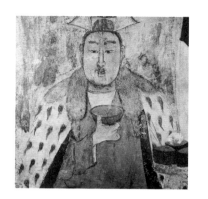

太原北齐徐显秀墓壁画——

上流社会的奢华日常

梨园古墓

2000年12月1日，太原迎泽区王家峰村梨园内，纵横排列的梨树沐浴在冬日的阳光里，一眼望不到边。梨园深处，一个高耸出地面4米左右的黄土堆静静地矗立在那里。

太原市文物考古研究所的工作人员谁也不会料到，今天会迎来一个毕生难遇的重大考古机遇。上午9时左右有群众前来报告，说梨园内的古墓被盗，大家迅速赶赴现场勘察。依据所拍照片，专家初步断定这是一座北朝晚期高等级墓葬。

12月9日，考古队正式开展工作。这一忙，就花

墓室壁画局部

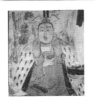

墓主人

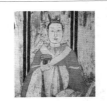

墓主夫人

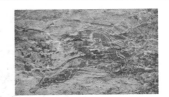

异兽

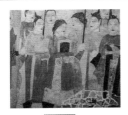

侍女

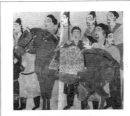

仪仗侍从

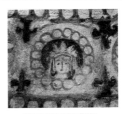

联珠菩萨纹

了将近两年的时间。

2002年10月，当墓室封门砖被缓缓打开时，盛大的仪仗队、奢华的家宴、神态各异的侍从、神鸟怪兽、摩尼宝珠、莲花蔓草迎面而来，大家仿佛瞬间穿越到了北齐的宫廷生活，墓壁四周艳丽如新的壁画竟如此生动鲜活，像一座刚刚绘就的地下美术馆。

一时间，众人连呼吸都变得小心翼翼了……

E 北齐勇将

徐显秀（502年—571年），名颖，恒州忠义郡（今河北）人，北魏怀荒镇（今河北张北县境内）将领徐安之孙。徐显秀年少豪侠，性格勇猛，北齐时曾因功被封武安王。他先投奔北魏末年权臣尔朱荣，高欢攻灭尔朱氏后，徐显秀又追随高欢，逐步升迁，渐入东魏政权中心。

在暴君频出的北齐，戎马一生的徐显秀于武平二年（571年）以70岁高龄在晋阳家中因病去世。

奢华生活

徐显秀的墓是砖室墓，平面近方形，总长约31米，距地面深8.1米。彩色壁画由斜坡墓道、土顶过洞、天井、砖券甬道和墓室一路绵延，共有200余个彩绘人物、7匹马、1辆牛车、8只神兽，各色仪仗、兵器、乐器、生活什物和装饰图案等让人眼花缭乱。

画面里，在一支由神兽引导的仪仗队里，服饰统一的士兵们，或执旗帜，或吹长号，或佩剑带弓，或执缰牵马，秩序井然，栩栩如生。穿过这壮观的仪仗队，就会看到两位神态谦卑的门吏侧立墓门两边。推门进去，会发现高贵端庄的女墓主和英武威严的男墓主盘足并坐于榻上，正神情平静地举杯向来客致礼。恭敬有加的侍女之外，正热闹的是一支乐团，分别是演奏铙钹、五弦、曲项琵琶和笛子的 4 名男乐伎和演奏响板、竖箜篌、笙和琵琶的 4 名女乐伎。

欢宴之后将要外出，侍从们早早地为男墓主准备好了青罗伞盖和枣红骏马，为女墓主备好了羽葆华盖和卷棚顶牛车。侍从们忙忙碌碌，捧官印、扛胡床，前后仔细照看。还有一群贴身侍女，捧着包袱、梳妆盒和披风之类衣物，回首张望，等着伺候老夫人上车。

在这个北齐勇将通往天堂的路上，飞天神兽陪伴周围，执鞭站立的仪卫守在甬道，静静等待的仪仗队候在室外。

千古壁画

徐显秀壁画以现实中的人物和物像尺寸，赋以精致而有品位的"高级灰"（指色彩调和后纯度低但色彩浓郁），犹如一幅环壁连环画，过渡自然，结构紧凑，洋溢出来的强大节奏感，视之给予震撼的冲击力。

壁画用笔简练，线条流畅，似乎是一气呵成，少见修改痕迹。技法上，在一些装饰性图案的描绘中，不是惯常的先勾勒轮廓再填色，而是直接用色笔点染而成，取得了意想不到的视觉效果。

画面中的人物头部略长，发际较高，造型浑圆，在总体风格化统一中，还注重了个体的细微差异，胡人和鲜卑族的民族特征和风姿神采鲜活如生。

由于晋阳（今山西太原）地处中原农耕文化与北方草原文明交汇地带，在乱世因其地理位置特殊性而成为霸业所在。这里政要云集，商贸昌盛，是北齐高氏家族的根据地所在。徐显秀壁画的发现，见证了昔日太原都市的繁华和民族融合。

壁画

墙壁上的艺术，是直接绘在墙面或天花板上的画。古时壁画主要有墓室、石窟寺、寺观三种形式。最早的形式是由远古人类在洞穴或摩崖上刻画的各种图形，秦汉以后繁荣起来，以宫殿寺观壁画和墓室壁画为主；至唐达到中国壁画艺术的高峰期，以敦煌莫高窟为代表；宋以后就逐渐衰落了。现代则分为手工画、手绘画、墙贴画和装饰画。

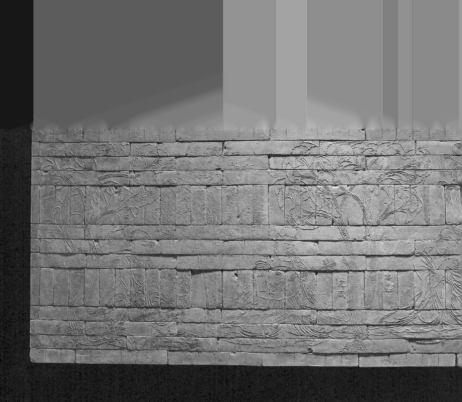

时　　代　南朝

尺　　寸　纵 80 厘米，横 240 厘米

属　　性　模印砖画

数　　量　300 余块

出　土　地　南京西善桥宫山南朝大墓

收　藏　地　南京博物院

地　　位　国家一级文物，镇院之宝，首批禁止出国（境）展览文物之一

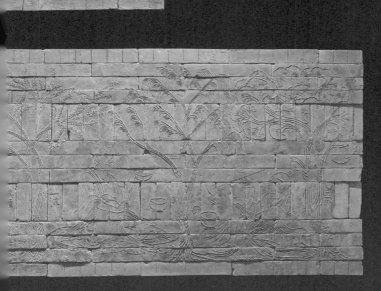

竹林七贤与荣启期砖画

1960 年初春的一天，在南京南郊西善桥钢铁厂内忙碌的工地上，工人们正干劲冲天地进行基建施工，突然从一座名为"宫山"的小山上传来了一声大喊："快来看，这是什么？"众人闻声聚拢，只见取土处露出了大量肃穆的灰砖。

莫不是碰到古墓了？施工立马被停止，考古队入驻，一场抢救性发掘随即展开。

经过半个月的紧张作业，一座大型南朝墓葬重见天日。虽然已经有盗墓贼提前光顾了一番，但考古队还是发现了很多珍贵的文物。就在他们把一具造型别致、规制极高的石棺安全移出，清理最后墓道两边的墙壁时，惊叹地发现了一幅由三百多块砖石拼接而成的精美壁画……

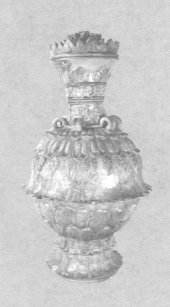

南朝墓室的最高等级「装修」

竹林七贤与荣启期砖画——

E 魏晋名士

魏正始年间（240年—249年），魏齐王曹芳在位，他耽于玩乐，亲近佞臣，久不亲政，导致朝政长期被司马家族把持，最终导致了改朝换代的结局。

为了避祸，很多当时名士都不问时政，他们蔑视礼法、崇尚自然、率性而为，其中以嵇康、阮籍、山涛、向秀、刘伶、王戎及阮咸这七人最为出名。他们常聚在当时的山阳县（今河南辉县、修武一带）竹林之内，弹琴咏诗，饮酒长啸，自得其乐，被人称为"竹林七贤"。

他们各个才华惊世，大多数宁可在清贫中自得，也不愿意与司马氏合作。鉴于政治上的高压，他们在作品中采用比兴、象征、神话等手法，隐晦曲折地表达着自己的思想感情。虽然他们最终的结局大多都比较悲剧，但他们洒脱的精神、脱俗于世人的故事却流传下来，为后人所传颂。

画像砖里的故事

南朝砖刻珍品竹林七贤画像砖一共出土有三套，以南京西善桥的最为生动传神。为均衡南北两壁，壁画除弹琴的嵇康、啸歌的阮籍、执杯的山涛、赤足的王戎、静思的向秀、嗜酒的刘伶、拨阮的阮咸外，还加了一位高歌的春秋高士荣启期。名士之间以垂柳、乔松、银杏及槐树相隔，人物姿态活泼，神情生动。

嵇康（223年—263年），"七贤"之首，善文工诗，鼓琴超凡，因得罪钟会遭其构陷而被司马昭处死，刑场之上他从容弹完一曲《广陵散》就义。画像砖上的他，头梳双髻，手弹五弦，席地坐于银杏和青松之间，旁若无人。

阮籍（210年—263年），好学，崇奉老庄之学，每每狂醉之后，就跑到山野荒林去长啸，发泄自己胸中的郁闷之气。砖画中的他身着长袍，侧身而坐，酒具在旁，正撮嘴做长啸状。

山涛（205年—283年），早孤家贫，好老庄学说，酒量很大，与嵇康相知于内心，绝交于江湖。在画像砖画中，他裹巾挽袖，手执酒杯，神情淡然。

王戎（234年—305年），自幼聪颖，神采秀美，但性格贪啬，热衷名利。画像砖中的王戎钱箱傍身，手持如意，斜身倚几，姿态懒散。

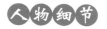

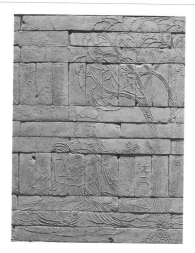

阮咸

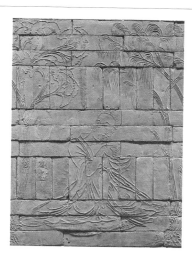

刘伶

向秀（约 227 年—272 年），文章俊秀，研读《庄子》颇有心得，见解超凡。画像砖中的向秀头戴巾帻，一肩袒露，闭目深思。

刘伶（卒年不详），容貌丑陋，性情豪迈，嗜酒如命。画像砖中的他一手持杯，一手蘸尝，醉意朦胧。

阮咸（卒年不详），精通音律，善弹琵琶，是阮籍的侄子。相传他发明了月琴，后人也称这种乐器为"阮"。画像砖中的阮咸脑后飘带，挽袖拨阮，陶醉自得。

荣启期（公元前 571 年—前 474 年），精通音律，博学多才，曾与孔子交谈，是知足自乐的代表。画像砖上的他披发端坐，鼓琴而歌，自得其乐。

E 南朝大墓的"标配"

魏晋时能上等级的墓葬里，常见单体画像砖装饰，多块模印纹饰组合成一幅画面的并不多见。大型砖印壁画在南朝却风行一时，甚至几乎成为王室和贵族墓葬的"标配"，尤以"竹林七贤"砖画为代表，它只在帝陵等级的南朝陵墓中出现。

南北朝时社会动荡不安，一方面是北方许多士族及大量工匠从中原南迁，给南朝带去了很多带有中原风格的装饰技艺；另一方面，高士们，尤其是"竹林七贤"超脱旷达的处世态度被南朝皇室所崇尚。入仕固然可羡，但归隐一样可慕，不受外物所役，自由于天地之间，同样得到了社会的尊重，成为一种文化上的认同。

由于西善桥宫山大墓中并没发现能证明墓主身份的实物，专家从其墓葬规模、结构及装饰上研究后认为，它是南朝废帝的陵墓，也许是陈废帝陈伯宗，也许是刘宋孝武帝刘骏或前废帝刘子业。

画像砖

指采用拍印和模印方法，在表面上彩绘或雕刻图像的古砖。起源于战国，盛行于两汉，以墓室用砖为多，也有用于宫殿建筑的。从出土情况看，题材可分为画像、文字和花纹三大类；内容有反映当时农副业、手工业及商业情况的，有反映当时社会生活和政治制度的，有反映当时流传神话传说的，有表现墓主的身份和享乐生活的。

《游春图》——方寸之地尽显千里

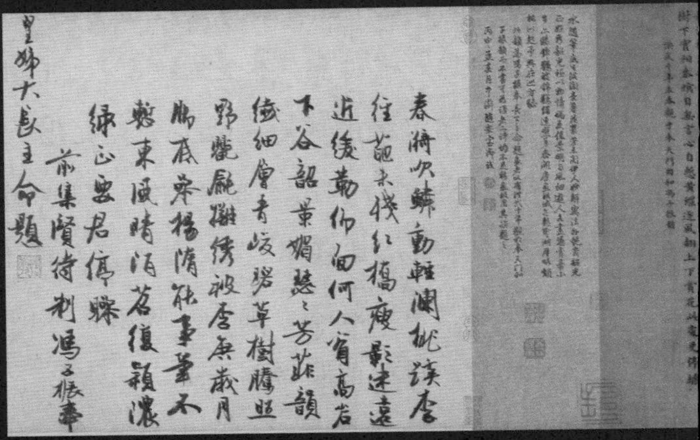

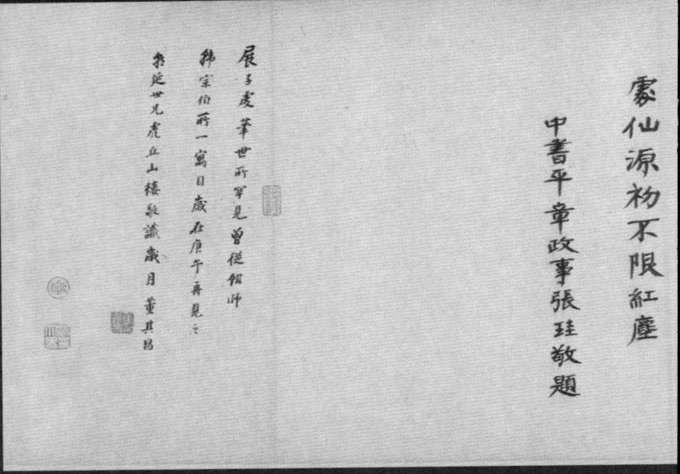

暖風吹浪生魚鱗畫圖彷彿

西湖春錦簇詩人兩相逐碧

山桃杏霞初勻粉揩朱檻眼

欲醉垂楊淺試縷蛾顰人間

別自有蓬島僊源之說元非

真龍橋凌空路款轉飛流直

下煙迷津畫船亦有詩興好

嬋娟木必飛梁塵兩翁隔水

俯晴詠韶光似酒融芳晨望

中白雲無變態我欵乘風聽

松瀨落花出洞世豈知

瑤池、上春千載

赵

时　　代　隋朝

尺　　寸　纵 43 厘米，横 80.5 厘米

属　　性　绢本设色，青绿山水

收 藏 地　北京故宫博物院

地　　位　国家一级文物，第二批禁止出国（境）展览文物之一，世界
　　　　　上现存最早的画卷

公元 6 世纪晚期，经历了游牧民族的洗礼，亚欧大陆上的各古文明地区整体上都在忙于恢复和重建。

在亚洲，萨珊波斯与拜占庭帝国的战争仍然处于炽热状态，英勇的波斯军队最终更胜一筹，把萨珊王朝的文化影响力传及了西欧、非洲、亚洲的中国及印度。

连番征战带来的荣光在萨珊王朝国力的逐渐耗尽中慢慢黯淡，让罗马皇帝希拉克略看到了机会。然而双方数百次的交战，却终让阿拉伯帝国捡了便宜。

而中国，经过 300 多年的大分裂之后，北方少数民族跟南方汉人的君臣们在思维和习俗上逐渐趋同，一个新的大一统时机已然成熟，陕西人杨坚以其坚定和果断为中国拉开了一个强大盛世的序幕。

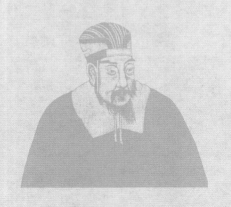

展子虔遊春圖

《游春图》——方寸之地尽显千里

游春之兴

　　游春踏青，是中国的传统习俗之一。每当春意萌发之际，携家人或约朋友带上美酒、美食去户外踏青，是隋唐五代人生活中娱乐的必备之选。正如白居易所说"逢春不游乐，但恐是痴人"。甚至唐代从农历正月十五开始，就有人开始迫不及待地外出踏青，活动会一直持续到清明节前后，杜甫曾有"江边踏青罢，回首见旌旗"之叹。

　　对于风流儒雅的古代文人来说，在他们钟情的游春活动中，都会做些什么呢？1400多年前，一位有名无职的文官——朝散大夫展子虔以他为后世所赞叹的画笔

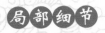

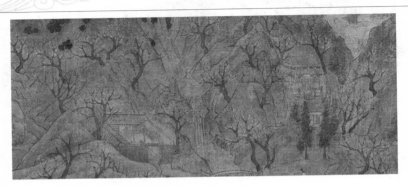

山中佛寺

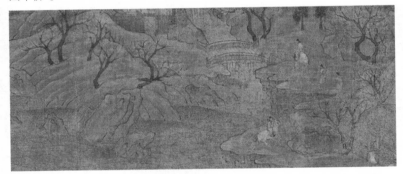

骑马游山

游湖

为我们描绘出了那场千年前的游春画面。

⌶ 描 春 圣 手 —— 展 子 虔

展子虔（约545年—618年），今山东惠民何坊人，出生于东魏末期。这一时期，高氏篡魏、北周灭齐、杨坚建隋，乱世战火不断，政权更迭频繁。富有绘画天赋的展子虔潜心学艺，渴望能在安定的生活中纵情绘画。因此，当他入朝为闲暇的朝散大夫时，从不掺和党政之争，也不在意朋友的多少，凭一颗耿直的心为官之余，不断探索新的绘画技法，开创了山水画的新画法——"青绿山水"。

他的画讲究布局，层次分明。山水以青绿设色为主，潋滟富丽；人物线条细劲，纤如毫发；车马入神，台阁精妙。晚年时，他辞去帐内都督之职，回归故里，以画为业，直到终老。

⌶ 大 型 游 春 场 景

展子虔存世作品仅有两幅，现藏于北京故宫博物院的《游春图》是他最为世所知的，开青绿山水画之端，使中国古代山水画自此成为一门独立的画科。

此图以全景方式描绘了广阔的山水场景，山峦起伏之中，杂以楼阁院落、桥梁舟楫，踏春赏玩的人物车马掩没其中，展示出一幅青山叠翠、湖水融融、杏桃绽开、绿草如茵的初春景象。崇山峻岭间的山间斜径之上，有人策马前奔，有人迤逦而行；山脚通幽处，两人骑马缓辔，怡然沉醉；山坳之间，佛寺深藏；湖水之中，一舟荡漾，舟上四人或立或坐，神情自得；岸边游人两两为伴，交谈甚欢。人马虽体小若豆，但却一丝不苟。

整幅画以自然景色为主，人马台阁为点缀，以山远景，以水衔山，传达了"远近山川，咫尺千里"的意境。画中山石树木以青绿敷色，赭石描干，靛黄点叶，色彩浓烈，晕染出了初春时节山林中的盎然生机和清丽之美，是中国早期山水画的代表之作。

E 传承有绪

当酷爱书画的宋徽宗第一眼看到《游春图》后，就对之视若珍宝，盖上双龙印章并亲题"展子虔游春图"六个瘦金字。金军攻破开封时，《游春图》流出宫廷，被南宋奸相贾似道收入囊中。元朝建立后，《游春图》

又到了元成宗姐姐鲁国大长公主手中，公主命冯子振、赵严、张珪等文人赋诗卷后。元朝灭亡后，《游春图》先是收归明朝内府，后为严嵩霸占；万历年间流落民间，为苏州收藏家韩世能所收藏。

清朝建立后，《游春图》经书画收藏家梁清标和安歧等人之手被藏入内府，直到末代皇帝溥仪出宫，他将《游春图》带到长春。1945年8月日本投降后，溥仪仓皇出逃，《游春图》流落于东北民间。不久，又现身北京，被大收藏家张伯驹购得。中华人民共和国成立后，张伯驹将此画无偿捐给国家。

青绿山水画

中国传统山水画的一种，以矿物颜料石青、石绿为主色。有大青绿、小青绿之分。前者多勾廓，少皴笔，着色浓重，装饰性强；后者是在水墨淡彩的基础上薄罩青绿。青绿山水画一般公认是隋朝的展子虔开创，其代表作品是《游春图》。明代是青绿山水画的发展高峰，涌现了很多优秀的山水画家。

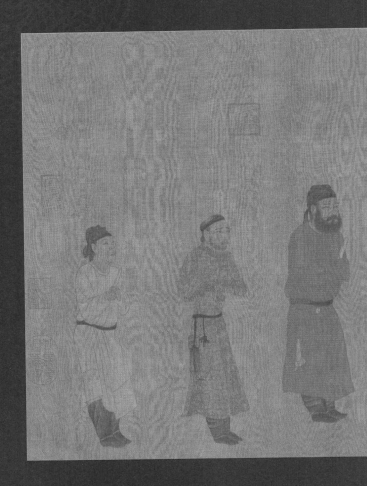

《步辇图》
——一个传奇求婚使者的觐见

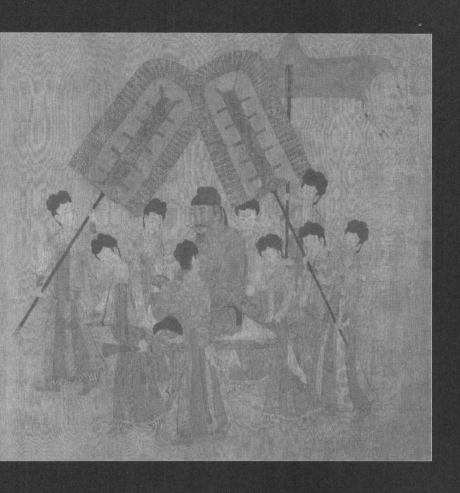

时　　代　唐朝

尺　　寸　纵 38.5 厘米，横 129 厘米

类　　别　绢本设色，工笔重彩人物画

收 藏 地　北京故宫博物院（宋摹本）

地　　位　国家一级文物，第二批禁止出国（境）展览文物之一，中国十
　　　　　大传世名画之一

天地弥綸隂隲平戊指掌
中令朝畫圖裏再見虹

須肩
元祐丙寅歲閏月長沙
觀幽張希戈題

丙寅三月同九武仲觀於
南楚門舟中鄭忠臣題
縣舞湞川張　　　題

元祐丙寅孟夏望日觀於　長沙

覩此畫今十三季觀□閒□
跨廉元祐丙寅乙巳二十介
日红□□簫□□□其□□云

靜力居士所蓄名畫法書卷卷皆佳絕
而眉相闋公所作太宗步輦圖尤為畫
本故後廿傳之以為寶玩建安章伯益
復以小篆載其事於後伯益章伯伯益
建名閒于時而亦二季之亞然元祐元年
三月十日次陰張名惟題

光璧乙巳七月十三日張趙桂
林夢府　于山勢讀於湘
西之真身輝利治洲閒
閒吾纂奇纂文夕沙
顏笑希元祐元年四月記

日偕杜瑤上官彖同觀咝元祐丙寅五月
蘇易栗顯　　　觀記　　　書

大步輦圖法庚唐古真唐人筆章伯益
篆光庄宋南空皇蔡之當于萬層一百三
半卷仲之皇郵衛情齊审藏

上方少肇羅滕燒東賢德朝凊光
欷菊為主迎覽紫圖設不厚休拈持
瑯琊外孫依抖唇紹八吳貴風非帝
賛拜穢音不敢當蕎曇索慈遺釋機
主禮夆畫先雄眽何以澧令歸奸裏
送、兩服省受美人心天理爲存乙
閒公彩本真嘽娭建安乐小篆葚色奇
有此二妙麝芬夸振圖猎得寵天章
何年入公寶繪堂朝與錫鼎同珍藏
需語坡雪既詢立本臟賈圖猎以
未見墨砂意惶竹乃從　宗屐援
日少肇~筆扮吳徹坡髓化數語
以肇耋求大滿丁未永嘉許叔牒

右相祕譽丹責尤於此本寔
為加意秦李丞相妙於蒙邈
乃荆改史稱大蒙而為小蒙
異銘題鼎鍾施拾符璽誠楷
隸之祖為不易之範今見伯
益之筆頻得其妙而附之關公
人物之僅為雙絕吳元豊乙丑

元豊甲午六月廿六日長沙開倉
題跋閱之會指為宋題開亮
内寅孟夏十有七日
尋陽陶齊言各觀

閔相國之不華伯遠之蒙首當時
精神元兒甲子孟春中游日国湟
依詢書於長沙之靜登軒

元聖七年二月三日觀多聲畫
章伯益蒙誠洼筆也
長沙劉次莊

蒙陽來復
元豊三年六月二十日長沙符藥春觀

公元 7 世纪，历经三代人的努力，雄居东亚的唐帝国辖下 1240 万平方千米的广阔疆域，以一种全球闻名的开放气度，引发了"万国来朝"的盛况，都城长安成为当时人们向往的国际性大都市。在这座中西方商业和文化的汇集之地，人口百万，繁华异常。帝国西部，松赞干布一统青藏高原，建立起吐蕃王朝，定都逻些。出于对盛唐的仰慕之情，他遣使奉表求婚，成就了历史上一段佳话。

日本半岛上，政局的混乱引发了政变，新上台的孝德天皇以唐朝律令制度为样板，颁布改新诏书，成立了以天皇为首的中央集权国家，史称"大化改新"。朝鲜半岛上的新罗，则借助唐朝的力量灭掉百济和高句丽，新晋为地区强权。

这一世纪，同样强势崛起的还有中东阿拉伯帝国，大规模的征服活动，在西亚、北非、中亚和南亚都留下了无法磨灭的印记，永久地改变了古典时代诸文明的地理分布。

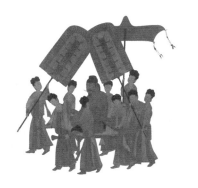

《步辇图》——
一个传奇求婚使者的觐见

一 场 著 名 的 求 亲

640年，一支吐蕃求婚使团从都城逻些（今西藏拉萨）浩浩荡荡地出发，领队的是吐蕃王朝松赞干布最为信任之人——禄东赞。经过数千公里的跋山涉水，于第二年年初，禄东赞带领的求婚使团成功抵达长安。

一进长安，禄东赞就得到了消息：前来唐朝求娶公主的使团竟然还有四个！看来事情不会像出发前想的那么顺利了。果然，为了公平起见，唐太宗李世民决定出几道智力题考考五位大使，谁能胜出，谁就可以迎亲

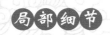

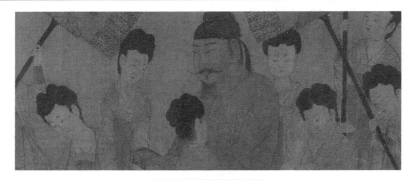

侍女环绕中的唐太宗

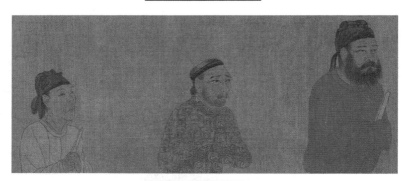

禄东赞使者（中）

公主。它们分别是：用一根柔软的绫缎穿过九曲明珠；
分辨 100 匹母马和 100 匹小马之间的母子关系；一天
之内杀完 100 只羊，揉好羊皮的同时还得喝完 100 坛
酒；100 段松木辨出根梢；夜晚出入皇宫不迷路；从
一堆宫女之中辨认公主等，机智的禄东赞凭借着细心和
经验一一破解难题。

138

唐太宗亲自接见了从五个使团中脱颖而出的禄东赞，许诺将美丽多才的文成公主嫁于吐蕃王松赞干布，甚至还要嫁宗室女于他，被禄东赞婉拒了。"六难婚使"成为传颂千年汉藏联姻的佳话，而唐太宗接见禄东赞这一历史性的时刻，被当时的大唐著名画家兼工程学家阎立本绘制了下来，就是我们今天所见到的《步辇图》。

E 丹青圣手阎立本

阎立本（约601年—673年），今陕西西安人，北周武帝宇文邕外孙，母亲是北周武帝宇文邕的女儿清都公主。阎立本原为秦王府侍卫，李世民登基后任刑部侍郎和将作少监，掌管宫室建筑，后官至宰相。其父阎毗（pí）就篆、草、隶书无一不精，尤擅长绘画。阎立本自小继承了家学，绘画和建筑方面更甚，深受唐太宗喜爱。初唐政坛很多历史事件都经他之手留于丹青，大唐政治中心和国家象征大明宫的设计和营造亦出自他手。

阎立本对于道释、人物、山水无所不精，其中最为人称道的是历史人物画，线条刚劲有力，神采如生，色彩古雅，人物性格鲜明，被誉为"六法皆备"，列为"神品"。

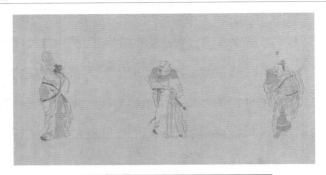

凌烟阁二十四功臣图（清康熙摹本）

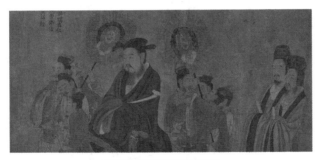

《古帝王图卷》局部

《步辇图》

在奉皇命而绘的《步辇图》里，面目俊朗的唐太宗目光深邃，神情庄重地坐于步辇之上，娇小的宫女们或执风扇，或抬步辇，簇拥周围反衬了唐太宗的威严；在身着红袍、恭敬有加的典礼官和身着白袍、紧张不安的翻译者之间，身着彩衣、略显拘谨的禄东赞就显得更加诚挚谦恭。

《步辇图》画面布局密疏分明，人物衣裙飘逸，神情举止神韵十足，局部晕染增强了人物的立体感，色块的巧妙搭配，使整幅面韵律感与视觉效果皆佳。

文成公主进吐蕃和亲时，除带去了很多中原地区的文化典籍外，还随行了很多行业的能工巧匠，为吐蕃当地的经济和文化发展起到了重要作用。而且，唐王朝和吐蕃之间在相当长一段时间内都相处和睦，边境稳定。这也为阎立本这幅歌颂古代汉、藏民族友好交往的作品提供了一个最好的佐证。

辇

古时在宫廷之内使用的，用人力拉或推的车，明以后特指帝王、皇后所乘坐的代步工具。辇本来和车一样有轮子，秦以后，帝后所乘辇车去掉车轮，由马拉改为人抬，故称作"步辇"。唐时以素白木为面，四周用皮制带子系住，大小四尺（唐制1尺为30.7厘米），有二直辕、二横竿、四小横竿、八肩竿之分。

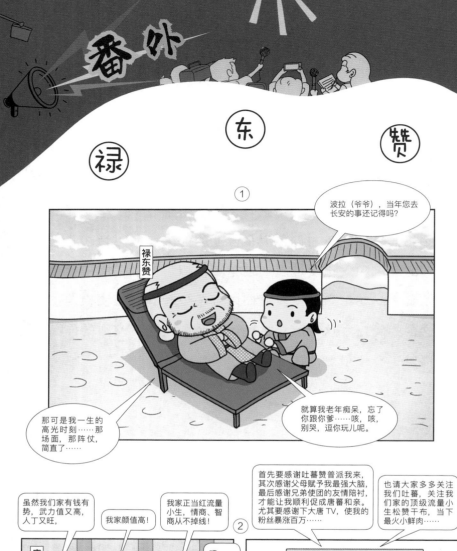

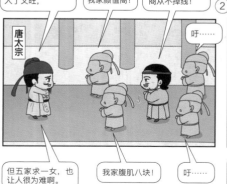

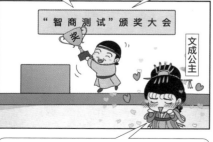

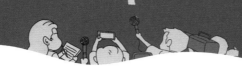

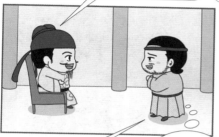
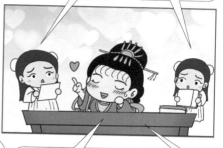

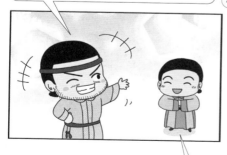
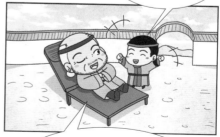

《八十七神仙卷》
——大唐道教的烙印

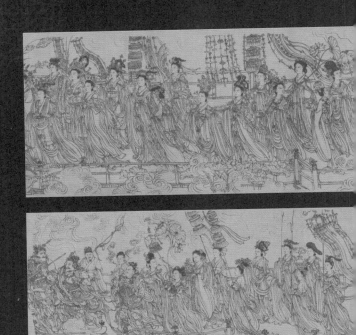

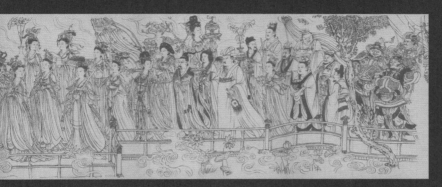

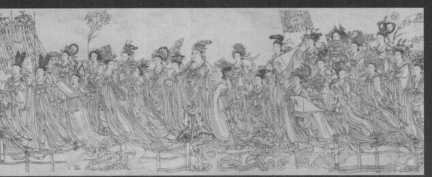

时　　代　唐朝

尺　　寸　纵 30 厘米，横 292 厘米

类　　别　绢本长卷，白描人物画

收 藏 地　北京徐悲鸿纪念馆

地　　位　镇馆之宝，中国古代白描绘画的最高水平

1936 年，正在香港举办画展的徐悲鸿在时任香港大学中文学院主任许地山的联系下，见到了正欲出售中国古字画的德国马丁夫人。

随着一幅幅字画的小心打开，激动的徐悲鸿浑然忘我。突然，一幅人物白描画让他眼前一亮：深褐色的绢画上，一队人物正随着画卷的展开而缓缓显现，那明快有力的线条，秀骨脱俗的笔法，让徐悲鸿的心不由自主地狂跳了起来。他一下子站起来，坚定地说："我就要这一幅，只要这一幅！"说完当即拿出了所有现金和随身携带的画作，恳请马丁夫人卖给他。可这幅画没有落款，中国古画不是讲究流传有序吗？疑惑的马丁夫人没有当场答应，而是在收到有关机构对徐悲鸿作品的估价后，才痛快地接受了这笔交易。

这幅古卷后来陪伴了徐悲鸿一生，他将此画定为《八十七神仙卷》，并精刻了一方"悲鸿生命"的印章，小心地印在画卷前面。当他走完人生旅途后，夫人按其遗愿，将这幅珍藏捐献给了国家。

八十七神仙卷

大唐道教的烙印

"画圣"吴道子

713年前后，京都长安宫廷之内新来了一位内教博士，他喜好饮酒，举止洒脱，一手丹青出神入化，甚是生动。但是，这位内教博士却从不轻易提笔，除非皇上下诏。慢慢地，宫人们也知道了他的名字：吴道子。

吴道子（约680年—759年），今河南禹州人，幼年家贫，但学习刻苦，在绘画上极富天赋。入宫之前做过一些地方官，辞官之后就漫游洛阳，从事壁画创作。他对山水、人物、花鸟无一不精，尤擅佛教、道教人物画，曾绘制壁画300多幅，奇踪怪状，无一雷同。

在世人看来，他的画风格独特，运笔提顿自然，曲折圆润如"莼菜条";人物衣褶飘飘欲举,如风中举步,被誉为"吴带当风"。他的画与张旭的草书、裴旻(mín)的舞剑被当时人们称为"三绝",又因他对唐代及后世绘画的影响,后人尊称他为"画圣"。

E 来自剑圣的灵感

裴旻,生卒年不详,唐玄宗时期大将,因剑术高超被称为"剑圣"。

传说裴旻的母亲去世时,裴旻悲痛欲绝,为了表达自己的孝心,他去请当世著名的画师吴道子,让他在天宫寺的墙壁上画一幅超度亡魂的画。吴道子没有推辞裴旻的请求,只提了一个要求,希望裴旻能给自己表演一段剑舞,启发一下自己的创作灵感。

于是裴旻脱去丧服,手握长剑,凝神起舞。只见剑势越来越快,越来越快,突然飞入高空数十丈,瞬间又如电光下射,惊得观者无不变色。却见裴旻不慌不忙地手持剑鞘沉着一迎,只听铿锵过后,宝剑入鞘,严丝合缝。震惊过后的吴道子,没有食言,略略沉思后就挥毫作画,不久之后,一幅形神皆备的《八十七神仙卷》就呈现在裴旻面前。

吴 家 样

为尊显血脉的高贵及获得民间的声望和支持，唐朝自高祖李渊起，就宣传道家圣人老子为自己的始祖，尊老子为"太上玄元皇帝"。缘于此，道教在整个唐朝都因为来自皇室的尊崇而得到了很大的发展，甚至道教经典也进入了科举考试。

强盛的国力带动了文化艺术的飞跃，道教留在绘画上的烙印也不可避免。唐东西两京——洛阳和长安内国内外名家聚集，风格各异。吴道子在吸收民间和外来画风的基础上，确立了自己的风格——"吴家样"，并将之与宗教艺术相融合，创作了很多道教画作。

道 教 诸 仙 ——《 八 十 七 神 仙 卷 》

吴道子所绘的《八十七神仙卷》就以道教故事为题材，从左到右，描绘了东华帝君、南极天帝和扶桑大帝在侍者、乐队的陪同下，率领神仙、神将、真人、金童、玉女等前去朝谒道教三位天尊的情景。在曲折蜿蜒的廊桥之上，威武的神将们开道和压队，端庄肃穆的神仙们手持幡旗、伞盖、贡品、乐器，簇拥着头戴背光的帝君

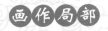

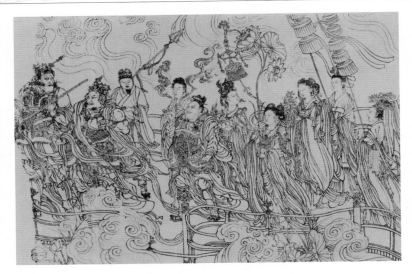

神将和天王

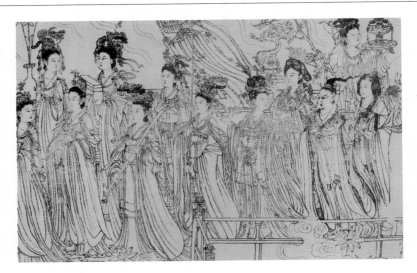

侍者和仙女

伴仙乐浩荡行进；桥下莲花盛开，祥云舒卷。

整幅画卷场面宏大，共有 3 位主神、10 位神将、7 位男仙官、67 位金童玉女。画家用白描手法，将人物焦墨勾线，略施淡彩，自然生动；线条简练优美，气韵生动，意象皆备，意境深邃辽旷，被徐悲鸿赞为"满纸生辉"的"艺术绝品"。画面虽未着色，却借由线条的虚实疏密表现出了强烈的空间感和浓重的色彩感，如行云流水，韵律十足，让观者有一种五彩缤纷的错觉。

白描

中国画技法的一种，指单用墨色线条勾描轮廓或人物而不设色。因为多用中锋直悬的线条勾勒，故最考验画家的功力。其中最为出名的派别有二：一为铁线描，以线条外形状如铁丝而名，代表画家有顾恺之、阎立本、李公麟等；二为兰叶描，因衣纹曲折如兰叶的线条而名，状如莼菜，也称莼菜描，代表画家有吴道子、马和之、马远等。

鎏金舞马衔杯银壶

——盛唐气象的见证

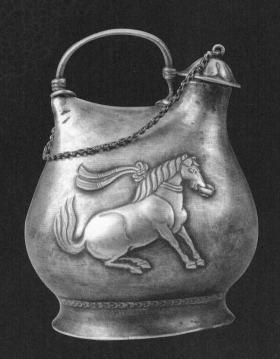

时 代	唐朝
尺 寸	通高 14.8 厘米
重 量	549 克
属 性	酒器
出 土 地	陕西西安南郊何家村窖藏
收 藏 地	陕西历史博物馆
地 位	国家一级文物，首批禁止出国（境）展览文物之一

天宝年间，一年一度的"千秋节"再一次来临。照例，唐玄宗会在与爱妃杨玉环居住的兴庆宫举行一场盛大宴会，用来招待前来朝贺的文武百官、外国使臣和少数民族首领，觥筹交错间会以舞马助兴。

当《倾杯乐》前奏一响起，500匹身披锦缎、颈挂金铃、鬃毛系珠的骏马，就会踏着节拍跃然起舞。乐章奏到高潮，舞马们会跃上三层高的床板，旋转如飞。每到此时，领头的舞马便会衔起地上满酒的酒杯，在唐玄宗前下跪敬酒祝寿。

虽然不是第一次欣赏，但赴宴者们还是痴迷其中。盛况激发了文臣和诗人们的情感，他们纷纷写下由衷的赞美，表达自己对国家强盛的骄傲，对舞马们的喜爱。如宰相张说的"屈膝衔杯赴节，倾心献寿无疆""更有衔杯终宴曲，垂头掉尾醉如泥"，诗圣杜甫的"舞阶衔寿酒，走索背秋毫"，农学家陆龟蒙的"曲终似要君王宠，回望红楼不敢嘶"……

见证
盛唐气象的

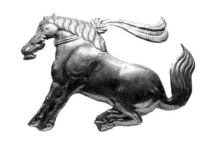

鎏金舞马衔杯银壶——

舞蹈界的"梦之队"

舞马源于西域，随张骞传入汉朝，成为一种深受士大夫阶层喜爱的项目。三国时，"舞马"迷曹植曾精心培养一匹大宛马，使它能迎合鼓点，随律而舞。魏晋南北朝时，来自西域吐谷浑的"青海骢（cōng）"成为豪门新宠。唐时，皇室对于"胡马"的喜爱，极大地扩充了舞马的队伍和表演技巧，参演的马匹越来越多，精彩程度也越来越高。

在唐朝，"舞马"可是一项标准化的贵族运动，连皇帝都会亲自制定和参与培训方案（如唐玄宗李隆基）。不计投入、不限时间的付出自然就打造出了舞蹈界的一支"梦之队"：每一匹马都经过精挑细选，俊朗雄壮，还各有其名；平日里有人精心照料饮食，就连陪它们演出的乐工都是千里挑一的俊美少年，淡黄衣衫，腰系玉带，风采照人。表演时，丝竹之声悦耳，赏目的数百匹舞马行动如一，场面甚是恢宏。高潮时突有驭手单马冲高，旋转如飞；或有力士托榻，舞马其上随乐翩翩。

不仅是马匹会舞，在唐玄宗的宴会上，甚至还能看到犀牛和白象等国外进贡的异兽起舞。它们和其他流传到后世的传奇一样，都成为大唐盛世不可磨灭的注脚。

E 一群被打死的"妖孽"

安禄山起兵后，唐玄宗弃城而逃，这批以"舞蹈"出名的"明星"们被安禄山抢走了几十匹。安禄山想仿效唐玄宗，在自己称帝时看到它们为自己祝寿。然而，人算不如天算，称帝后的安禄山很快被儿子安庆绪谋杀，不久，安庆绪又被史思明所杀。

这批对政局毫无所知的可怜舞马"明星"，流落到安禄山的一名大将田承嗣手中。没有人知道它们辉煌的过去，更没有人见识过它们的"才艺"，悲剧就这么猝不及防地发生了。

有一天，军中来了一支助兴的乐队，训练有素的舞马们听见了久违的乐曲声，不由自主地应节拍跃然起舞。然而，在场的所有人都大惊失色，他们从来没有见过会跳舞的马，这些马肯定是"妖孽"托生，会给他们带来不祥。结果，这批"明星"被活活鞭打至死。自此，盛极一时的舞马衔杯祝寿在历史长河中销声匿迹了。

再现舞马衔杯

1970年10月，在陕西西安何家村的一个基建工

何家村窖藏文物

（均藏陕西历史博物馆）

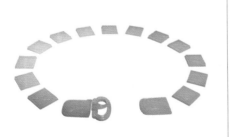
狮纹白玉蹀躞带

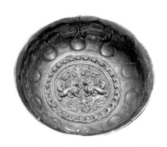
双狮纹鎏金银碗

地上，出土了一批窖藏文物，其中一件银壶上的图案让考古人员眼前一亮：壶腹双侧的舞马高大健壮，长鬃披颈，口衔酒杯，前腿斜蹬，后腿弯曲，马尾上扬，悬结于颈后的彩带流苏飘逸，动感十足。此银壶为北方游牧民族皮囊造型，圈足，整体抛光，局部鎏金；覆莲瓣式壶盖，用一条细银链连接弓形壶柄。出土时足底内墨书"十三两半"，今已不存。

"安史之乱"以后，"舞马"技艺逐渐失传，只见文字不见实物。此壶的发现，成为唯一能证明唐玄宗生日宴会上舞马衔杯祝寿的实物资料。

皮囊壶

契丹族特有的一种壶的样式，因形如皮革缝制的水囊，故名。最初为皮制，用来贮藏水或酒。形式上有带孔和提梁两种，早期壶身较短，下腹鼓肥，形如马镫而称"马镫壶"；中期以后壶身渐高，下腹渐扁平。材制上，有瓷制、鎏金银制、皮制等。

葡萄花鸟纹银香囊

——皇室贵妇们的必备品

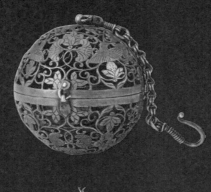

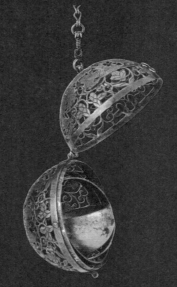

时　代　唐朝

尺　寸　外径 4.6 厘米，链长 7.5 厘米

属　性　熏香器

出 土 地　陕西省西安市何家村窖藏

收 藏 地　陕西历史博物馆

公元 756 年 7 月 15 日，潼关失守后仓皇逃离长安的唐玄宗一行赶到了马嵬驿。多年安逸、奢华的生活早让唐玄宗失去了年轻时的英姿和勇气，亡命路上的种种狼狈，让他只会痛恨安禄山的忘恩贪诈和百官们的贪生怕死。幸好极度郁闷时还有深爱的杨贵妃伴在身边，轻语抚慰，让他觉得日子还有希望。

就在他刚想喘口气时，忽然听到驿站外喧哗异常，侍从惊慌地回报说国相杨国忠被将士们杀了。强压下不安，他微笑着外出安慰军士，没想到将士们半步不退，竟要处死杨贵妃。这不是要他的命吗？贵妃常居深宫怎么可能勾结叛军，他们只不过是怕平安后秋后算账罢了，非要置她于死地吗？时间在僵持中一分一秒地过去，最终是高力士的一句话点醒了他："将士安宁，陛下就安全。"

一条白绫就此结束了国色天香的杨贵妃，苍凄的唐玄宗又踏上继续逃亡之路……

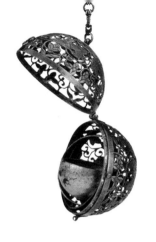

葡萄花鸟纹银香囊——

皇室贵妇们的必备品

唯香囊犹在

757年，安禄山死于其子之手，唐玄宗李隆基从四川返回长安，以太上皇身份居兴庆宫。旧景思情免不了怀念旧人，于是派人去马嵬坡祭悼杨玉环，想把她的尸首带回来好好安葬，但派去的宦官返回后，只为他带回来一个香囊，汇报说贵妃连同当年裹在身上的褥子都腐烂不堪了，"唯香囊犹在"。睹物思人，唐玄宗大哭一场，从此把香囊珍藏在衣袖里，天天带着。又命画工绘制了贵妃的肖像，张挂于别殿日日凝望，最终在愁苦郁闷中病逝于长安神龙殿。

唐朝奢侈品

熏香风俗在中国有着悠久的历史，古人利用香草驱除蚊虫、熏染衣物、净化空气。先秦时期就有佩戴香囊的记载，当时香囊中所使用的香料多为辟芷、秋兰。到了唐朝，太平盛世的繁华及中外交流的频繁，不但让西方的优质香料大量进入中国，还给制作香囊的材质及工艺带来了很大的变化。

盛唐时的长安城是当时中国金银器的制造中心，因此金制和银制香囊得到了唐朝上流社会的青睐，并在相互攀比中技艺更加精益求精。小巧精致的金香囊或银香囊成为当时皇室和贵族妇女争相佩戴的奢侈品，居家、狩猎、出游，必随身携带，除暗香盈袖外，还可以彰显身份。

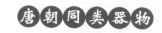

唐 朝 同 类 器 物

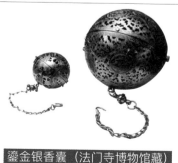

鎏金银香囊（法门寺博物馆藏）

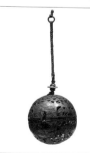

鎏金银香囊（中国国家博物馆藏）

精妙高超的工艺品

鎏金镂空银香囊外观呈球体样，由合页相连的上下两个半球组成，内有两个双轴相连的同心圆机环和一个盛放香料的金盂，大圆机环与外层球壁连接，小圆机环分别与大圆机环和香盂相连。当外球合拢时，由于重力作用，同心圆机环会保证金盂在任何角度的转动情况下，都会保持平衡而不会把香料撒落于外。

这种香球玲珑剔透，转动起来灵活自如，不仅可以置于被褥之中，还可以任意悬挂，也可带在身上，走动时香气透过镂空的寓意吉祥的纹饰自然外散，幽香四溢。香气缭绕中，清晰可见一个王朝的繁盛与奢华。

香囊

用来盛放香料的小袋子。常见以彩色丝线在布或绸上绣制出各种吉祥图案，缝制成大小不一、形状各异的小绣袋，内置具有芬芳香气的花草、中药粉或香料。古时用来提神、防病、辟邪及破除秽恶之气。用来制作香囊的质地种类有丝绸、布料、金、银、玉、石等。

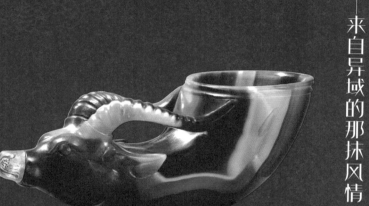

玛瑙兽首杯

——来自异域的那抹风情

时　　代　唐朝
尺　　寸　通高 6.5 厘米，长 15.6 厘米，口径 5.6 厘米
属　　性　酒器
出 土 地　陕西西安何家村窖藏
收 藏 地　陕西历史博物馆
地　　位　国家一级文物，镇馆之宝，首批禁止出国（境）展览文物之一

1982年，围绕香港回归问题，中英双方开始谈判。为打破僵局，9月时任英国首相的"铁娘子"撒切尔夫人访华，在此期间，中国官方安排了一系列的友好活动。当时撒切尔夫人看到了一件国宝，眼睛就立马发出光来，惊叹连连，然后开玩笑地说："如果你们能把这件文物赠给英国，我就让香港早些时间回归中国。"

这件被誉为"抵半个香港"的文物就是陕西历史博物馆的镇馆之宝——兽首玛瑙杯，它出土于1970年10月5日西安郊外何家村的一个工地里。当时的工人在做着铺路前的清理工作，忽然发现前面地面陷了个洞，凑上去一看，里面好像有什么东西。于是，两只陶瓮和一个银罐在此附近先后被发现，打开之后：哇，这是哪位富人偷藏的宝藏，金灿灿的晃花了眼睛……

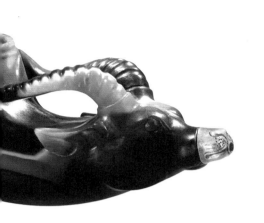

玛瑙兽首杯——

来自异域的那抹风情

E 大 唐 的 酒 文 化

"烹羊宰牛且为乐，会须一饮三百杯。岑夫子，丹丘生，将进酒，杯莫停。与君歌一曲，请君为我倾耳听。"在"诗仙"李白挥洒的笔墨下，人们看到了专属盛唐的大气和豪迈。

由于兼容并蓄的开放式社会风气，本就融入生活的酒文化在经济和文化双重繁荣的刺激下高速发展，成为唐人日常不可或缺的内容。诗词、音乐、书法、绘画、舞蹈、饮食、服饰，无一不与酒相关。除却"国营"的"良酝署"，各式各样的酒肆遍布城镇，多姿多彩的酒旗飘扬得让人眼花缭乱。上至皇亲国戚，下至平民百姓，无一不好酒。为了招徕生意，貌美善舞的胡姬随处可见，别出心裁的下酒菜亦争奇斗艳。就连寺院和边军，都浸润着美酒的醇香。

在唐朝，人们能喝到的酒有：米酒（清酒、浊酒）、果酒（葡萄酒）、配制酒（节令酒、香料酒、松醪酒）。由于酿酒技术的进步，名酒也很多，如郢州富水、乌程若下、河中桑落、剑南烧春、河东乾和葡萄、岭南云溪博罗、宜城九酝等。酒水有称谓，酒具也讲究，甚至到了登峰造极的地步。得益于中外金银匠的交融，金、银、玉成为唐朝酒具制造的常用材质：一来可以点缀宴

同地出土同馆收藏

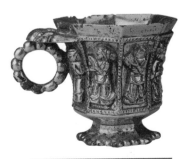

八棱带柄伎乐纹鎏金铜杯

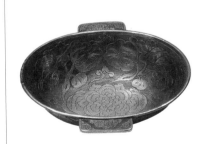

鎏金鸳鸯纹银羽觞

会的豪华，如招待外宾、款待亲朋不能小气；二来用以衬托不同酒的气质，如"葡萄美酒夜光杯""金樽清酒斗十千"。

怪不得，有人感叹，没有了酒的唐朝该多寂寞。

玛瑙兽首杯

这是至今所见唐代唯一的一件红色玛瑙玉雕。杯身呈角形，圆形口，牛形兽首，兽嘴镶金，圆睁的双目炯炯有神。头顶一双羚羊大角，螺纹清晰自然。美酒从杯口注入，经鲜润可爱的玛瑙，从兽嘴流出，晶莹瑰丽。

这块缠丝玛瑙以深红色、淡红色为主调，中间夹有一层淡白，纹理细腻，层次分明；兽角的雕刻运用玛瑙的天然俏色，上红下白，表现出羊角般的质感。惟妙惟肖的兽头是整器的点睛之作，粗壮有力的兽角凝结着力量与生命，形神毕肖的双眼透着窥探后的思索，动静相宜，异常可爱。

来源之谜

关于这件造型独特的玛瑙兽首杯产地，学术界一直存在争议。但它类如西方"来通"（希腊语）酒具却毫无疑义，这种酒具是用来向神致敬的，在中亚、西亚十分常见。

有人认为它是由作为文化交流的使者从西域带入中原的，因为西域多产缠丝玛瑙；有人说它是大康国（今乌兹别克斯坦撒马尔罕地区）在开元十六年（728年）进贡的，《旧唐书》中有载；也有人从工艺上看，认为出自居住在长安的中亚或西亚工匠之手，或是唐代工匠学习外来工艺后的杰作。

何家村唐代窖藏

指的是1970年10月在陕西西安何家村出土的窖藏文物，一共出土文物1000多件，包括金银器皿271件，银铤8件，银饼22件，银板60件，金、银、铜钱币466枚，玛瑙器3件，琉璃器1件，水晶器1件，玉带10幅，玉臂环1对，金饰品13件，另有金箔、玉材、宝石等物。这批珍宝制作工艺代表了唐代的最高水平，呈现出了浓重的多文化因素。

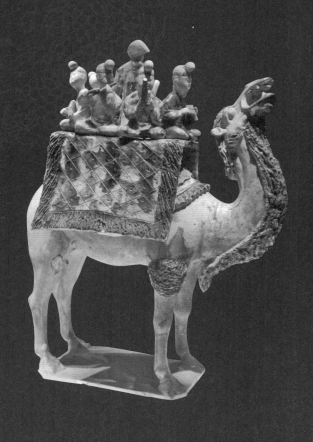

三彩骆驼载乐俑

——一张丝路巡回乐团的演出照

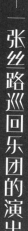

时　　代　唐朝

尺　　寸　通高 58 厘米，长 41 厘米

属　　性　明器

出 土 地　陕西省西安市西郊中堡村唐墓

收 藏 地　陕西历史博物馆

地　　位　国家一级文物，镇馆之宝，第三批禁止出国（境）展览文物
　　　　　之一

在整个 20 世纪之前，无论是历史文献还是民间传说，都鲜有唐三彩的消息。1905 年陇海铁路洛阳路段修建时，在洛阳北邙山意外发现了一批唐代古墓，墓里出土了很多以前没见过的鲜艳陶器。当它们中的一些在北京古玩市场出现时，虽然引起了一些学者的重视，但更多的还是流失到了海外各大博物馆。

中华人民共和国成立后，随着大批基建项目的上马，出土了更多的类似陶器，它们被称为"唐三彩"，人们也开始研究它们自宋末元初就已经失传的制作技艺。1959 年 6 月下旬，从西安西郊中堡村发现的土洞唐墓中出现了一批唐三彩，里面的人、马俑及其他生活用具无不精致有加，极富生活情趣。其中的一件三彩骆驼载乐俑，以其浓郁的浪漫主义色彩、逼真写实的形象而引起轰动，继而蜚声国外，被誉为"中国唐三彩俑中的压卷之作"……

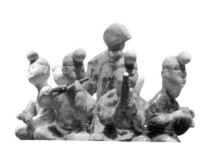

三彩骆驼载乐俑——
一张丝路巡回乐团的演出照

繁华丝路的主角

汉朝开通的丝绸之路到唐时已是另一番景象。由于东西方经济文化交流的频繁，海陆两条丝绸之路更为繁忙和热闹，陆上丝路沿着天山南北形成了东西交往的北、中、南三条基本干线。无数不畏艰险的使者、不怕奔波的商人、心志坚韧的僧侣、吃苦耐劳的迁徙者，借着骆驼或马匹，穿越茫茫沙漠和草原，为大唐盛世的繁华做出了不可磨灭的贡献。

丝绸之路上的重要交通工具——骆驼，尤其是双驼峰的大夏驼，在运送士兵、驮运商货时表现出来的实用性和安全性，受到了唐朝人的深度喜爱。除西域小国进贡外，唐朝人还通过贸易和战争增加着骆驼的数量，以至骆驼的身影在交通、商业、战役、诗词、绘画、手工品、随葬品中无处不在。

屋 "胡风" 震荡

唐朝时，西域沿途及各种西亚、中亚诸国的商人、工匠、艺人纷至沓来，他们带来了异域的音乐舞蹈、饮食及器皿，期望在长安城里实现自己的梦想。据《唐六典》记载，8世纪时唐王朝已经与周边300多个国家、部落和民族建立了友好、广泛的关系，84平方千米的长安城内云集了4000多户来自世界各地的异域人，他们被唐人统称为"胡人"，久居长安，遍布了当时社会的各个阶层，从事着各种职业，为唐朝"胡风"的盛行起到了很重要的推动作用。

在当时的唐人生活中，胡风印迹深深烙印，自皇室到民间，男男女女都喜欢穿胡装、食胡食、说胡语、听胡乐、看胡舞、学胡俗，外来事物的新奇刺激，无一不成为时尚潮流。

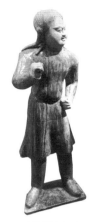

三彩牵马俑
（甘肃省博物馆藏）

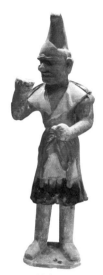

三彩牵骆俑
（甘肃省博物馆藏）

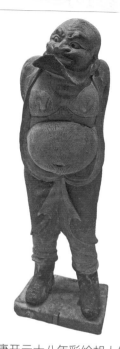

唐开元十八年彩绘胡人俑
（甘肃庆城县博物馆藏）

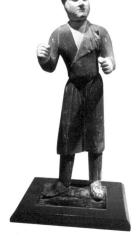

唐彩绘驼夫木俑
（新疆维吾尔自治区博物馆藏）

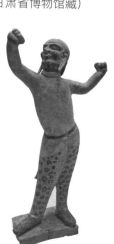

唐开元十八年彩绘胡人俑
（甘肃庆城县博物馆藏）

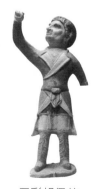

三彩胡俑首
（甘肃灵台县博物馆藏）

173

千年前的 "巡回乐团"

盛唐当初的勃勃生机和激情，凝固在流传后世的三彩器中，成为一部活生生的唐朝生活百科。人俑、动物俑、生活用具、居室建筑，囊括了唐朝社会生活的各个层面，真实而鲜活地展示出唐朝人特有的精神面貌和艺术风采。

三彩骆驼载乐俑无疑就是一支凝固了千年时间的"巡回乐团"。丝竹之中，一场专属丝路的音乐盛宴正在进行：这支由 8 人组成的流动乐团以驼背为舞台，专心于自己的演奏。头戴软巾、身穿窄袖长袍的 7 名男乐

同地出土同馆所藏

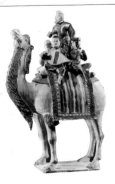

三彩骆驼载乐俑

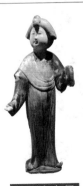

三彩女立俑

人盘腿朝外，手持笙、琵琶、排箫、拍板、箜篌、笛和箫，中间1名环发高髻、体态丰腴、窄袖长裙的女乐人正翩翩起舞。听到尽兴处，连骆驼都忍不住摇头晃脑，张口嘶鸣。乐团诸人则姿势各异，神情专注，皆为美妙音乐所陶醉。

这支烂漫、和谐的乐团由汉人所组，他们持胡人乐器，跳的是流行于唐开元天宝年间的"胡部新声"舞蹈。胡部新声传自河西少数民族地区，有别于纯粹的胡舞，在长安风靡一时。在漫漫丝路上，他们用歌舞融合百态，见证繁华，诉说辉煌。

唐三彩

一种低温铅釉陶器，始于南北朝，在唐朝因厚葬之风而达到鼎盛。釉彩有黄、绿、白、褐、蓝、黑等色，而以黄、绿、白三色为主而名。按造型分，可分为生活用具、模型、人物、动物四大类，动物中以马和骆驼居多，人物以宫廷侍女常见，釉色艳丽，造型生动。唐三彩以河南洛阳地区出土的唐三彩数量最多，质量最佳。

图书在版编目（CIP）数据

我们是历史：藏在国宝背后的故事：共 4 册 / 陈晓
敏著. —北京：北京理工大学出版社，2021.5

ISBN 978 – 7 – 5682 – 9128 – 6

Ⅰ.①我… Ⅱ.①陈… Ⅲ.①文物—介绍—中国
Ⅳ.①K87

中国版本图书馆 CIP 数据核字（2020）第 192665 号

我们是历史：藏在国宝背后的故事

出 版 发 行 / 北京理工大学出版社有限责任公司

社　　　址 / 北京市海淀区中关村南大街5号

邮　　　编 / 100081

电　　　话 / （010）68914775（总编室）

　　　　　　（010）82562903（教材售后服务热线）

　　　　　　（010）68948351（其他图书服务热线）

网　　　址 / http://www.bitpress.com.cn

经　　　销 / 全国各地新华书店

印　　　刷 / 雅迪云印（天津）科技有限公司

开　　　本 / 880 毫米 × 1230 毫米　　1/32

印　　　张 / 22

字　　　数 / 334 千字

版　　　次 / 2021 年 5 月第 1 版　2021 年 5 月第 1 次印刷

审　图　号 / GS（2020）5358号

定　　　价 / 168.00元（共 4 册）

责任编辑 / 田家珍

文案编辑 / 申玉琴

责任校对 / 刘亚男

责任印制 / 李志强

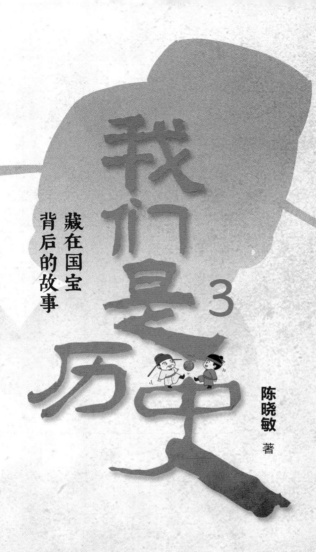

我们是历史

藏在国宝背后的故事

3

陈晓敏 著

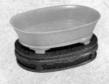

北京理工大学出版社
BEIJING INSTITUTE OF TECHNOLOGY PRESS

序

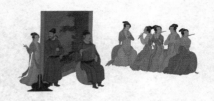

　　旅行，已经成为现代人生活不可或缺的一部分。去一个地方旅行时，因为陌生，好奇心会使人们不断地追寻，这是为什么，那是为什么。如何能够快速又深入地了解一个地方，最好的办法莫过于去当地的博物馆。因为每一座博物馆所收藏的历史文物，最能够代表一个时期的审美情趣和历史价值。每件文物背后一定会有一段精彩的故事，每段故事就是一段历史。历史是什么？历史就是时间累积，也是时间的记忆。每个人、每个家庭、每个乡村、每座城镇、每个国家，都有着独一无二的历史。因而一个国家的历史就是一个国家的记忆。我们都知道如果一个人记性不好，做事无序，就会影响他的人生。同样，一个国家不善于总结分析历史，在当下就会犯错误，所以才会有"读史使人明智"的说法。最重视历史的国家非中国莫属，中国从商代开始就有了专门的史官。因此，中国的历史资料也是最多的，仅一套"二十四史"就有四千万字，可谓浩如烟海，汗牛充栋。所以才会有"不读中国史，不知中国的伟大"的说法。

　　天地玄黄、沧海桑田，中国万花筒般的历史，色彩斑斓、千变万化。中国古人以无穷的智慧将中国千万年的历史浓缩在一件件文物之上，那些距今几千年甚至几万年的历史文物，它们曾是当时人们物质生活中不可或缺的生活用具。这些器物以它的形象、性能、用途、制作方法，等等，从不同的侧面忠实地记录了中华民族的历史。中华文明在历史长河中，创造了丰富而灿烂的历史文化，但是随着

时间的推移，我国原有的传统文化大量沉寂成了博物馆养在"深闺"的没有生命的"化石""睡美人"。针对这一情况，习总书记提出了"让收藏在博物馆里的文物、陈列在广阔大地上的遗产、书写在古籍里的文字都活起来，让中华文明同世界各国人民创造的丰富多彩的文明一道，为人类提供正确的精神指引和强大的精神动力"的观点。由此，博物馆人改变工作思路，让更多有故事的藏品走到了前台，古朴典雅的瓷器，沧桑厚重的青铜器，栩栩如生、气韵浑然天成的书画作品，不仅让人们感受到了文物本身的魅力，而且感受到了千年中国传统文化的力量。岁月失语，唯物能言。

《我们是历史：藏在国宝背后的故事》以全新的视角解读五千年中国史。本书带领读者穿越古今王朝，探访先贤智者，重点讲述国宝背后鲜为人知的故事和曲折经历。在引人入胜、跌宕起伏的故事中，探寻中华文化魂魄，让读者置身其中，领略中华文化的价值与魅力。

从头骨化石到宋元明清的器物，从江南水乡到草原大漠，用文物讲述历史，用文物梳理钩沉中华文化，厘清中华文明独特的审美、发展脉络和价值观，为更多青少年、历史文物爱好者揭开文物神秘的面纱，打开历史探索之门。此书摒弃了"长篇论述""晦涩难懂的专业术语"，以短小的篇幅适应新时代文化传播特征，让繁忙的现代人通过碎片化的时间，可以"快速充电"，让更多人了解中华文化之源，在不知不觉间读懂中国五千年文明史，增强文化自信心，自觉传承中华优秀传统文化。

中国社会科学院民族学与人类学研究所研究员
契丹文字专家　　刘凤翥

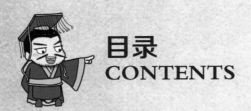

目录
CONTENTS

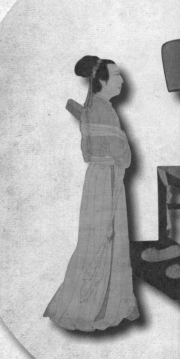

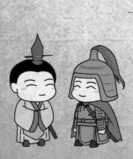

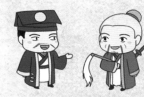

螺钿紫檀五弦琵琶

——飞天所持的人间神品

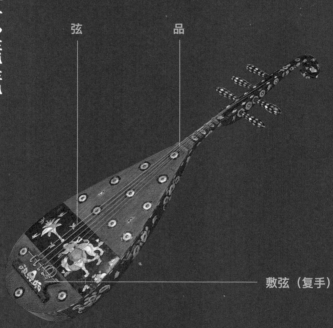

弦

品

敷弦（复手）

时　　代　唐朝
尺　　寸　长 108.1 厘米，最大腹宽 30.9 厘米
属　　性　乐器
收 藏 地　日本宫内厅正仓院北院
地　　位　世界唯一五弦琵琶，正仓院北仓宝库第一名品，御物等级文物

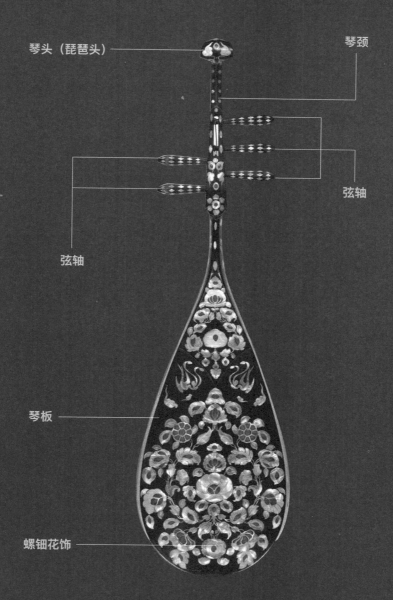

琴头（琵琶头）

琴颈

弦轴

弦轴

琴板

螺钿花饰

天平胜宝八年（756年）6月，日本第45位天皇——圣武天皇驾崩，悲伤的光明皇后时常去东大寺的卢舍那佛前长跪。天皇生前和她仿效邻国大唐武则天创建大云寺，以举国之力造了大佛，为国为民祈福。虽然天灾人祸不断，但他们都平安地度过了，如今天皇走了，他一定会前往卢舍那佛的华藏世界里安住。为了让圣武天皇尽快去往极乐世界，光明皇后决定向东大寺卢舍那佛奉献皇室600多件宝物……

2019年10月14日，东京国立博物馆以奈良东大寺内正仓院宝物为中心，举办了一场盛大的展览。一千多年前光明皇后捐献的那批宝物就在其中，被人称为"史上最强的正仓院展"。而正仓院北仓宝库第一名品——精美绝伦的唐朝螺钿紫檀五弦琵琶赫然在列，它在盛唐时随日本遣唐使传至东瀛，深受日本圣武天皇珍爱。要知道，它在世人面前露面的机会屈指可数……

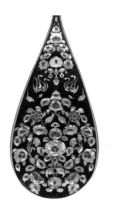

飞天所持的人间神品

螺钿紫檀五弦琵琶——

F 琵琶的盛衰

琵琶原称"批把",是指在马上弹奏的乐器,前弹为批,后挑为把,故名。在中国已有两千多年的历史,属于北方少数民族使用的弹拨弦鸣乐器。古时,人们把敲、击、弹、奏都称为鼓,称当时的游牧民族在马上弹琵琶为"马上所鼓"。

秦时琵琶就已出现,圆形,长柄,四弦。汉时由于丝绸之路的开通,西域的乐人通过丝路,把源于古印度的五弦琵琶引入中国。从南北朝到隋唐的五百多年间,五弦琵琶非常盛行,并进入宫廷,成为诸多乐宴之中的

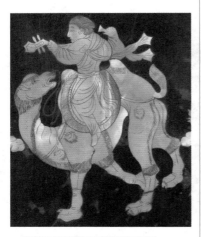

螺钿骑驼人抚弹琵琶图

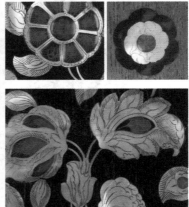

螺钿花卉

主要乐器。

唐朝是中国琵琶发展的高峰时期，上至宫廷乐队，下到民间演唱，琵琶都处于领奏地位。得益于此，琵琶从演奏技法到制作构造上也都有了变化：演奏时由横抱改为竖抱，手指轮拨也替换了原来的拨子弹挑，左右手指法都有变化；颈部变曲加宽，下部共鸣箱由宽变窄，音位由四个增至十六个。这一时期，出现了很多优秀的琵琶演奏者和乐曲。

宋朝以后，出于对风头正盛的游牧民族的戒备心理，琵琶失去了宫廷的支持，弹奏技艺逐渐失传，五弦琵琶逐渐被构造大致相同的四弦琵琶所替代。现今，只能在敦煌壁画上看到飞天弹奏此种乐器，世上仅存的一把五弦琵琶，即现存于日本东大寺正仓院的螺钿紫檀五弦琵琶。

东大寺正仓院

建于公元 8 世纪中期的东大寺，位于日本奈良市杂司町，由圣武天皇下令敕造，为华严宗的大本山。圣武天皇过世后，光明皇后为悼念丈夫，在东大寺的一个角落，建了一所称为"正仓"的建筑，用来安放丈夫的遗物。几个正仓集中在一起被称为"正仓院"。"正仓院"遂成为保管寺院和皇室财产的仓库。

正仓院现在由日本内阁府宫内厅管理，收藏的圣武天皇和光明皇后遗物共有 9000 余件，含家具、乐器、玩具、兵器和服饰等，里面的精品不仅出自日本本土，还有从中国唐朝、朝鲜半岛新罗、伊朗、印度、罗马、埃及等地而来的文物，甚至有人赞誉说它就是"丝绸之路的终点"。

奈良时代，正逢唐朝全盛，这期间日本有过两次特大规模的遣唐使，一次是 733 年到 734 年，另一次是

752 年到 754 年，鉴真东渡正是在那个时候。因为对唐朝的追捧及鉴真东渡弘法的影响，正仓院收藏了数百件盛唐艺术珍品，绝大部分是世上仅存的孤品。正因为如此，它被认为是迄今保留唐朝艺术品最全面、最丰富、最有价值的宝库。

 绝世孤品

　　紫檀色调深沉，大方美观，一直被视为木中极品，

同仓收藏

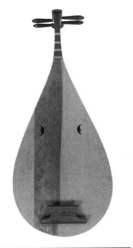

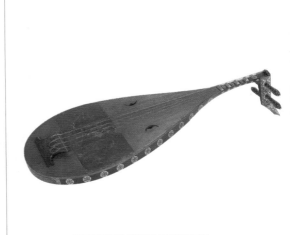

紫檀木画槽琵琶（背面）　　　　　紫檀木画槽琵琶（正面）

故有"一寸紫檀一寸金"的说法。以紫檀木打造器物的记载始于唐代。

螺钿紫檀五弦琵琶以紫檀为主体，以榉木为腹板，梨形音箱，直项，置五弦。琴轸分列琴头两侧，左三右二，通身镶嵌螺钿，并嵌螺钿骑驼人抚弹琵琶图。腹面杆拨处还贴以玳瑁薄片，背面镶嵌宝相花纹。整器经由工匠的精心打磨、雕刻、抛光，泽如翡翠，华贵大方。

螺钿

"螺"为湖海之中的螺蚌壳，"钿"则指将金、银、宝石等镶嵌在器物上作为装饰的工艺，是中国特有的一种传统艺术。"螺钿"就是将螺壳与海贝（主要是夜光贝）磨制成人物、花鸟、几何图形或文字等薄片，根据画面需要而镶嵌在器物表面。这种工艺最早源于商朝漆器，唐朝时非常成熟，明朝多用于漆器，清朝达到鼎盛，广泛用于家具装饰。

《祭侄文稿》
——『安史之乱』的国仇家恨

宣和书谱颜真卿祭侄季明文。知在钱塘，传闻数年。辛丑岁，因到江浙，得於鲜于家。诸公聚观，以为在世颜书中第一。

（朱文"张晏私印"一枚）

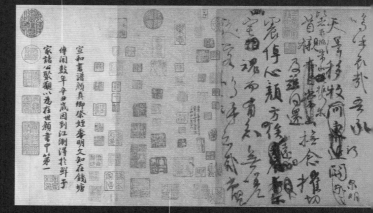

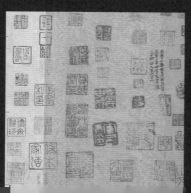

据记载，《祭侄文稿》曾被北宋内府收藏，元朝人张晏、鲜于枢，明朝人吴廷，清朝人徐乾学、王鸿绪亦收藏过，入清宫后，珍藏在内府里。

乾隆皇帝在七十岁时所用的"五福五代堂古稀天子宝"之印。

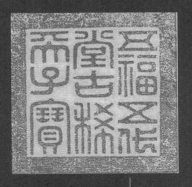

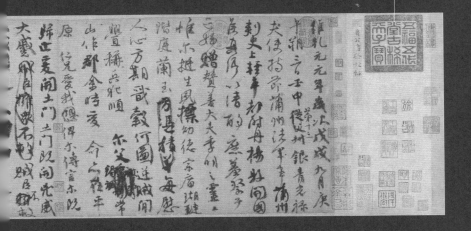

时　　代　唐肃宗
尺　　寸　纵 28.2 厘米，横 72.3 厘米
属　　性　祭文
收 藏 地　台北"故宫博物院"
地　　位　天下第二行书、镇馆之宝

公元 8 世纪的前半期，世界格局没什么大的变化，全盛时期的阿拉伯帝国与大唐帝国在中亚的怛罗斯发生了一次碰撞，这是当时世界的两大超级帝国的第一次直接交锋，以唐军的失败而告终。

不久之后，"安史之乱"爆发，导致唐帝国全面退出西域，阿拉伯帝国趁机控制了中亚及一部分西域。这场突如其来的浩劫中断了唐帝国盛世繁华的历程，使其被迫进入没落之路。这个世纪下半期，极盛的阿拉伯帝国也慢慢停止了对外扩张的脚步。

在北亚，回鹘汗国占尽突厥故地，称霸草原；南亚的印度境内，三国争霸越演越烈。而西欧的加洛林王朝在查理曼大帝的统治下，开启了征服欧洲的步伐。

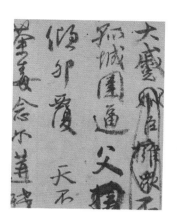

《祭侄文稿》——"安史之乱"的国仇家恨

E "安史之乱"的硬骨

公元755年,身兼范阳、平卢、河东三镇节度使的安禄山,率兵15万,以"忧国之危"、奉密诏讨伐杨国忠为借口起兵范阳,一场导致唐朝由盛而衰的"安史之乱"爆发。当时平原太守颜真卿与镇守常山的堂兄颜杲(gǎo)卿,誓要一起抵抗叛军。

756年,跟随安禄山一起反叛的史思明攻打常山郡,颜杲卿求救未果,只得率众人坚守城池,昼夜防守,终因寡不敌众,与儿子颜季明一同被俘。因誓死不降,导致颜家30余口人大多被虐杀。两年后,颜真卿才找回

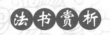
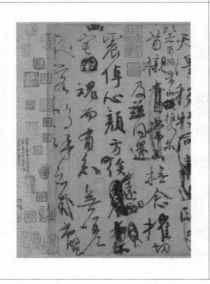

侄子颜季明的头骨。当他用双手捧着侄儿的遗骸时，悲痛欲绝。堂兄一家的风骨让他骄傲，但就义时的惨状又让他愤慨，泪水之中，他疾书而就《祭侄文稿》。

🄴 以死明志

颜真卿（709年—784年），字清臣，今陕西西安人，出身于世家望族，以书法和文学显闻。他自幼文思聪慧，书法精妙，师从张旭，擅长行书和楷书。其正楷端庄雄伟（"颜体"），行书气势遒劲，对后世影响很大。

颜真卿一生刚正不阿，为官清正，曾经因为得罪权臣杨国忠而被贬出京城。"安史之乱"时，面对国难，他挺身而出，力抗叛军。783年，叛将淮西节度使李希烈攻陷汝州，朝廷派颜真卿去叛军营中传达朝廷旨意，他没有推辞，不顾阻拦毅然前往。面对李希烈的威逼利诱，他不肯投降，最终被缢杀。消息传回，三军痛哭，唐德宗为此废朝五日。

🄴 《祭侄文稿》

《祭侄文稿》为行草，是颜真卿情绪难平时所写，舛错之处很多，时有涂抹，然而丝毫没有影响它成为中国书法的又一座高峰。全稿共234字，又涂抹34字，合计268字。追叙了常山太守颜杲卿父子一门在安禄山叛乱时，挺身而出，坚决抵抗，以致"父陷子死，巢倾卵覆"、取义成仁之事。侄子颜季明往返于常山、平原之间，为他和堂兄传递消息，使两郡联结，共同效忠唐室。其后常山郡失陷，侄子横遭杀戮，归葬时仅存头颅。

在极度悲愤之下，此幅字写得凝重峻涩却又神采飞动，行笔忽慢忽快，字与字之间似断还连笔，行文或细筋盘行，或铺毫直下，跌宕多姿，奇趣横生。末尾几行，由行变草，迅疾奔放，一泻而下，气势磅礴，读之撼魂震魄。

颜体

指唐代书法家颜真卿独有的字体风格，他和柳公权合称为"颜柳"，有"颜筋柳骨"之称。"颜体"是针对颜真卿的楷书而言的，其正楷端庄雄伟，结构方正，笔画横轻竖重，笔力雄强圆厚，气势雄浑。他的书法风格成为盛唐气象的鲜明标志之一。

大秦景教碑

——包容国风下的宗教自由

时　　代　唐德宗

尺　　寸　通高 279 厘米

属　　性　碑刻

出 土 地　陕西西安城西

收 藏 地　陕西西安碑林博物馆

地　　位　国家一级文物，镇馆之宝，首批禁止出国（境）展览文物之一，
　　　　　世界四大名碑之一

公元 635 年，当历经跋涉、风尘仆仆的阿罗本终于
到达长安，望着热闹非凡的街道时，禁不住湿了眼
眶。这个以坚毅和自律著称的叙利亚人身负传教的神圣使
命。当时中亚地区的动荡不安对大唐王朝通往欧亚各国的
丝路来说，是一个隐患，敏感的他很快就抓住了这个契机，
决意前去长安面见唐太宗，为景教在中国的传播寻求皇室
的支持。

在国风包容的唐朝，名声良好的他很快就联系上了身
居要职的西域人士，再经长安城内高级别官员的引荐，顺
利地达成了愿望。

让他意外的是，唐太宗非常重视这件事，不但亲派宰
相房玄龄接他入城，还安排了隆重的接待礼节。这之后，
胸怀宽广的大唐天子亲自聆听了他的宣讲，翻阅了他携带
的经书，允准他和他的随从留下传教，为方便他们翻译经
书，还派人协助兴建大秦寺。自此，景教在中国进入了
150 年的快速发展时期。

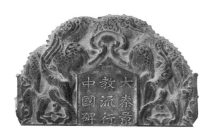

大秦景教碑——包容国风下的宗教自由

E 被洋人惦记上的石碑

明天启三年（1623年），陕西西安郊外的一群农民正在挖地基建房子，没想到无意中挖出了一块巨大的石碑。清理干净后，人们发现，这块石碑可不简单：上面密密麻麻写满了字，还夹杂一些难以分辨的神秘数字；就碑头上的"大秦景教流行中国碑"几个字很清晰。

没多久，这个消息就传遍了村里村外，很多西方传教士都跑来看，还争相拓片，甚至还把拓片译成拉丁文寄回欧洲母国。听他们说，这碑身上刻的是波斯文字，是唐朝的遗物。这一来，可就有不少洋人动起了歪脑筋，使了不少暗招想把这块石碑偷走。村民们不喜欢这些起了坏心的西洋传教士，怕他们真把碑偷走了，就秘密把它运到附近的金胜寺，交寺僧保管。在金胜寺，它安安稳稳地留存了几百年，直到清末，被移至西安碑林。

▐E▐ 大秦景教

"大秦"是古中国对罗马帝国及近东地区的称呼，汉时开通的丝绸之路中，罗马是西方的终点。公元5世纪初，叙利亚人聂斯托利在波斯立教，不久，出任君士坦丁堡大主教。由于他认为耶稣既具神性又有人性，而被基督教教会革除职务，驱出教会，他创立的教派也被定为异端。受此影响，他本人也被东罗马皇帝逐出国境，客死埃及。他的追随者在他死后逃至波斯，得到波斯国国王的保护，成立了独立教派，更名为"亚述教会"，又称"迦勒底教会"，以中亚地区为中心进行宣教。

7世纪初，聂斯托利派传入中国，被称为"景教"，意即"正大光明之宗教"。自唐太宗之后的历代君主对于景教都很宽容，直到9世纪时唐武宗灭佛时受到牵连。最盛时，景教在唐朝"法流十道""寺满百城"，不少景教教徒还在朝廷和军中担任要职。

781年，由长安地区景教主教伊斯出资，教徒景净撰文，朝议郎前行台州司士参军吕秀岩书写，大家一起在大秦寺中立了一个"大秦景教流行中国碑"，详细记述了景教在中国的流传经历。此碑历经一千余年，是中西文化交流及早期基督教传入中国的最早和唯一见证物。因其独特的历史地位，与大英博物馆埃及罗塞塔碑、法国巴黎卢浮宫的摩押碑和墨西哥国家博物馆的阿兹特克授时碑并称为"世界四大名碑"。

大秦景教流行中国碑

该碑石灰岩质地，上为螭首，碑额处刻祥云和莲台托着一个十字架，上以楷书刻"大秦景教流行中国碑"。中为碑身，共刻有1780个楷书汉字，讲述了景教的教义及传入中国的过程和发展，还歌颂了在朝中任职的伊斯对景教传播的贡献。碑侧及碑身下部刻有七十余个叙利亚文字的景教僧名及其职称。碑下为托碑神兽赑屃（bì xì）。

845年，唐武宗灭佛时，景教池鱼遭殃，此碑被景教徒埋入地下，自此沉睡。直到700多年后重见天日，被移置金胜寺（唐代称崇圣寺）。清末战乱，金胜寺不存，碑石暴露旷野多年。1907年，丹麦记者何乐模（Frits V.Holm）密谋盗碑失败，陕西巡抚曹鸿勋将原碑入藏西安城内碑林。

三夷教

这是对隋唐时期的三大外来宗教祆（xiān）教、景教和摩尼教之称。祆教，源自波斯（发源地约在今伊朗），原名叫"索罗亚斯德教"，以其先知命名，因崇拜火被称为"拜火教"。祆教虽得到唐政府官方认可，但明令禁止汉人信仰。景教是基督教的聂斯托利派在中国的称呼，唐武宗灭佛后，景教在唐朝逐渐绝迹。摩尼教，由公元3世纪中叶波斯人摩尼所创立，它更为人所知的一个名字为"明教"。唐玄宗时受到压制，但"安史之乱"后借回纥力量在唐朝境内再次兴盛，唐武宗灭佛后受到打击而分化。

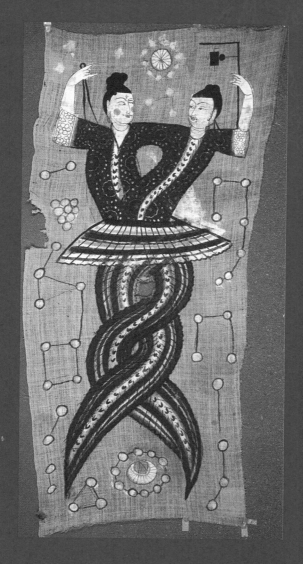

伏羲女娲图

——墓室里的小宇宙

时　　代　唐朝
尺　　寸　纵横长度不一
属　　性　绢画或麻布画
出　土　地　新疆阿斯塔那古墓群
收　藏　地　新疆维吾尔自治区博物馆

20世纪，新疆吐鲁番的阿斯塔那古墓群经历了一场劫难。一批不怀好意的陌生人以探险的名义蜂拥而至，不但惊扰了它们一千多年的沉睡，还把深埋地下、保存完好的珍宝也费尽心思地盗走。这些疯狂的面容中有英国人斯坦因、俄国人科兹洛夫、德国人勒科克及日本人橘瑞超。仅斯坦因一人就盗劫了 323 大箱文物，据说在中国和中亚境内累死的骆驼就多达 300 多头。

目前，印度新德里、法国巴黎、英国伦敦、俄罗斯圣彼得堡、德国柏林、瑞典斯德哥尔摩、日本东京、美国堪萨斯等地的 12 个国家博物馆均收藏着吐鲁番的古代文物。

从 1959 年 10 月开始，中国开始组织自己的考古学者，有计划地先后 14 次对阿斯塔那古墓进行抢救性发掘，共清理墓葬 456 座，出土了上万件珍贵文物。2019 年年初，中央电视台《国家宝藏》第二季推出了阿斯塔那古墓群中出土的《伏羲女娲图》，只见在一个充满神秘风情的土地上，中国古代神话中的人类始祖伴着日月星辰冉冉升空……

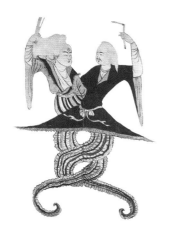

伏羲女娲图——

墓室里的小宇宙

古高昌

古高昌位于今新疆吐鲁番市高昌区东南，是古时西域交通枢纽，也是古代新疆政治、经济、文化的中心之一。公元439年，北魏拓跋焘率军围攻姑臧（zāng，今甘肃武威市凉州区），沮渠牧犍（qián）出降，其弟沮渠无讳逃亡至高昌称王。460年，柔然攻破高昌灭北凉，立阚（kàn）伯周为高昌王，定都高昌城，自此，吐鲁番盆地进入以汉文化为主体的古高昌时期。此后，高昌先后经历了张孟明、马儒、麴（qū）嘉为王时期，直到640年被唐朝所灭，置高昌县，后归安西都护府管辖，"安史之乱"时被回鹘侵占。

630 年，原依附于西突厥的高昌不堪保护者的频繁内乱，决定另寻他主。为显诚意，高昌王麴文泰亲自到长城觐见唐太宗，受到了盛情款待。然而两者的"蜜月期"并没有持续太久，在稳定下来的西突厥支持下，翻脸的麴文泰不但阻断了丝绸之路，截留他国贡品，还联合西突厥攻打归附唐朝的西域小国。得知消息的唐太宗震怒异常，果断派大军远征高昌。640 年年初，当唐朝军队到达时，西突厥援军不战而逃，原本心存侥幸的麴文泰惊恐而死，其子投降，高昌并入唐朝，改名西州（治所高昌）。

E 伏羲女娲图

在新疆阿斯塔那古墓群出土的文物中，有很多上宽下窄的绢或麻布画，上面绘制着大同小异的伏羲女娲图。它们多出自夫妻合墓，用木钉钉在墓室顶部，画面朝下，正对墓主，仅有少数折叠包裹放在死者身旁。

从图上看，这些伏羲女娲图都遵循着古时男左女右的画法，伏羲、女娲两人皆人面蛇身，上身相拥，相互凝视；伏羲持矩，女娲持规，天圆地方，矩规定世；两人下身蛇尾相交，尾部内勾；他们头顶日，尾悬月，

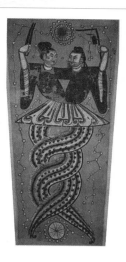

伏羲女娲图（新
疆维吾尔自治区
博物馆藏）

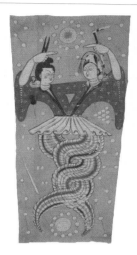

伏羲女娲图（新
疆维吾尔自治区
博物馆藏）

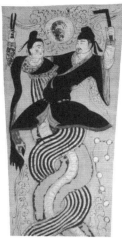

伏羲女娲图（新
疆维吾尔自治区
博物馆藏）

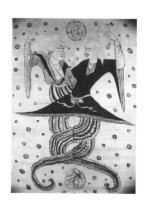

伏羲女娲图（新疆维吾
尔自治区博物馆藏）

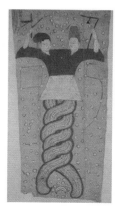

伏羲女娲图（北京
故宫博物院藏）

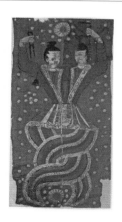

伏羲女娲图（韩国
中央博物馆藏）

二十八星宿散落其周围，彗星闪烁，显示了茫茫宇宙的辽阔，人类始祖阴阳相合，高浮其中，神圣而崇高。

据考证，伏羲女娲图始现于麴氏高昌王朝时期，唐时尤其盛行。从墓主人大多是汉人来看，它们就像墓主人为自己营造的一个小宇宙，表达了背井离乡、生活在高昌地区的汉民溯古求源、渴望再生，祈求与神明沟通的愿望。

🄴 始 祖 传 说

伏羲，华夏民族人文始祖、三皇之一，是中国文献记载最早的创世神和男性始祖，他仰观天象定历法，俯视大地察规律，制八卦通神明。女娲亦为华夏民族人文先始，中国上古神话中的创世女神，抟土造人、炼石补天。

伏羲和女娲被视为中华民族的祖先并受到崇祀，有关他们的传说，流传的地域极为广泛。汉时，伏羲、女娲以创造日月万物的造物主和繁衍人类的先祖而成为华夏黎民共同信奉的神祇（qí）。人们相信，人类是由伏羲和女娲兄妹结婚而来，他们教会了人类制作工具、种植耕田、渔猎畜物、天象预测等，又制定了天文历法和婚丧嫁娶等制度。湖南长沙马王堆汉墓出土的 T 字形帛画，是迄今所知最早的与伏羲女娲有关的图像。两人人首蛇身的造型，源于我们祖先的蛇图腾，这与后来的"龙文化"一脉相承。

伏羲女娲形象在汉至唐时屡见不鲜，甚至随着丝绸之路传播到远离中原统治中心的地方。1983年联合国教科文组织的《国际社会科学》杂志试刊号就以新疆吐鲁番出土的伏羲女娲画为首页插图，题名为"化生万物"，因为画所表现的形状与人类生物遗传结构——脱氧核糖核酸分子的双螺旋结构相似。

阿斯塔那古墓群

位于中国西北部新疆维吾尔自治区的吐鲁番市，是西晋至唐代高昌城居民的公共墓地，葬入的以汉人为主，同时有车师、突厥、匈奴、高车以及昭武九姓等少数民族。这里长眠的既有达官贵族、威武将军，也有平民百姓、下层兵士。出土文物涉及高昌城居民政治、经济、文化、军事等各个方面，因而被当今学者称为"高昌的历史活档案，是吐鲁番地区的地下博物馆"。

敦煌星图

——唐朝时的那片星空

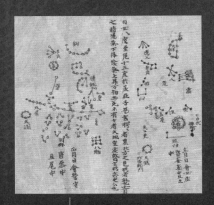

每月星图之间的文字说明了太阳所在位置的十二次起点和终点的度数；每月星图下方的文字，说明了太阳在二十八宿的宿次，黄昏和傍晚出现在正南方的星宿。

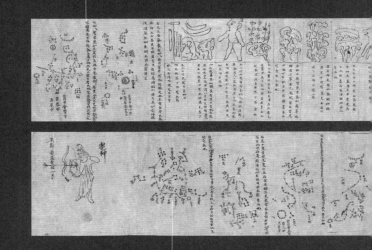

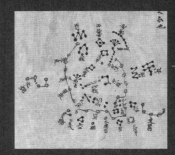

北斗星组群，用颜色区分了中国古代天文学家石申、甘德、巫咸三家的星象：甘德的星用黑点表示，石申和巫咸的星用橙黄色点加黑圆圈表示。

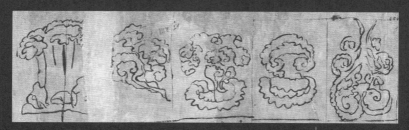

26 张形状各异的云图，并附文字说明其在占卜上的意义，惜现已不全。

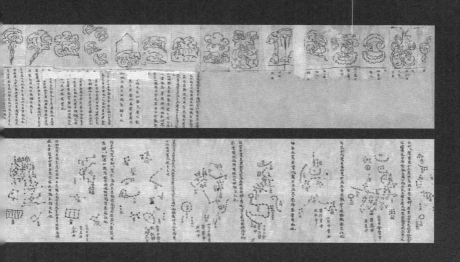

时　　代　唐中宗
尺　　寸　总长 3.94 米，宽 0.244 米，星图长 1.98 米
属　　性　绢画
发 现 地　甘肃敦煌莫高窟
收 藏 地　英国大英图书馆
地　　位　世界上最早的星图

公元 1900 年 6 月 22 日，甘肃敦煌莫高窟的道士王圆箓照例进行为保护莫高窟的筹集钱财活动。这天，他的助手杨果在清除今天第 16 窟的积沙时，突然发现此窟墙壁后好像是空的。深夜，两人避开耳目破壁探查，竟然在北侧甬道壁上找到一个小门，推门而入，里面不仅有一长宽各 2.6 米、高 3 米的方形窟室（现编号为第 17 窟），还有从 4 世纪到 11 世纪（即十六国到北宋）的历代文书和纸画、绢画、刺绣等文物 5 万多件，后来蜚声中外的"藏经洞"就此重现于世。

然而它的现世，带来的却是一场中国文物上的大劫难。先是英国人斯坦因、法国人伯希和、日本人橘瑞超和吉川小一郎的利诱，然后是俄国人奥登堡的掠夺，再是苏俄时白匪军的破坏、美国人华尔纳的盗剥，甚至 1910 年察觉这批文物价值的清政府，在运送敦煌经卷的路上，也一路失窃不断。

1931 年，荣辱参半的王圆箓去世，经他之手发现的藏经洞的文物却大多散布在了世界各地，推动了敦煌学的兴起。

唐朝时的那片星空

道士王圆箓

王圆箓（1849年—1931年），湖北麻城人，幼时家贫，成年后为生计漂泊四方，清光绪初年曾为肃州兵勇，后皈依道教，号法真。1897年，他到达敦煌莫高窟，在南区北段（今莫高窟第16窟东侧）建太清宫道观。

自到达莫高窟后，他就四处奔走，苦口劝募，省吃俭用，雇人清理洞窟积沙，将全部精力都用于修缮庙宇。1900年发现藏经洞后，他徒步50里报告敦煌县令，可惜没引起任何重视，只得到一个"就地保存"的命令。

他不甘心，又独自冒险走了 800 多里去找肃州道台廷栋，这位道台大人看了一番他带去的经卷，只感叹地说了一句："经卷上的字不如我的好啊。"

苦等三四年无果的王圆箓冒死给远在清宫里的老佛爷慈禧写了封密报信，却依旧石沉大海，杳无音信。直到 1907 年，他遇上了察言观色又能言善辩的英国人斯坦因，历经一番强烈的思想斗争，他还是在现实面前让了步，让号称被"圣僧玄奘感化"前来的斯坦因带走了 24 箱经书和 5 箱艺术品，斯坦因留下的钱财，王圆箓把它们全投入到了修缮中，个人不曾花费一分一银。

当斯坦因把敦煌文物运回欧洲，在世界上引起轰动后，清政府才意识到敦煌文物的价值，然而当时的官员们首先考虑的并不是如何保护它们，而是赶紧把剩下的东西抢为己有，从中分一杯羹。于是除了闻风而来的国外强盗外，一批批家贼也络绎不绝，这使得初心是保护敦煌莫高窟的王圆箓非常愤慨。他甚至对七年后再次前来的斯坦因抱怨说，早知这样会带来这么严重的散失，

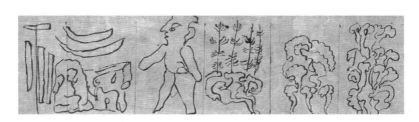

还不如当初把藏书全让给他了。

据说，82岁的王圆箓是在装疯卖傻中去世的，他在逃避什么已经无从查证了，只有弟子们为他修建的"道士塔"，在莫高窟前沉默千年……

E 敦煌星图

敦煌星图是敦煌经卷中的一幅古星图，约绘制于唐中宗时期（705年—710年），是世界现存古星图中星数较多而又较古老的一幅，由斯坦因带回欧洲，现存于英国伦敦大英图书馆。

星图，是恒星观测的一种形象记录，它把夜空中持久的特征精确描述或绘制，是天文学上用来认星和指示位置的一种重要工具。中国古天文学家在先秦时就开始绘制星图，但留存下来最早的就是这幅唐代的敦煌星图。此图绘有十二时角星图各1幅，含至今可从天文台上观测到的1300多颗独立恒星；北极区星图1幅；云气图25幅，附占文；星图后还画有一电神。

星图从12月开始，按照每月太阳所在的位置把赤道带附近的天区分成十二份，每一份绘制成一幅平面图，下方文字点明太阳在二十八星宿的宿次及黄昏和

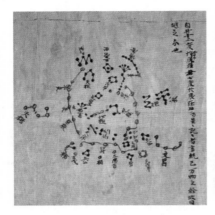

北天极地区星图

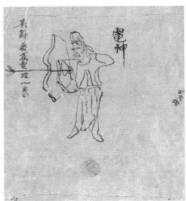

电神像

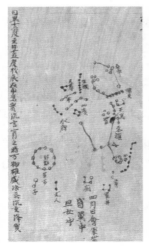

猎户座星图

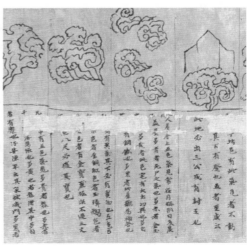

云气图

傍晚时出现在天空正南方的星宿；星图之间的文字说明的是十二次起点和终点的度数。北极附近的星图以北天极为中心呈圆形绘制。把北天极附近的星画在圆图上，把赤道上空的星画在横图上，这种绘法是现代星图绘制的鼻祖。

敦煌星图的绘制者用黑、红、白、黄等色区别了战国齐甘德、战国魏石申、商朝巫咸及其他天文学家。它虽然不是一幅正式的星图，仅是草摹本，但恒星之间的相对距离极为精细，依其可以推测出这幅星图的观测地在今西安、洛阳一带。

二十八星宿

中国古天文学名词。古天文学家把黄道附近的星象按方位分为东、南、西、北四宫，每宫七宿，每宿包含若干恒星。它们是为观测日、月、五星运行而划分的二十八个星区，用来说明日、月、五星运行所到的位置。古人把各宫七宿连缀而成的图形想象成不同异兽，故又有东方青龙七宿、南方朱雀七宿、西方白虎七宿、北方玄武七宿之称，谓之"天之四灵，以正四方"。

钱镠铁券

——中国最早的『免死金牌』

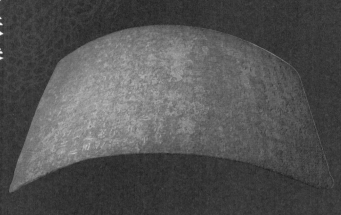

时　　代	唐昭宗
尺　　寸	纵 29.8 厘米，横 52 厘米
重　　量	约 132 两
属　　性	免死契约
收 藏 地	中国国家博物馆
地　　位	国家一级文物，中国现存于世最早的铁券实物

公元 7 世纪至 10 世纪，世界上先后存在过四个强盛的帝国，它们分别是西欧的查理曼帝国、东欧的拜占庭帝国、东亚的唐帝国和中西亚的阿拔斯帝国。

进入 9 世纪末时，除拜占庭帝国外，其余三大帝国不约而同都走向没落：随着虔诚者路易的去世，法兰克王国被一分为三；曾经风头无限的唐帝国和阿拔斯帝国，都在不断的起义之中消磨了气数。

而在东欧平原，一个新的国家基辅罗斯正在崛起，这个由维京人后裔所建立的君主制国家，以势不可挡的劲头冲进了 10 世纪。

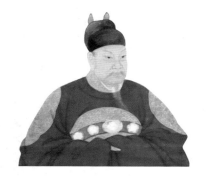

中国最早的「免死金牌」——钱镠铁券

吴越钱家

吴越钱家指吴越国开创者钱镠（liú）及其后裔。钱氏一族名人辈出，主要生活在浙江、江苏东南部及上海等地。当代很多大家耳熟能详的名人都出自这个家族，如原外交部部长钱其琛、中国航天之父钱学森、中国原子弹之父钱三强、名作家钱钟书、国学宗师钱穆等。

钱镠（852年—932年）自幼习武，天资聪慧，成年后曾以贩卖私盐为生，后应募投军，展现出过人胆识和才华，因战功赫赫，深受朝廷重用。907年，朱温称帝后封钱镠为吴越王；923年，钱镠正式立国。立国后，他采取保境安民的政策，对外尊中原王朝为正朔，不断遣使进贡；对内鼓励垦田，修塘疏湖，使得吴越百姓安居乐业。在修身治家方面，他两度订立家训，后代子孙也严秉祖训，人才兴盛。

932年，享年81岁的钱镠因病而逝，消息传到后唐，朝廷为此废朝七日。

⊡ 节度使钱镠

895年，时任浙江东道招讨使、彭城郡王的钱镠受命讨伐在越州自立为帝的董昌，被围困于越州的董昌向吴王杨行密求援，但援军均被钱镠的部队击败。第二年正月，杨行密再派人率军攻湖州无果后，回求朝廷赦免董昌之罪，但坚持认为董昌罪不可赦的钱镠拒绝服从，接到命令后没有撤兵。董昌多次出兵反攻，均以失败告终，无奈之下只好撤去帝号，复称节度使。不久，越州外城失守，退居内城的董昌只好向钱镠投降，布衣出城，在押解回杭州的途中被斩首（一说投江自尽）。

同年十月，唐昭宗任命钱镠为镇海、镇东两镇节度使，又加检校太尉、中书令，并赐一丹书铁券，也就是现在我们常在电视剧里看到的"免死金牌"，以表彰他击败董昌、保全浙江的功劳。自此后，两浙十三州基本都在钱镠的掌控之下，为其后封王建国奠定了基础。

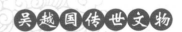 钱镠铁券

因战功而得的铁券，形状如覆瓦片，上有楷书金字26行，共333字，上面记载了钱镠的官职、功勋及颁发此铁券的嘉奖和表彰之意，最后点明此铁券作用：获赐者将赦免9次死罪，子孙可以赦免3次死罪，若触犯国家其他律法，有关官员也不得过问。此种铁券分左

吴越国传世文物

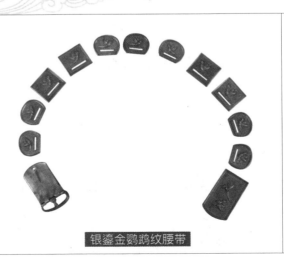

银鎏金鹦鹉纹腰带

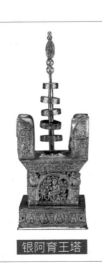

银阿育王塔

右两片，左券颁发给功臣，右券保存于内府，当两券相合时，免罪的功能就可以实现了。

此铁券作为吴越国的国宝，一直被小心地存放在王宫内。北宋建立后，吴越王钱镠之孙钱弘俶纳土归降，宋朝廷承认此铁券上的免罪特权依然有效。钱氏家族的荣耀和根基代代相传，直到清末。钱氏后人还为此专门盖了一栋三层小楼用来藏守铁券，并一直有人护守。1951年，这件铁券被从钱氏祠堂中取出，移交给国家保管。

丹书铁券

丹书铁券是古代帝王赐给功臣世代享受优遇或免罪的凭证，具有刑罚豁免权。因文字是刻后用朱砂填于坚固质地的铁板之上（也有用金银填字的），故名。丹书铁券最早颁发于西汉，当时上面写的是大臣的爵位、俸禄、食邑，并没有免死的功能。直到北魏以后，铁券才可以用于免死。历朝历代的免死牌在史书上都有明确记载，但能流传下来的却只有四件，以"钱镠铁券"最为出名，另有三件明代铁券。

韩熙载夜宴图

《

——一个密探眼里的狂欢 Party

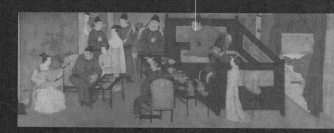

宋乾德五年（967年）左右南唐新科状元郎粲，喜欢欣赏歌舞，是韩熙载夜宴席上的常客。

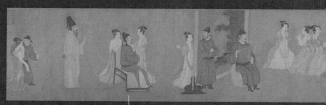

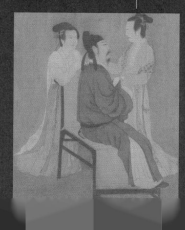

南唐太常博士陈致雍，韩熙载的密友。欢宴过后，喝多了的陈致雍拉着艺伎的手久久不放开，依依不舍。

乾隆亲题"是卷后书小传"。在真画上题跋，是乾隆帝为了避免仿画乱真所采取的措施之一。

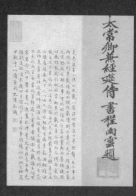

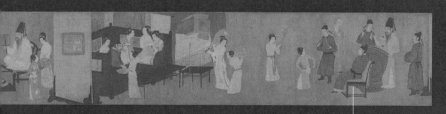

南唐保大八年（950年）状元、韩熙载的得意门生舒雅，官至舒州太府、刑部郎中。夜宴之上，正在敲鼓的恩师旁边以手拍打节奏。

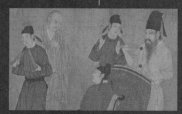

时　　代　　五代·南唐
尺　　寸　　纵 28.7 厘米，横 335.5 厘米
属　　性　　绢本设色，人物画
收　藏　地　　北京故宫博物院（宋摹本）
地　　位　　国家一级文物，第二批禁止出国（境）展览文物之一

1951 年，被徐悲鸿称为"人间散仙"的张大千从印度返回香港暂住，准备第二年迁居南美洲阿根廷。为筹措旅居经费，他打算出售"大风堂"的镇堂之宝——南唐顾闳中的《韩熙载夜宴图》、董源的《潇湘图》及元代方从义的《武夷放棹图》。

此时，由文化部牵头，国家文物局局长郑振铎负责的三人"收购小组"正在香港秘密收购珍贵文物，以防国宝过多流落国外。时任小组负责人的是香港著名鉴藏家徐伯郊，他跟张大千私交甚笃，得知这个消息后，就立马找到张大千表明身份，建议他把手里的藏品卖给国家。

在徐伯郊的积极努力下，最终张大千把《韩熙载夜宴图》《潇湘图》以及自己收集到的一些敦煌卷帖、其他宋代画册等一批国宝，以两万美元的价格半卖半送给了国家。从此，《韩熙载夜宴图》等一批国宝级文物便成了国家文物局馆藏稀世绘画珍品。

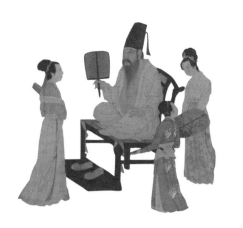

一个密探眼里的狂欢 Party

《韩熙载夜宴图》——

Party 里的神秘使者

968 年—970 年间某一天的日暮时分，江宁（今江苏南京）即将结束一天的喧哗。大臣们陆陆续续离开官署，急匆匆地赶往城南天禧寺东的一处豪宅。夜色中，与其他街巷内仅有巡城士兵穿过的情形迥然不同的是，这座气派非凡的府第前车水马龙，宾客盈门。府内亦是热闹非凡，客人们被分隔在画风雅致的屏风之间，悠闲地坐在古朴沉厚的几案旁，面前摆着精美的食器，周围环立着美丽的侍女。只等宾客到齐，一场盛大的 party 就会启幕。

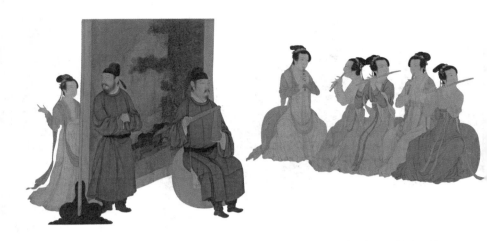

　　这些宾客中自然少不了深受南唐后主李煜信任的翰林待诏顾闳中、周文矩、高太冲等人。以人物画出名的顾闳中已经不是第一次来这座豪宅了，却依旧为宴会的奢华震撼不已：中书侍郎韩熙载家果然太适合办party了。只是，他今晚不仅仅是个参与者，身负不可言说的秘密使命让他有点紧张。为了不让人察觉，他得淡定，淡定，再淡定，不能放过宴会上的每一个细节……

Party 的主人

　　韩熙载（902年—970年），字叔言，今山东潍坊人。他是个德才兼备的"高富帅"，不但家世显赫，底蕴丰足，自己也高才博学、精通音律、能书善画。父亲在后唐被杀后，韩熙载乔装逃亡至杨行密建立的南吴，一篇气势如虹的投名状《行止状》虽畅述了自己的平生之志，却也因傲视天下之才而遭到了很多非议，因而失去了南唐（灭南吴后建国）的头两任皇帝的信任。

直到元宗李璟继位，韩熙载才以东宫旧僚的身份正式重用于朝廷。他积极参与朝廷大事，尽展平生所学，但他的不擅逢迎也招来了朝中要臣的忌恨与不满。后主李煜在位期间，北宋一统天下已成定势，李煜虽宽厚仁治，但终因骄奢声色而亡国。当时审视命运的韩熙载自知无力回天，面对李煜的拜相之意，不愿成千古笑谈的他，只好以声色自娱消磨自己。

970年，69岁的韩熙载逝世，李煜痛惜之余，不但亲赐棺椁衣衾，将其葬在梅颐岭的谢安墓旁，还令南唐文人名士为其撰写墓志铭，编集其文集，一时为群臣所羡。

E 流传千年的宴会实录

记忆力超群的顾闳中从宴会归家后，很快就交付了皇上所托。一场盛大的宴会细节徐徐展现在李煜面前，李煜透过顾闳中的眼睛究竟看到了什么呢？

夜宴是从琵琶独奏开始的，教坊副使李家明的妹妹

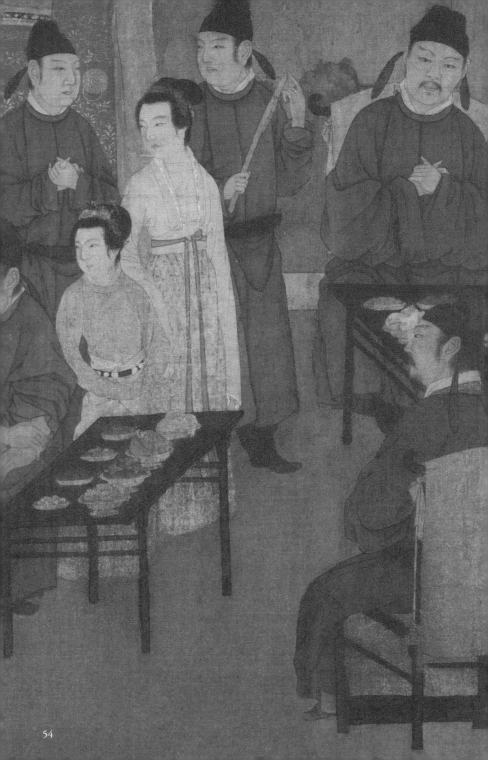

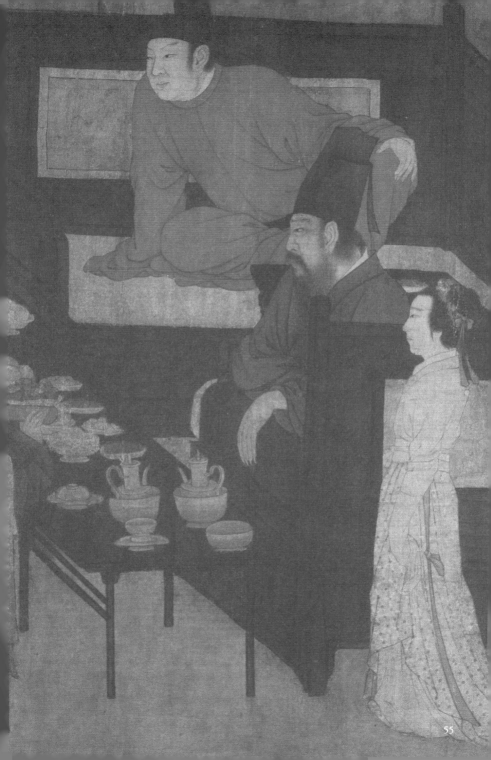

唇角含笑，信手轻弹，在众人皆沉醉的乐曲声中，高冠美髯的韩熙载却淡然沉思，漫不经心。一曲终了，能歌善舞的宠伎王屋山便翩翩而出。她美目盼兮，轻盈可爱，韩熙载亲击羯鼓，为她的"六幺"助兴（"六幺"又称"绿腰"，是唐代著名的女子独舞）。在众人拍板、击掌中，德明和尚尴尬侧立，不敢直视。

乐舞之后，韩熙载退入内室，在众侍女们的围侍中小憩。在此之后，宴会继续，更换了便服的韩熙载手持凉扇盘膝而坐，教坊副使李家明亲执拍板，配合五位女伎箫笛演奏。夜阑时分，宴会结束，宾客纷纷告辞，韩熙载手持鼓槌，送别大家。更有留恋不舍的宾客或醉醺醺地搂抱着家伎聒噪，或拉着素手倾诉仰慕。

整幅画卷以韩熙载为中心，巧妙以屏风、床榻相隔，变换不同场景。李煜从中看到了传闻中韩熙载的荒纵和超然，虽恼怒却不愿使其难堪，于是把这幅图赐给韩熙载，欲使之自愧而专心朝政。

E 《夜宴图》

整幅画虽情景繁杂，人物姿态多样，却安排得宾主得当，疏密有致，场景衔接自然。在设色上，艳而不俗，绚中出素，仕女们的素妆艳服与男宾客的青黑衣衫对比鲜明，交相辉映。人物线条由铁线描与游丝描相结合，据史料记载是受后主李煜书法影响而成，柔中有刚，利落洒脱又富于变化。

画幅引首"夜宴图"三字是由明初书法家程南云篆书题，前隔水存乾隆皇帝长跋和南宋人残题 20 字，拖尾有行书"韩熙载小传"及元班惟志泰定三年（1326 年）题诗和积玉斋主人题识，后隔水有清王铎题跋，以及清内府玺印和一些个人收藏印。

南唐

五代十国时原南吴齐王李昪（biàn，原名徐知诰）937年在江南建立的王朝，都城在江宁（今江苏南京），传三世，历一帝二主，享国39年，于975年为宋所灭。南唐虽偏安于淮河以南，却是五代十国中版图最大、经济文化最繁荣、对外开放程度最高的国家，其后主李煜以词享誉后世，被称为"千古词帝"。

《卓歇图》
——契丹人的游牧生活

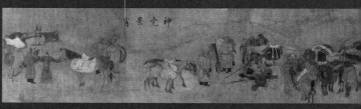

清初画卷落到高士奇手里的时候，绢素已经碎裂得很厉害，清宫收藏时已经重装过，乾隆在画上题了"神完景肖"四个大字，还作了一首《卓歇歌》写在引首。

时　　代　五代·后唐

尺　　寸　纵 33 厘米，横 256 厘米

属　　性　社会风俗画

收　藏　地　北京故宫博物院

地　　位　国家一级文物，第二批禁止出国（境）展览文物之一

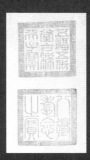

乾隆印玺"五福五代堂古稀天子
之宝"和"八徵耄念之宝"。

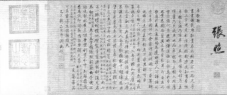
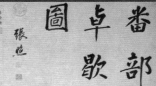

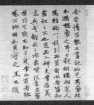
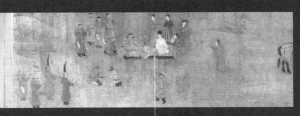

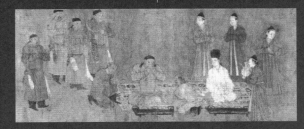

契丹可汗和阏氏正端坐在豪华地毯上饮酒观舞，两人
均服饰华丽，神态悠闲。佩戴弓矢的彪悍侍卫和纤纤
玉立的侍女环伺四周，全神戒备。

59

在中国河北省平泉市一直流传着一个传说：很久很久以前，天上有位美丽的天女厌倦了天宫的枯燥和寂寞，骑着青牛来到人间游玩，她从平地松林（即大兴安岭）沿潢水（即西拉木伦河）顺流而下。当时有一位神人正驭着一匹白马，从马盂山随土河（即老哈河）一直向东而游。

两人在潢水与土河的交汇处木叶山不期而遇，四目相对的瞬间，天女和神人都动了心。于是，他们分别叱走青牛和白马，走到了一起。就在他们牵手的那刻，天降花雨，地生灵芝，万花齐放，鸟兽来朝，大地升腾起祥瑞之气。

在天地万物的祝福和见证之下，他们定下终身，并在当地安居下来。婚后，他们生了八个儿子，儿子们长大后各自发展壮大，形成了八个部落，分别是悉万丹部、何大何部、伏弗郁部、羽陵部、日连部、匹絜部、黎部、吐六于部，居潢水之南、黄龙（今辽宁朝阳）之北，成为契丹人的先祖。

契丹人的游牧生活

《卓歇图》——

北方契丹

关于契丹的最早记载见于《魏书》，早在公元 4 世纪，契丹人就与北魏政权联系。契丹人一直在北方辽河一带过着游牧生活，关于起源，有说来自匈奴，也有说来自鲜卑族。

6 世纪时契丹形成部落联盟，曾臣服于漠北的突厥汗国；7 世纪时一度归附唐朝，此后与大唐王朝时战时和。907 年，迭剌（là）部的耶律阿保机成为可汗，开启了契丹民族的辉煌时刻。机智果敢的阿保机在皇后述律平的帮助下，不但平定了弟弟们的多次叛乱，还用计除掉了其他七个部落的首领，统一了契丹八部，于916年称帝，建国号"契丹"，定都上京临潢府（今内蒙古赤峰市巴林左旗南波罗城）。947年，阿保机儿子耶律德光南下中原，攻占汴京（今河南开封）后，登基称帝，改国号为"大辽"，直到1125年被金朝所灭。

契丹人在中国北方广大地区统治了两百多年，创立了契丹文字，还拥有一批自己的画家，他们以描写北方草原游牧民族的生活在美术史上占据一席之地。

丹青妙手胡瓌

胡瓌（guī）在历史上的记载不多，只知道他是契丹乌索固部落人，后随后唐李克用入中原，定居在范阳（今北京一带）。胡瓌以善于画马而著称，特别善于表现水草放牧、驰逐射猎以及草原荒漠和冰天雪地的大自然景色。《五代名画补遗》把他的画列为神品，说他的画"曲尽塞外不毛之景趣"，评价相当高。

胡瓌一生创作的作品十分丰富，仅《宣和画谱》中就收录了65件，可惜大部分作品已经遗失，现存世作品中最具代表性的就是《卓歇图》。他的画对后世影响很大，画中人物发式和服饰，几乎成为后世表现北方少数民族人物形象的定式。

E 契丹族的游猎

狩猎是契丹人重要的一种风俗习惯，又被称为"捺（nà）钵"，四时均有。凡捺钵，所有契丹大小、内外臣僚以及汉人宣徽院所属官员都必须从行。胡瓌的《卓歇图》就完美地重现了契丹族游猎归来歇息的情景，"卓歇"意为支起帐篷休息，为后人研究契丹社会生活面貌提供了形象的资料。

打开《卓歇图》，首先迎入眼帘的是一幅人马嘈杂的场面，狩猎归来的骑士们或席地而坐，安静休息；或贴马而立，整理马鞍；或牵缰低语，交谈热烈，马鞍上还搁置刚刚狩到的猎物——白天鹅和獐鹿。较远处四个杂役的闲谈吸引了周围人的兴趣，大家含笑注视着他们，似有神会。

与这般热闹形成对比的是，在茫茫辽阔草原的背景衬托之下，刚刚下鞍的五对人马形成了一个圆圈，他们的小世界在喧哗的衬托下显得格外寂静。但这种寂静仅是高潮前的过渡。画面往左是这次狩猎出行的契丹贵族和夫人席地而坐正喝酒观舞的场景，四个带着弓箭的侍卫和三位侍女恭敬以待，席前仆役举盘跪进，一侍女持壶斟酒。随行的乐队或起舞翩翩，或演奏箜篌，或击掌伴奏，还有一个采集了鲜花的侍女正缓缓走来。

人马最后，是几笔淡淡的远山、静静的草原、起伏的丘陵……髡发左衽的契丹人在胡瓌"细入毫芒"的笔下，通过服饰和动态表现了人物之间的尊卑等级，而千姿百态的骏马，骨骼强劲，闲适之态充满了草原游牧生活的情调。

﹃﹃ 捺钵 ﹄﹄

原为辽帝的行营，后指辽帝在一年之中所从事的与契丹游牧习俗相关的营地迁徙和游牧射猎等活动。因为游牧民族的习惯，辽帝经常依季节迁徙，因此四季均有行宫，又被称为四时捺钵。春捺钵设在便于放鹰捕杀天鹅、野鸭、大雁和凿冰钓鱼的场所；夏捺钵设在避暑胜地；秋捺钵设在便于猎鹿、熊和虎的场所；冬捺钵设在风寒较不严酷而又便于射猎的场所。

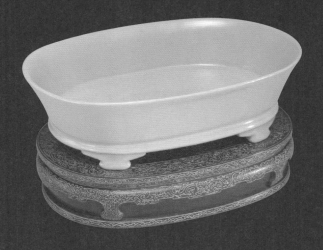

汝窑青瓷水仙盆

——云破处的那个天子梦

时　　代　北宋
尺　　寸　高 6.7 厘米，长 23 厘米，宽 16.4 厘米，口径 23 厘米
属　　性　花盆
收 藏 地　台北"故宫博物院"
地　　位　镇馆之宝，传世孤品

11 世纪的世界经历了一系列的秩序重组。在中东，突厥人的塞尔柱帝国迅速崛起，征服了从中亚到小亚细亚的广阔地带，控制了阿拔斯王朝，并重创了拜占庭帝国，成为一个强大的军事封建帝国。

在欧洲，由克努特大帝统治的北海帝国气势正盛，建立起含英格兰、丹麦、挪威和部分瑞典在内的庞大帝国，成为西北欧当之无愧的霸主。而神圣罗马帝国的皇帝同罗马教皇为争夺主教继任权正发生激烈斗争，亨利四世与格利哥里七世之间的主教册封权之争成为罗马天主教教会走向极盛的开端，刺激了罗马教廷建立世界教会的野心，拉开了"十字军东征"的序幕。

在亚洲，南印度的朱罗王朝以泰米尔地区为统治中心，依靠强大的海军控制了印度洋的交通。东亚重新统一天下的北宋王朝生机蓬勃，繁荣的经济文化不但让它出现了世界上最早的纸币，人口也稳居世界第一。但重文抑武的政策，使其在与周边游牧民族王朝辽和西夏的数度交锋中处于下风。为保边境安宁，富庶的宋王朝选择了以巨额物资和钱财来交换和平。

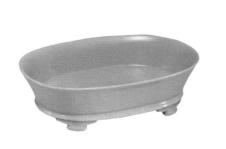

云破处的那个天子梦

宋瓷之冠

宋时瓷器有"汝、官、哥、钧、定"五大名窑，以汝州的汝窑为首。汝瓷用名贵玛瑙为釉，色泽独特，高雅素净，素有"家财万贯，不如汝瓷一片"的美誉。

据《宋史》记载，1114年汝蔡两地之间发现玛瑙矿，为了烧制出完美的天青色，由宫廷垄断的汝窑，在制作时不计成本，以珍贵的玛瑙入釉，经过反复试验，终于烧制出"似玉非玉，胜似玉""雨过天青云破处，这般颜色作将来"的汝瓷。

汝瓷有天青、粉青、天蓝、豆绿、青绿、月白、橘皮纹等釉色，釉面滋润柔和，光亮莹润，手感如玉，以"天青为贵，粉青为尚，天蓝弥足珍贵"。

　　如果瓷器在入窑高温焙烧下产生了"崩釉"，表面就会出现很多细小多变的开片，汝窑的匠师们对此巧妙加以利用，使光素无纹的汝瓷多了一种自然美妙的装饰：开片纹深浅相互交织叠错，或像银光闪闪的鱼鳞，或呈透明渐变的蝉翼，排列有序，层次分明。

　　然而，北宋末年，金兵入侵，宋室南迁，汝瓷遭受"灭顶之灾"，烧制时间不足20年。至南宋初年，北宋官用汝瓷已为数不多，价格当时已经按黄金论之。目前全世界汝瓷存数不足百件，公认的北京故宫博物院有17件、台北"故宫博物院"有23件、上海博物馆有8

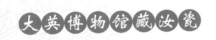

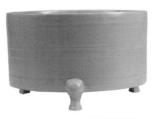

汝窑青釉弦纹三足奁

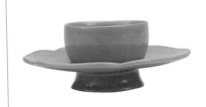

汝窑青釉莲花托盏

件、英国大维德基金会有 7 件，维多利亚阿伯特博物馆、日本大阪市立东洋陶瓷馆、美国克利夫兰艺术博物馆和圣路易等知名博物馆和私人典藏 10 余件。

宋徽宗的天子一梦

关于汝瓷的来源一直有着美好的传说，版本之一便与宋徽宗的梦有关。传说宋徽宗一天晚上做了个梦，梦到雨过天晴，远处天空云破处，出现了一抹让他心醉的神秘天青色。艺术家出身的他梦醒后，立刻招来相关官员，要求工匠们想办法烧制出天青色的瓷器。在经历了无数次不计成本的失败后，技高一筹的汝州工匠终于成就了汝瓷"雨过天晴云破处，千峰碧波翠色来"的绝美。

然而，事实上，汝窑的出现与宋徽宗迷恋道教有关，道教"清极"和"极简"影响了他的审美观，使他对雅致内敛的青瓷情有独钟，甚至亲自督造汝瓷生产。

天青极品瓷

现藏于台北"故宫博物院"的青瓷水仙盆是汝窑传世中唯一釉面纯净无纹片的一件。水仙盘是一种种植水仙用的器具，也可作装饰品。呈椭圆形，侈口，深壁，平底，下承四云头形足。通体满布天青釉，棱角转折处微呈浅粉色。底部有六个细支钉痕，略见米黄胎色。

此器收入清内务府时，乾隆帝对它摩挲把玩、爱不释手，除加刻御制诗外，还特意命人重新设计了一个精致华贵的紫檀木钩金座。木座内置抽屉，放《乾隆御笔书画合璧》册。该图册共八开，每开一幅，内为乾隆皇帝临摹宋朝四大书法家蔡襄、苏轼、黄庭坚和米芾的尺牍和题跋以及画作，充分展现他经手典藏的经过。

汝窑

中国古代著名窑厂，北宋时期在汝州创办，并以其生产地命名。汝窑原为民间烧制印花青瓷，后被垄断为官窑，专为宫廷烧制御用瓷器。汝瓷因其绝妙的色泽、独特艺术价值，深得帝王欢心，有"宋瓷之冠"的美誉。汝窑烧制时间不长就毁于宋金战火之中，传世品极为稀少。河南省宝丰县清凉寺的窑址被认定为全国重点文物保护单位。

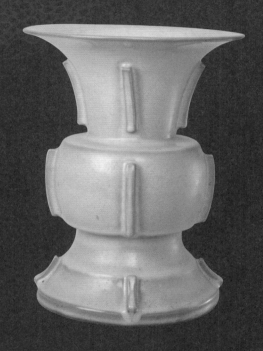

钧窑月白釉出戟尊

——洗尽铅华的月下暖

时　　代　北宋
尺　　寸　高 32.6 厘米，口径 26 厘米，足径 21 厘米
属　　性　陈设器
收　藏　地　北京故宫博物院
地　　位　国家一级文物，第三批禁止出（国）境展览文物之一

传说，宋朝有位皇帝在梦里看到了一对红如朱砂、鲜似鸡血的花瓶，喜爱非常，醒来后就马上下旨让人查访它们的下落。在得知禹州神后镇能烧制此瓶时，就令当地窑工按他梦中所见进贡一对花瓶。

然而，神后镇的窑工们多方试验，想尽了办法，也无法掌握完美的窑变技术，还原不出皇帝想要的色彩。眼看着交工时间临近，窑工老师傅家的女儿不忍心看着大家因为一对花瓶而送命，决定以身试火换一线生机，给父兄和乡亲们免去一场灾难。

又一批瓷坯入窑了，当炉内温度到了决定釉色的关键时刻，她避开众人登上窑顶，一跃而下。一瞬间窑中红光弥漫，焰火滔天，一对晶润如玉、艳红如血的花瓶完美出窑。得知原因的人们含着泪，为这位大义善良的姑娘盖了庙，塑了像，称之为"金火圣母"，供后世子孙永远供奉。

这就是现在位于河南省禹州市神后镇宋朝所建的伯灵翁庙（窑神庙），它不仅是驰名中外钧瓷文化的象征性建筑，也是神后"钧都""瓷镇"的重要标志。

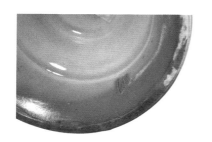

钧窑月白釉出戟尊——

洗尽铅华的月下暖

入窑一色，出窑万彩

钧窑在宋朝五大名窑中以"釉具五色，艳丽绝伦"而独树一帜，创烧自唐朝，因宋徽宗的喜爱而成为"御用珍品"，技术也得到突飞猛进的发展。古人曾用"峡谷飞瀑兔丝缕，夕阳紫翠忽成岚"的诗句来形容钧瓷釉色灵活、变化微妙之美。

钧瓷釉质光泽柔和，釉层浑厚滋润，柔和匀净，釉面色彩变化自然而富有动感。工匠们利用含不同金属氧化物的各种原料，进行多次分层施釉，使其釉面自然出现多种流纹，各种纹路或斑点充满了肌理之美，著名的有蚯蚓走泥纹、冰裂纹、鱼子纹、蟹爪纹、流星斑、虎皮斑、油滴斑、珍珠点等。再衬上古朴端庄的造型，高洁澄明、清新洒脱的文人气质视之即出，因此备受达官贵人们的喜爱，遂有了"莫道世间黄金贵，不如钧瓷一把泥"之说。

钧瓷釉色以红、蓝为基调，土质、胎料、釉料、焰火在经验丰富的匠工们精心配置下，出窑后的瓷器色彩形如流云，灿如晚霞，变幻莫测，被称为"窑变"。钧瓷的窑变色彩丰富，著名的釉色有玫瑰紫、茄皮紫、葡萄紫、丁香紫、海棠红、朱砂红、鸡血红、玫瑰红、胭脂红、火焰红、天青、蛋青、梅子青、天蓝、海蓝、月白、鱼肚白等，以朱砂红为贵，因而有了"入窑一色，出窑万彩"的美誉。

海外博物馆馆藏钧瓷

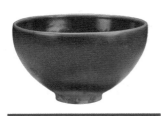

钧窑玫瑰紫碗
（美国洛杉矶郡立博物馆藏）

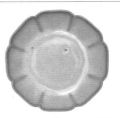

钧窑天青莲瓣式盘
（大英博物馆藏）

宫廷珍品

现藏于北京故宫博物院的月白釉出戟尊，器型仿古青铜尊式样，喇叭形口，扁鼓形腹，圈足外撇。颈、腹、足之四面均塑贴条形方棱，俗称"出戟"。整器庄重沉稳，是宋朝宫廷的典型陈设用瓷。

通体施月白色釉，釉内气泡密集，釉面有棕眼。月白指的是"月下白"，月夜下的白色物体会呈现出一种淡淡的青色，因此月白釉是一种比天青更淡的蓝色，釉层厚而不透明，白里透着淡淡的蓝。圈足内壁刻划有表示数目字的"三"。现存的出戟尊底部刻有"一"到"十"不同的数字，其意义历来有不同的解释。据现存实物证明，器底所刻数字越小，器型越大。

钧窑

兴起于唐，以唐鲁山花瓷的烧制为基础。因窑变技术的成熟，宋时为官窑，专门烧造御用品。由于其选料严格，不计成本，且禁止在民间流传，所以钧窑的绚丽多彩和艳美绝伦为其他窑口所不及，盛名于世。各地竞相仿制，并以禹州为中心，形成一个庞大的钧窑系，一直持续到明清。

定窑白釉孩儿枕

——一个求子成真的传奇

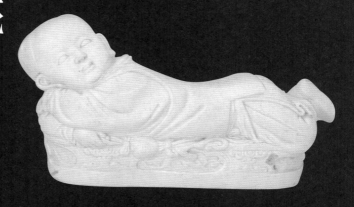

时　　代　北宋

尺　　寸　高 18.3 厘米，长 30 厘米，宽 11.8 厘米

属　　性　瓷枕

收 藏 地　北京故宫博物院

地　　位　国家一级文物，十大镇院之宝之一

相传，北宋年间有一对在定窑工作的夫妇，丈夫负责培土和烧制，妻子负责描摹和画样，夫妻非常恩爱，在各自负责的领域里都是佼佼者，唯一遗憾的就是结婚多年一直没有孩子。

眼看就三十岁了，一直没能怀上孩子的妻子非常着急，凡是能试的办法都试过了，也不见成效。她虔诚地去庙里求送子观音，用一根红绳系了一个泥娃娃抱回去三餐供奉。可是，泥娃娃供奉一年多了，还是没能怀孕。一天，伤心的妻子正对着泥娃娃哭，丈夫回来看到后，心疼妻子就把泥娃娃摔了。

就在两人都决定放弃怀孩子时，妻子晚上忽然做了一个梦，梦见一个白白净净的小孩嬉闹着闯入怀中。醒来之后，她把梦中的小孩儿样子画了下来，丈夫望着她满心欢喜的样子，默默地挑了土，照图画中的样子为自己的妻子精心烧制了一个栩栩如生的孩儿枕。

妻子对这个可爱的孩儿枕爱不释手，天天枕着它含笑入睡，没过多久竟然真的怀孕了，生下一个活泼可爱的小男孩，样貌竟与孩儿枕一模一样。

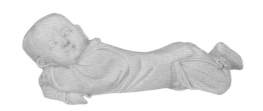

真的传奇 一个求子成 定窑白釉孩儿枕——

瓷 枕

对于注重养生的古人来说，睡觉用的枕头丝毫也马虎不得。他们把枕头区分为冬枕、夏枕或软枕、硬枕。夏天喜欢用凉爽的硬枕，如木枕、藤枕、瓷枕、玉枕、桐枕等；冬天追求温暖一些的软枕，如丝织枕，甚至还在枕头中放入香草或干脆做成药枕。软质枕因为不易保存，现在很少有出土实物。

对于普遍使用软枕的今天，人们对硬枕比较陌生。但是硬枕，尤其是瓷枕，曾是中国古人非常喜爱的夏季寝具，枕上用彩釉绘成精美的图画或题上诗句，既文雅又好看。瓷枕创烧于隋，发展于唐，繁荣于宋。宋时不但瓷枕的造型较前代有所增加，有几何形枕、兽形枕、建筑形枕、人物形枕等；装饰技法也突飞猛进，有动植物纹、人物纹、山水纹、文字纹等，直接反映了生活中的方方面面；工艺上刻、划、剔、印、堆塑等技法纷纷采用，五彩缤纷，争奇斗艳。

瓷枕中以孩儿枕最为别致，但传世品少，以定窑和景德镇烧制出的最为精美。因匠师把瓷枕处理成一个男孩伏卧或仰卧于榻上状，以孩儿背部或手托莲叶做枕面，故名"孩儿枕"。

E 盛 世 婴 戏

宋时经济的繁荣，刺激了人口的增长，儿童的教育和生养也成为政府关注的一个重点。当时人们普遍认为童子是多子多福的象征，兴盛的佛教又流行童佛摩喝乐的故事，摩喝乐天资聪颖，六岁出家成佛，以他为形象制作的节令性泥玩具在农历"七夕"节上到处可见。人们供奉摩喝乐，为的是祈求获得智慧和心灵手巧。因此，童子题材成为宋朝最常见的一种内容，广泛用于玉雕、木雕、瓷雕、绘画等艺术作品上。

现藏于北京故宫博物院的定窑孩儿枕，匠师们以写实的手法，塑造了一个伏卧榻上的小男孩形象。男孩儿斜枕于交叉的手臂上，饱满的脸庞侧向，乌溜溜的大眼睛，宽宽的阔脑门，耳垂肥厚，鼻翼挺直，嘴唇小巧，可爱异常。小男孩的右手持一绣球，身穿长衫坎肩，下着长裤，两足交叉上跷，足登软底布鞋。榻座四面开光，模印花纹。

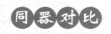 "颜色天下白"的定窑

定窑窑址在今河北曲阳，古属直隶定州。始烧于唐，兴盛于北宋，终于元代，烧造时间近七百余年。以产白瓷著称，兼烧黑釉、酱釉和绿釉瓷，分别被称为"黑

同器对比

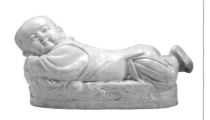

白釉孩儿枕
（台北"故宫博物院"藏）

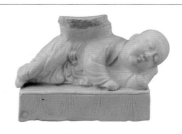

白釉孩儿枕
（残，北京故宫博物院藏）

定""紫定""绿定"。北宋中后期，定窑由于瓷质精良、色泽淡雅，纹饰秀美，被宋朝政府选为宫廷用瓷，身价大增。元初文人刘祁曾在《归潜志》说"定州花瓷瓯，颜色天下白"。宋代大诗人苏东坡在定州时，也曾用"定州花瓷琢红玉"的诗句，来赞美定窑瓷器的绚丽多彩。

定窑烧制出来的瓷器胎质薄轻，胎色白中泛黄，釉呈米色，因釉的薄厚不匀，有垂形如泪迹的"蜡泪痕"，而且在器物外壁薄釉的地方能看出胎上的旋坯痕，俗称"竹丝刷纹"。装饰方面丰富多彩，有刻花、划花、印花诸种，以印花最富表现力，活泼生动，别具一格。

⊏ 定窑 ⊐

宋朝六大窑系之一，窑址在今河北省保定市曲阳涧滋村及东西燕村，是北方著名窑场。定瓷以白釉为代表，造型精美，乳白、牙白的釉色与流畅的刻花、印花、划花装饰为宋朝白瓷之魁。宋室南迁后，有了北定和南定之分。北宋早期定窑产品口沿有釉，到了晚期器物口沿多不施釉，常在"芒口"处镶嵌金、银和铜质边圈，此为定窑一大特色。

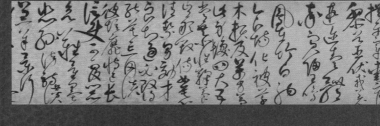

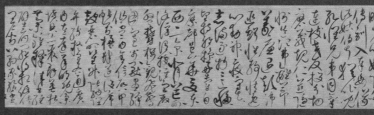

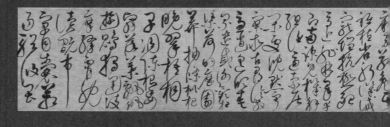

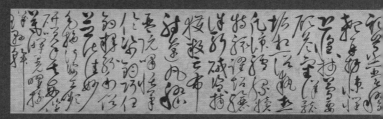

《草书千字文》——一个文艺帝的笔端风流

时　　代　北宋
尺　　寸　纵 31.5 厘米，横 1172 厘米
属　　性　草书长卷
收 藏 地　辽宁省博物馆
地　　位　国家一级文物，第二批禁止出国（境）展览文物
　　　　　之一，中国十大传世名帖之一

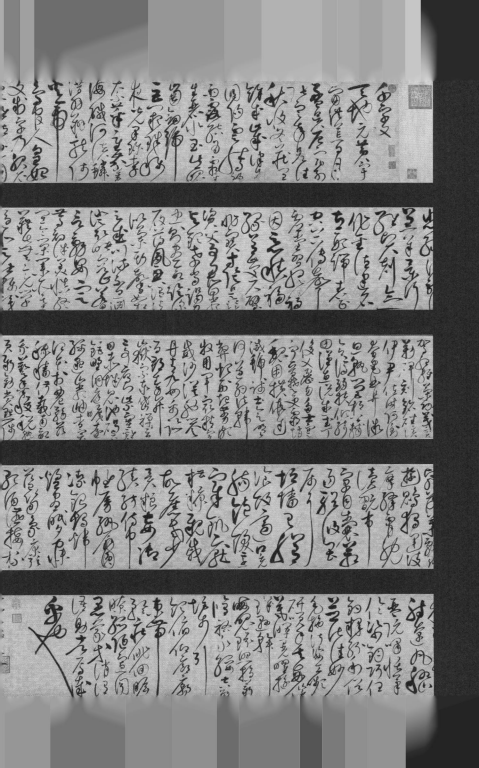

1125 年夏末，风头正劲的金朝以宋朝藏匿叛将张觉一事为借口，派大将完颜宗望和完颜宗翰分兵东、西两路大举南侵。短短两个月余，东路金兵破燕京，渡黄河，竟直逼宋朝国都开封。宋徽宗赵佶又怒又怕，禅位给 26 岁的太子赵桓，自己准备出逃开封前往镇江。

他的儿子宋钦宗在大臣李纲的苦苦劝阻下，表面上鼓励将士们守城，暗地里又派使者前去金营议和，金兵接受宋朝议和后撤退。然而，待大军休整之后，金兵于第二年八月再次伐宋。这一次，没了李纲等人的坚守，投降派和各种有私心的人占了主流，完颜宗望和完颜宗翰顺利破城，开封被掠。1127 年春，赵佶父子二人被俘南下，开始了漫长的囚禁生活，北宋灭亡。

除徽、钦二帝之外，还有大量赵氏皇族、后宫妃嫔与贵卿、朝臣，以及教坊乐工、技艺工匠等数千余人北上金国，史称"靖康之变"。金兵的两次南侵，严重破坏了北方地区的经济，自此后，伴着北方少数民族与汉族的整合，中国的经济重心南移。

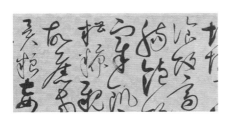

文艺青年错投胎

对于北宋朝的第八位皇帝——宋徽宗赵佶来说，"诸事皆能，独不能为君耳"。作为一个繁华王朝的统治者，大敌当前的种种尿样，还顺带坑了儿子一把的表现，在历史上广受诟病、深受责骂。当他在被囚之地悲吟"彻夜西风撼破扉，萧条孤馆一灯微。家山回首三千里，目断天南无雁飞"时，不知道是否会后悔自己错投了胎，生错了人家。

赵佶自幼爱好笔墨、丹青、骑马、射箭、蹴鞠、吹弹，对奇花异石、飞禽走兽有着浓厚的兴趣，尤其在书法、

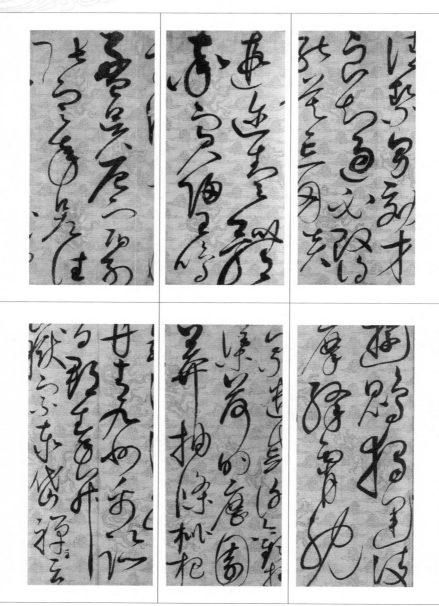

绘画方面，更是表现出非凡的天赋，唯独对于治国、识臣和安民的良策，没有丝毫天分。

登基为帝后，他利用皇权推动绘画，将画学纳入科举考试，使宋代的绘画艺术有了空前发展，培养了一大批杰出的画家，自己的花鸟画也自成"院体"。他还自创一种极具个性的崭新字体"瘦金体"，且精于茶艺，亲著《大观茶论》，堪称所有皇帝中最"不务正业"的。

３ 《草书千字文》

《千字文》是南朝梁武帝时员外散骑侍郎周兴嗣奉皇命从王羲之书法中选取 1000 个字，精心编纂成文。宋徽宗赵佶和大多数书法家一样，对于《千字文》都有一定的偏爱。他写了很多篇，现仅有两篇传世，一篇是他送给权宦童贯的《楷书千字文》，另一篇是《草书千字文》。

《草书千字文》作于 1122 年，时年 40 岁的赵佶对于对外战败求和已经习以为常，丝毫不为国事所困。他挥毫于这长达一米多的皇家金云金笺之上，肆意奔放，一气呵成，几无败笔。通观此帖，笔画迅疾，笔势威猛，笔跃气振，跳动不息，毫无倦怠，目光所视之处有如奔腾之水浩浩荡荡；字与字之间的牵连时而竖直拉下，时而倾斜拉扯，时而粗如主笔，时而细如游丝。陶宗仪在《书史会要》中评价："意度天成，非可以形迹求也。"可惜的是，自在悠闲的赵佶在写此书法后不久就被金兵掳走，余生只在叹息苦闷中度过了。

这件作品宋时藏于御府，后归藏于清内府，清宫廷编的《石渠宝笈初编》即有著录。

皇家御制

描金云龙笺是以麻为质地，上以金粉描绘云纹和龙纹的一种特制纸。纸表光滑无帘纹，非常利于吸墨。中国是世界上最早养蚕织丝的国家，古人用漂絮法就可从蚕茧里面抽取纤维，用于书写。陕西西安近郊灞桥就曾出土过麻类植物纤维纸，东汉时经过蔡伦的改进，纸变得又便宜又好用，普及起来。

唐时雕版印刷术发明，印书业的兴起促进了造纸业的发展，各种名贵纸、艺术纸、水纹纸逐渐出现，如硬黄纸、澄心堂纸、薛涛笺等。北宋时曾出现了10~16米长的巨幅"匹纸"，制造过程中要借助长船和数十人统一协作，因难度高、产量少而价格昂贵，使用者寥寥。

宋徽宗赵佶的《草书千字文》的传世让后人见证了宋时纸工们的智慧和创造。

由于此卷是皇帝御用，巧匠们还用尖毫画笔蘸着金粉在这长达10余米的纸上，一笔一笔地用心描绘了云龙纹，每4条龙和24层云纹为一组，中无接缝，连绵不断，精致如一，华贵非凡。

狂草

中国传统书体草书的一种。草书形成于汉代，是在隶书的基础上演变而来。东晋时出现了一种新体草书，为了区别，人们就把汉时的草书称为章草，把新体草书称为今草和小草。草书中最放纵的一种被称为狂草，是在今草的基础上将点画连绵书写，形成"一笔书"，笔势连绵回绕，字形变化繁多。代表人物是唐朝书法家"草圣"张旭和怀素。

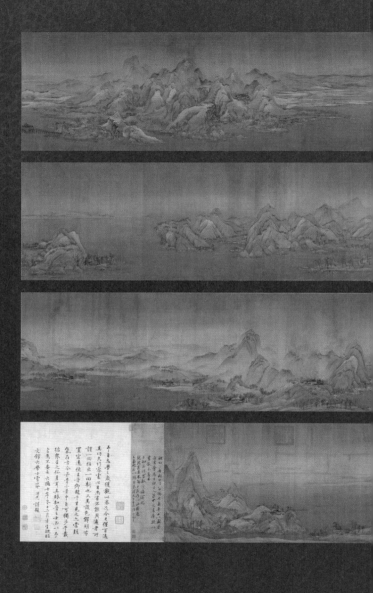

《千里江山图》
——宋末王朝的安居之梦

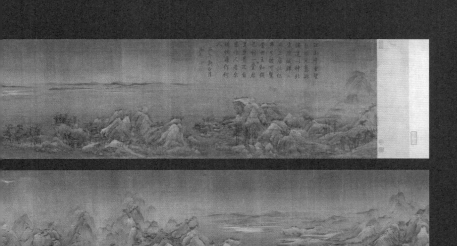

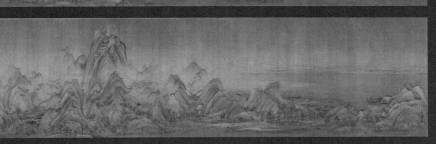

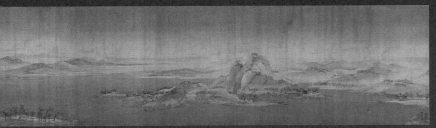

时　　代　北宋

尺　　寸　纵 51.5 厘米，横 1191.5 厘米

属　　性　绢本长卷，青绿山水

收 藏 地　北京故宫博物院

地　　位　国家一级文物，第二批禁止出国（境）展览文物之一，中国十
　　　　　大传世名画之一

公元 12 世纪，不可一世的北海帝国已成过去式，就连曾经辉煌一时的塞尔柱帝国和大宋帝国也岌岌可危，面临崩溃。在整个欧洲，"十字军东征"的战火燃烧正酣，出身霍亨斯陶芬家族的德意志人、红胡子腓特烈一世看上了意大利富裕的诸城，为使这些富饶的地区成为帝国的税收来源，他先后六次南征意大利，把神圣罗马帝国带上了国力顶峰。

东方，地处东南亚的高棉帝国，因其强不可摧的战象军队称霸中南半岛，在苏耶跋摩二世的统治下处于全盛，留下了延续至今的建筑奇迹——吴哥古城。东亚，女真人的金王朝崛起于白山黑水之地，接连灭掉辽和北宋王朝，成为东亚最强的国家。出逃的辽王朝开国皇帝耶律阿保机的八世孙耶律大石，成功在中亚建立西辽，并于卡特万之战中击败塞尔柱帝国联军后称霸中亚，威名远播至欧洲。

靖康之变后，宋徽宗第九子康王赵构于南京重立政权，南宋成立。而大宋王朝昔日繁华锦绣的千里江山，终归只留在了画布之上——《千里江山图》。

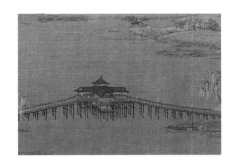

《千里江山图》——

宋末王朝的安居之梦

18岁的天才少年

1104年，为培养专门的绘画人才，酷爱艺术的宋徽宗赵佶下旨创办画学，名额不多，只招30人。画学是历史上最早的宫廷美术教育机构，也是古代唯一的官办美术学校。除专业绘画课外，画学机构还教授《说文解字》《尔雅》《方言》《释名》等知识，提高学子们的文化素养。

史书中记载甚少的王希孟就是画学的学生。他13岁进宫入画学，后被召入禁宫文书库，侍奉宋徽宗左右，时常向皇帝献画。虽然最初几次并没有得到皇上的欣赏，但有艺术眼光的宋徽宗还是发现了这个少年的异于常人之处，这激发了他为人师的热情。他有空便亲自教授和指点王希孟绘画时的笔墨技法，于是半年之后就有了这幅名垂千古的《千里江山图》卷。

对此图，无论是色彩还是技法，宋徽宗都非常满意，他把它当礼物赐予了自己的宠臣蔡京。可惜的是，年仅18岁的天才少年王希孟，自此后在历史上没了音信，有人猜测他是累死的，也有流传说他是因又进献《千里饿殍图》后触怒皇帝被赐死的，还有说是被奸臣蔡京害死的。

传奇少年王希孟的死因如今已经无处可觅，可他传世的唯一作品《千里江山图》却在时间的长河不断冲洗下，成为一颗最耀眼的星。

千里江山，秀丽无限

长卷《千里江山图》以直入云霄的远山开首，浩渺的水岸近处，连绵的群山冈峦中隐藏着亭台楼阁、茅居村舍，随着秀起的群峰两翼渐伸，烟火气渐浓，长桥衔江、悬崖险峻、平原丰茂、宅邸幽深、渔村安宁、隐士悠闲、渔夫惬意、飞鸟自由、苍松劲挺、绿竹修直、瀑

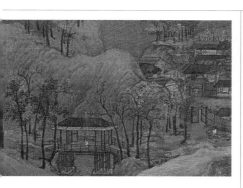

亭台楼阁

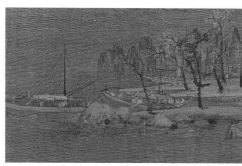

惬意渔船

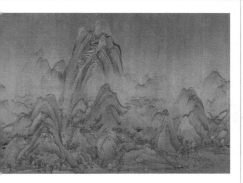

群峰秀叠

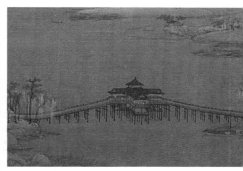

长桥衔江

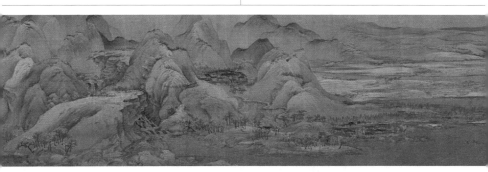

群山冈峦

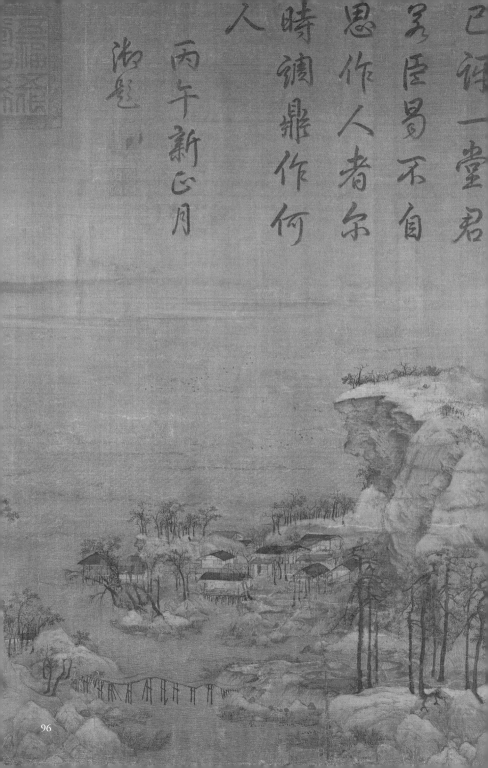

己詩一堂君
吳臣昜不自
思作人者尔
時須鼎作何
人　丙午新正月
　沾題

96

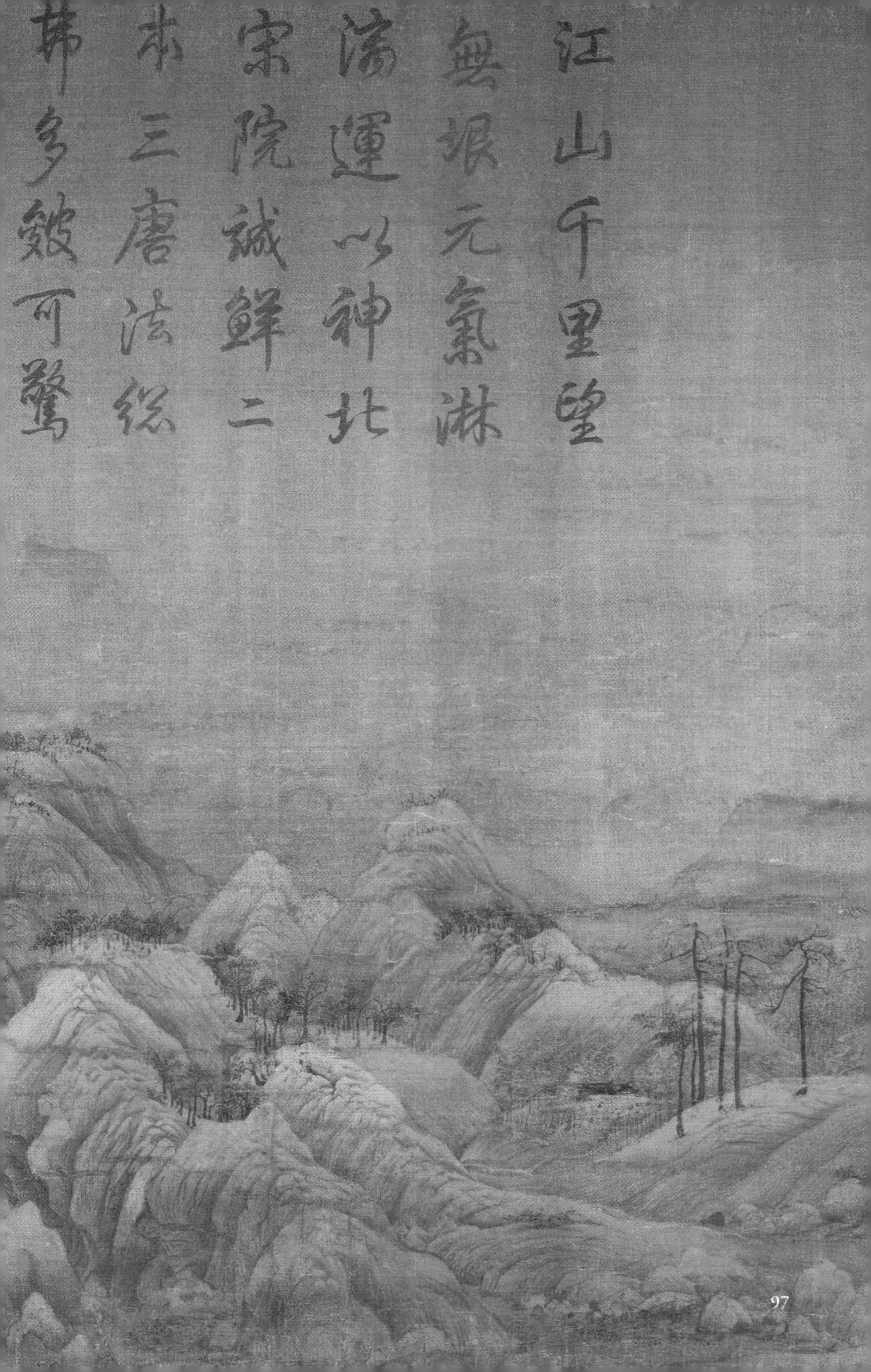

江山千里望　無垠元氣淋
漓運以神北　宋院誠鮮二
米三唐法絲　韓多皴可驚

97

布盎然……景物繁多，气象万千，疏密之中多变化，连贯之内蕴气势，充分展示了自然山水的壮美之秀。

全图以大青绿为基调，设色匀净清丽。山脚、屋墙、水天交接处用深浅各异的赭石色渲染，屋顶用浓黑，人物多粉画，敷彩精细。山石的大青绿设色，突现了苍翠的效果，使画面爽朗富丽。

E 收复河山之梦

北宋的统一和稳定，促进了商业的繁荣和农业的进步，耕地面积和亩产量增加使百姓安乐，贸易之盛带动了城镇兴旺，商业税成为国家财政主流。至宋徽宗年间，北宋人口8100万，开封成为国际化大都市，人口超百万。但宋神宗一朝围绕王安石新法的实施和废除，引发了一系列朝堂内部的矛盾，这在宋徽宗登基后变成了政务上的懈怠。新皇喜欢和重用的权臣蔡京、童贯及其党羽，排斥异己、贪赃枉法、卖官鬻爵，无恶不作，有"六贼"之恶名。民不聊生的百姓没办法，只能以不断的起义相抗争。

对内镇压起义战斗力爆表的宋军，在外面对金军和辽军时却几无建树，北宋王朝只能靠割让国土和岁年纳贡取得喘息的机会。内忧外患之下，以士大夫和太学生为主流的爱国力量悄然崛起，或临危不惧，力挽狂澜，如李纲，或唤起民众，一致抗敌，如太学生群体。然而，在软弱无能的朝廷面前，富国强兵、收复山河的梦想只能寄托在诗词、绘画的创作之中。

估计北宋"文青"之首宋徽宗，在看到《千里江山图》时，除去专业性的艺术欣赏外，只会有一种心理上的虚荣：瞧瞧我们老赵家的大好河山……

画院

中国古时官署名，是掌管宫廷绘画的机构。职责一是为皇家绘制各种图画，二是承担皇家藏画的鉴定和整理，三是负责培养绘画生徒。五代后蜀蜀主孟昶（chǎng）于956年创立的翰林图画院是中国历史上最早出现的画院。宋徽宗时有一整套完整制度的宣和画院成为后代画院的典范，对两宋绘画的繁荣起了很大作用。元时画院中断，明朝复置，清时废除。现在指中国现代美术的创作和研究机构。

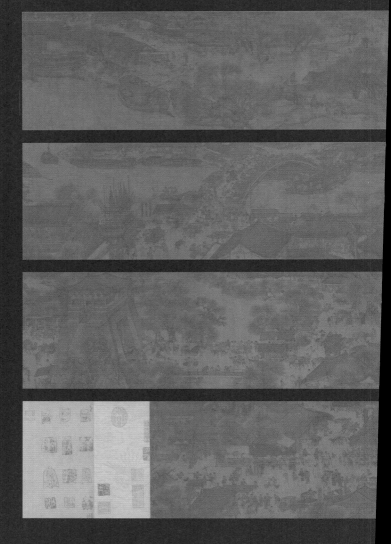

《清明上河图》

——繁华汴梁城的最后画像

时　　代　北宋

尺　　寸　纵 24.8 厘米，横 528 厘米

属　　性　绢本长卷，风俗画

收　藏　地　北京故宫博物院

地　　位　国家一级文物，第二批禁止出国（境）展览文物之一，中国十
　　　　　大传世名画之一

1945 年 8 月 15 日，因为日本宣布投降，时任日本傀儡政权"伪满洲国"皇帝的爱新觉罗·溥仪，在吉林大栗子沟匆匆宣布退位，然后急忙乘坐一架小型军用飞机逃往日本。不料这架小型军用飞机在沈阳机场临停时，被苏军一支空降部队俘获，他随身携带的多箱宝物被收缴归公，由东北人民银行代为保存，并于 1949 年移交现辽宁省博物馆。1951 年年初，书画鉴定专家杨仁恺和同事们接到了清点这批文物的任务。

在博物馆当时的一个临时库房里，杨仁恺发现了一卷残破的画，上面写着《清明上河图》，看样子是被视为赝品而随手放弃的。随着画卷的一点点打开，杨仁恺的心禁不住狂跳起来：古色古香的设色，精致的传统界画法式，丰富翔实的题跋，纷繁复杂的收藏印……这里面描绘的人物和景象跟《东京梦华录》里记载的细节重合度太高了。他前前后后也过眼有十几个版本了，可是这卷展现出来的恢宏气势和细腻笔法，让他激动异常：800 多年了，世人终于见到《清明上河图》的原貌了……

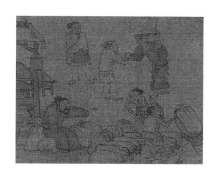

《清明上河图》——繁华汴梁城的最后画像

E 传奇画家张择端

张择端，生卒年不详，字正道，今山东诸城人。"择端"出自《孟子》，"正道"来自《礼记》，从名字可以看出张择端的父母深受儒家思想的影响，他们希望自幼好学的张择端，能够进入仕途光宗耀祖。

在宋代，若想顺利进入仕途，不仅要读好经书，还要作好诗赋论策。因此，成年后的张择端离开老家前往汴梁游学。在汴梁，他参加了科举考试，最终未能如愿。考试的失败让张择端觉得无颜面对父母，选择留在汴梁谋生。

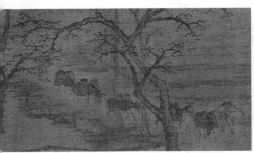

赶驴进城

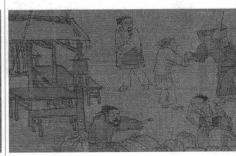

辛勤劳工

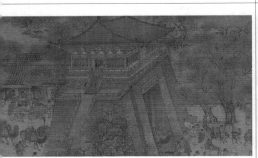

进入城门

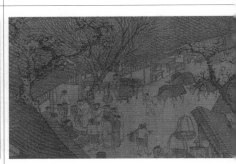

市面商家

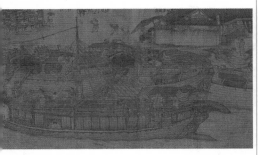

繁重的货船

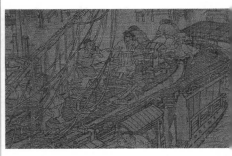

装卸货物

当时在位的皇帝是以艺术气质取胜的宋徽宗，他不但设立了专业美术学校"画学"，还将绘画列入科举制度之内，并亲自主持和出题。皇帝对于绘画的喜爱激发了当时宋人对于绘画的热情，各路丹青能手云集汴梁，培训画艺的机构也多如牛毛。张择端选择了界画，一番认真学习，最终考上了宣和画院，成为宫廷画师。也有传说他是被宋徽宗特招进宣和画院的。但不管是正式考上，还是御笔特批，张择端都如愿以偿地成了朝廷官员，专工界画宫室，绘制的舟车、市肆、桥梁、街道和城郭无一不栩栩如生。

金军攻破汴梁城后，张择端失去了稳定的官府收入，就以卖画为生。他现存世的作品仅为《清明上河图》和《金明池争标图》两幅，皆为我国古画珍品。《金明池争标图》现收藏于天津博物馆，绘制了端午时节，北宋开封金明池龙舟竞渡的精彩紧张场景。

宋朝城市生活画卷

《清明上河图》以长卷形式，采用散点透视构图法，生动记录了中国12世纪北宋都城东京（又称汴梁，今河南开封）的城市面貌和当时社会各阶层百姓的生活状况。

全卷景色由城外到城内，可分为郊野、汴河、街市三大段，中段又以"虹桥"为中心，展现汴河漕运的紧张气氛，达到全卷的高潮。开卷是从郊外早春乍暖的疏林薄雾中开始的，有两人执鞭赶着5头驮炭毛驴，正欲过桥，急匆匆地向城内进发。小桥傍水，几家农舍散落林间，鸡鸭羊圈恬静安谧。一支郊外踏青归来的队伍正穿过乡间小路回城，随行的一头驴突然发狂，激起了人们的侧目和路边牲畜的不安。

离开乡村，汴河码头热闹的气氛扑面而来，林立的店铺刚刚营业，装卸货物的劳工有条不紊，河上各种船只往来不断，摇橹拉纤的工人都十分卖力。越接近城中，画面越紧凑。只见虹桥两岸车水马龙，人头攒动，各种官署民宅及商家鳞次栉比，繁华非凡。市面之内，百业兴盛，招牌幡幔目不暇接，游客如织。汴河之上，运输繁忙，来往船只首尾相接，百舸争流。

张择端利用鸟瞰的构图方式，将浩大繁复的场面安置妥当。据统计，全图共画人物550余个，树木170多棵，各种牲畜五六十匹，不同车轿20余辆，大小船只20余艘，各种房屋30余幢。状物、画人笔笔精到，生动准确、惟妙惟肖，充分表现了画家概括生活、提炼素材的非凡才能和绘画技艺的高超。

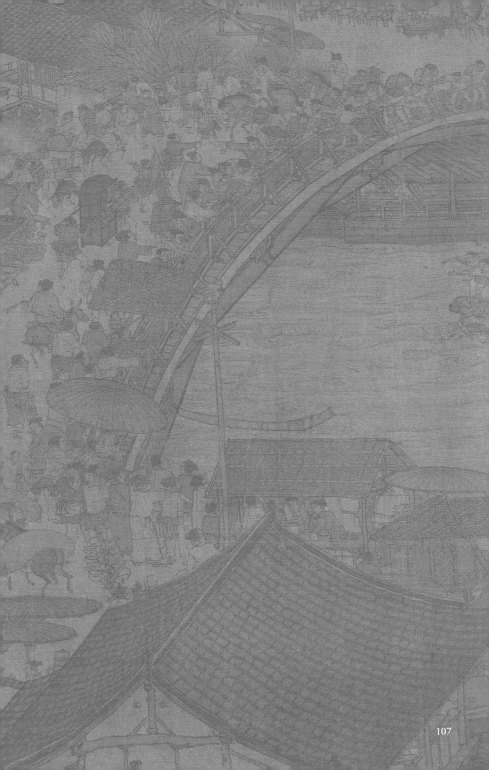

因此，当张择端将画作呈献给宋徽宗时，赵佶连连发出惊叹，立即提笔在卷首题写出"清明上河图"五个瘦金体大字，于是成为《清明上河图》的第一位收藏者。同时，也给后人留下了一幅研究宋代政治、经济、文化和科学技术情况的形象史料。

E 盛 世 之 中 的 忧 患

12世纪初的北宋汴梁城富丽甲天下，繁荣兴旺达到鼎盛，成为当时全国的政治、经济、文化中心，人口137万，8厢120坊，也是世界上最繁华的大都市。史书更以"八荒争辏，万国咸通。集四海之珍奇，皆归市易；会寰区之异味，悉在庖厨"来描述当时大宋都城开封的繁华。

在张择端的《清明上河图》完美地描绘出汴梁城的繁华时，也隐藏着一些对诸多社会问题的忧虑。如无人守望的望火楼，望火楼下被改成了饭馆的兵营；无人守卫的高大城墙上，既没有射箭的城垛，也没有任何城防工事，原本应该重兵把守的城防机构已经成了一家商铺；应该运粮的官船被大量调用运送花石纲，致使运粮私船越来越多，粮食价格失控风险很高；城门边税务官与货主们的争吵，惊动四周群众张望；写有旧党文字的屏风被当苫布，跟旧党书籍一起面临销毁命运；街道上不顾路人安危肆意飞驰的马车、不顾拥堵随心所欲占道祭神的富人；城门外慵懒倦怠的守宅兵卒……形同虚设的消防、肆无忌惮的商贾囤粮、惨烈冷酷的党争、防务涣散的城门、懈怠惫懒的军力、烦冗沉重的税收、随意混乱的城市管理，就这样一一在细节中看似不经意地显露出来。

只可惜，张择端的善意曲谏并没有起到任何作用，大宋王朝的灭亡之势在盛世太平的梦里被刻意忽略了，直到 1126 年金兵的铁蹄无情地踏碎了它。

风俗画

中国传统人物画的一种，以反映城市、乡村人们的日常生活，以及社会风俗为题材。汉时表现舞蹈、射猎、车马出行、百戏、农耕、宅院、历史故事等的墓室壁画和画像石、画像砖及帛画，是风俗画的早期雏形。"风俗画"一词始见于唐，宋时成为当时最大的亮点，以张择端的《清明上河图》为代表。

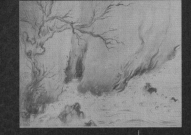

《后赤壁赋图》
——文人精神世界的隐与仕

山岩险峻，树枝横斜，
激波拍崖，回荡其下。

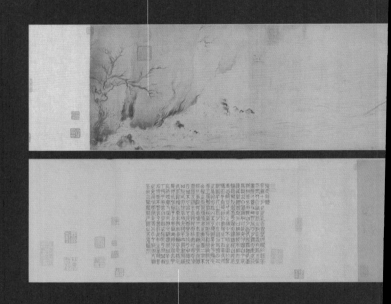

清雍正十一年（1733
年）进士张若霭的篆
书《后赤壁赋》全文。
张若霭（1713 年 —
1746 年），雍正朝
重臣张廷玉之子，乾
隆朝大学士，官至礼
部尚书，袭伯爵。

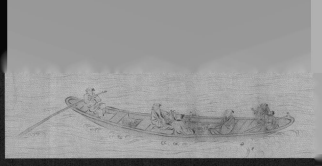

浩渺的长江之上，一叶扁舟顺流而下，舟中苏轼与同游诸友正坐而饮酒，一仙鹤清唳掠过，引得众人纷纷观望。

时　　代　南宋

尺　　寸　纵 25.9 厘米，横 143 厘米

属　　性　绢本淡设色，手卷

收 藏 地　北京故宫博物院

地　　位　国家一级文物，第二批禁止出国（境）展览文物之一

12 世纪随着基督教神权政治的建立与巩固，教会构成了西欧各国之间的真正联系，并推动了中世纪欧洲城市的新生及城市经济的繁荣。在基督教的教育引领之下，欧洲各国大学诞生，以法国的巴黎大学为中心，被称为当时欧洲文化的缩影。

法国卡佩王朝加强了王权，却对其境内拥有英国国王头衔、占有大片领地的安茹家族毫无办法。英格兰亨利一世去世后，出自安茹家族的亨利二世建立了金雀花王朝，替代诺曼王朝统治了英格兰。这一时期英国的政治、社会形态、专业教育机构逐渐成形和发展。两国纠缠不清的王位隐患为两个世纪后英法两国的"百年战争"埋下了伏笔。

东亚，赵构建立的南宋依旧无法解决国家的军力问题，面对强敌的压力，不得不以东起淮水，西到大散关为界，与金朝对峙。日本则进入了大规模的国内动荡时期，贵族及武士纷纷加入这场混战，最终源氏家族胜出，日本进入漫长的幕府统治。

12 世纪末，一个叫铁木真的蒙古人成为蒙古乞颜部的首领，并依附于金朝，取得了"部落之长"之封。谁也没有想到，一场由他即将掀起的大风暴在后续几个世纪里令世界战栗。

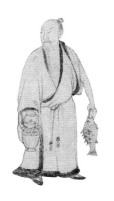

《后赤壁赋图》——

文人精神世界的隐与仕

仕途遇挫的苏才子

1069 年，为改变国家积贫积弱的困境，宋神宗任用王安石为参知政事（副宰相），主持"熙宁变法"，但新法在多方面触犯了享有特权者的利益，因此从一开始就遭到了以太皇太后、皇太后及皇后为首的守旧派的激烈反对而举步维艰。

不仅如此，由于新法在实施过程中暴露了不少缺点，也受到了一些正直大臣的批评，如司马光、苏辙、苏轼、韩琦等。1071 年，苏轼上书谈论新法的弊端，惹得新任宰相王安石不快。为了避免纷争，苏轼自请出京任职，去杭州做通判，协助知州处理政务并身负监察之权。随后，他又迁调几处为知州，当政期间革新除弊，因法便民，颇有政绩。

1079 年，43 岁的苏轼上任湖州知州，例行公事地给皇帝递交一份感恩书《湖州谢表》，结果因几处带有感情色彩的语句，被别有用心的一些新党人士大肆利用，不但指责他"包藏祸心""妄自尊大"，还不忠皇帝、暗讽朝政。一时间，牵连数十人的"乌台诗案"出笼。

在新党要置苏轼于死地的同时，营救"文坛领袖"的活动也积极展开。他入狱 103 天，幸因宋太祖"不杀士大夫"的国策为营救争取了时间。很多人纷纷为他求情，就连已经退休的王安石也上书皇帝"安有圣世而杀才士乎"。正是这一句话，给了本来也不想杀苏轼的宋神宗台阶，他从轻结案，仅贬苏轼为没有实权的黄州（今湖北黄冈）团练副使。

出狱上任后的苏轼一度心灰意冷，心情郁闷，多次到黄州城外的赤壁山浏览，留下了《赤壁赋》《后赤壁赋》和《念奴娇·赤壁怀古》等名作。同时，为补贴生计，他和家人在城东开垦了一块坡地种田自足，并自号"东坡居士"。

宋 高 宗 的 平 反

由变法引起的那场党争后，被定性为旧党的苏轼和黄庭坚等人的文集和作品在北宋末期被排斥而不受重视。然而，南宋初立时，金朝却把这两人视为忠烈，并把苏轼提倡的"文人画"升为宫廷艺术。宋高宗赵构为了不落金军南侵口实，也为笼络文人士大夫的心，就给苏、黄两人平反，追谥苏东坡为"文忠"，追授太师官衔，并重用学习"苏学"之人。由马和之奉旨所绘、宋高宗赵构亲书的《后赤壁赋》图就完成于此时。

马和之，生卒年不详，今浙江杭州人，南宋绍兴年间（1131年—1162年）进士，官至工部侍郎。以绘山水、人物、佛像闻名，笔法飘逸高古，线条短促迅疾（后世称为"蚂蟥描"），被时人称为"小吴生"（吴指吴道子），在高宗朝御前十位宫廷画家中排名第一。

这幅画从精心挑选画家到亲笔题赋，足见宋高宗的用心。

秋 江 夜 月 下 的 那 场 泛 游

《后赤壁赋》图只截取了苏轼名篇《后赤壁赋》中"时夜将半，四顾寂寥。适有孤鹤，横江东来。翅如车轮，玄裳缟衣，戛然长鸣，掠予舟而西也"一段，饶有意境，再现了苏轼与友人"携酒与鱼"泛游之行。

苍茫的夜色中，长江浩渺，远山起伏；断岸千尺的赤壁山下，激流拍岩，水落石出；江心处一舟顺流而下，舟中苏轼与同游诸友正坐而饮酒。明月高悬下，大家的目光都被赤壁壮观的景色吸引，空中一只仙鹤横江东来，戛然长鸣后擦舟西去。

画面整体布局简远，景致清旷，笔法秀逸而流畅，别具一格。画后有宋高宗赵构草书《后赤壁赋》全文，又附无款篆书《后赤壁赋》全文。上有明末清初鉴藏家梁清标、清朝书画鉴藏家安岐等及清内府藏印40余方。

₣ 流 行 题 材 代 代 传

在重文抑武的宋朝，苏轼的才名朝野震动，也素为历朝帝后所爱，但终因"一肚子不合时宜"的守正之心，在官场上起伏不定，尝尽颠沛流离之苦。然而，在他一生的传世之作里，人们读到和悟出的全是他面对生活和命运的豁达与洒脱，这份胸怀天下、随遇而安、自得其乐、永不放弃的练达精神超越了时空，成为中国文人世界里一面独特的旗帜。

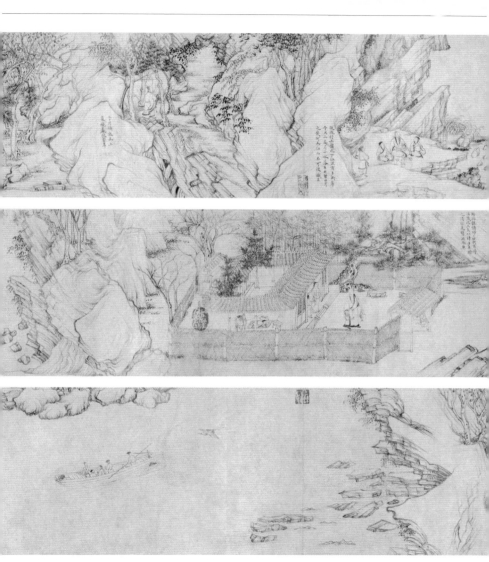

北宋·乔仲常·《后赤壁赋图》（局部，美国纳尔逊艺术博物馆藏）

《后赤壁赋》作于苏轼被贬至黄州之时，这次经历使苏轼更深刻地理解了社会和人生，在积极进取的心与壮志难酬的现实困扰中，他寄情于赤壁山水自我调节，终将儒家入世哲学与释道出世精神相融合，在仕与隐之间为后世文人树立了一个精神象征。

除马和之的创作外，亦有很多画家以苏轼赤壁赋为题材。如现藏于美国纳尔逊艺术博物馆的北宋末年乔仲常的《后赤壁赋图》及南宋李嵩的团扇《赤壁图》；现藏于台北"故宫博物院"的金朝武元直的《赤壁图》和明朝文徵明的《仿赵伯骕后赤壁图》；现藏于辽宁省博

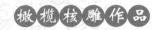

橄榄核雕作品

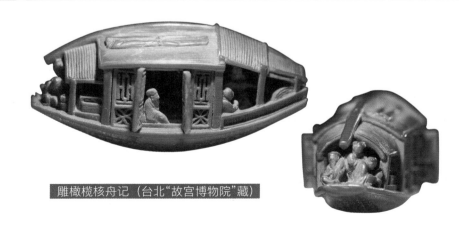

雕橄榄核舟记（台北"故宫博物院"藏）

物馆的明仇英的《赤壁图》和钱穀的《赤壁图》扇面；现藏于北京故宫博物院的明朱郎的《赤壁赋图》……

除绘画外，人们还能在书法、雕刻、瓷绘、玉制、印章上，见到苏轼这两篇传世作品的影子，如现藏于台北"故宫博物院"，由清乾隆年间巧匠陈祖章雕刻的橄榄核小舟，仅长3.4厘米，方寸之间栩栩如生地展现了苏轼夜游赤壁之景。

手卷

中国传统国画的一种横幅装裱体式，以从右往左展开而得名，又称"横卷"。以顾恺之《洛神赋图》卷、《女史箴图》卷为最早。手卷的高度一般在30～50厘米，长度最长可达20米。现在能见到的常用格式，主要由"天头""引首""画心""尾纸"等四部分组成。除引首用宋锦或绢裱外，其余部分都是用洁白的宣纸。各部分之间用宋锦或绢裱成，间隔（又称"隔水"）宽二至三寸。

曜变天目茶盏

—— 方宇宙无穷变

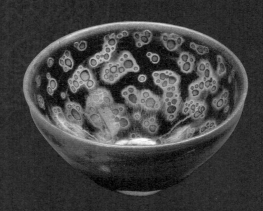

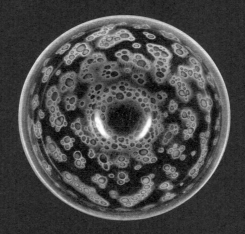

时　　代　南宋
尺　　寸　高 6.8 厘米，口径 12 厘米
属　　性　茶具
收 藏 地　日本静嘉堂文库美术馆
地　　位　天下第一名盏，世界仅存三件完器之一

15 82 年 6 月 20 日，日本本能寺灯火通明，国内最强大的大名织田信长举办了一场盛大的茶会，招待几十位天皇的朝臣，商量朝廷给自己的官职及天皇的退位问题。一直在"狩猎名物"（以茶具为重）的织田信长拿出了自己的最爱——来自中国的曜（yào）变天目盏，这个注满清澈的茶水后犹如宇宙群星闪耀的茶具，时常能安抚他烦躁的情绪。

然而，茶会散后的织田信长一直到后半夜才睡，心里有种不好的预感让他莫名难安。天刚蒙蒙亮，他的心腹大臣明智光秀就带兵包围了本能寺，一场上下都蒙在鼓里的叛乱开始了。对此毫无准备的织田信长及几位亲信寡不敌众，不得不负伤退入内室。"人生五十年，如梦亦如幻。有生方有死，壮士何所憾。"伴着一代霸主的信口吟唱，内室里燃起了熊熊大火，时年 48 岁的织田信长就此殒命。

那只由足利义昭请求织田信长帮助自己取回征夷大将军之位而送出的"无上神品"曜变天目盏自此失去下落，现在人们只能在《君台观左右帐记》（《御饰记》）中看到："曜变，建盏之无上神品，乃世上罕见之物，其地黑，有小而薄之星斑，围绕之玉白色晕，美如织锦，万匹之物也。"

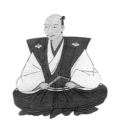

无穷变 一方宇宙

曜变天目茶盏——

曜变天目

日本往中国派留学生和学问僧始自隋朝，以唐朝为盛。留学生是学习中国文化的学生，学问僧则是学习佛教的僧侣。随着宋朝斗茶之风的盛行，更易凸现茶色的黑釉茶盏受到了人们的喜爱，其中以福建建阳水吉镇建窑烧造的茶盏最受追捧。南宋时在今浙江天目山佛寺留学的日本僧侣们，不仅将佛学带回日本，甚至将佛寺所使用的斗笠形茶盏也带回了日本，这就是日本天目茶盏的由来。

天目釉即黑釉，"曜变"是黑釉中的极品釉色，是含铁的瓷釉在窑火的煅烧下偶然生成的。黑釉在一次性高温中会自然浮现若干个大大小小的耀斑，在不同光线和温度条件下，这些耀斑会闪耀出七彩光晕，奇特无比。

天目釉瓷极难烧制，就算烧制成功，亦因温度的偏差，出窑成品上的图案千变万化，罕见相同，其中以曜变、油滴、兔毫最为名贵。南宋灭亡后，曜变技术失传，目前全世界仅存三只半曜变天目盏。日本本来有四只，织田信长死时毁灭了一只，剩下三只分别藏于日本静嘉堂文库美术馆、藤田美术馆、京都大德寺龙光院，它们均被日本定级为国宝。还有半只是2009年在中国浙江省杭州市工程现场出土的破损的曜变天目盏。

E 曜变天目盏的传奇

现藏于日本静嘉堂文库美术馆的曜变天目茶盏被誉为"天下第一名盏"，又名"稻叶天目"。此盏敞口微敛，斜直腹，小圈足；胎体呈黑褐色，露胎见旋坯纹；外施黑釉，釉不及底，口沿微失釉；黑釉面上自然浮现的蓝色大小斑点，连同周围的各色彩晕自然排列，各成一体，随着周围光线角度的不同，光环的颜色变幻不定，

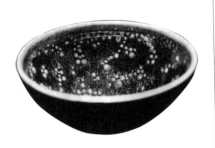

曜变天目盏
（日本京都大德寺龙光院藏）

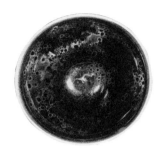

曜变天目盏
（日本藤田美术馆藏）

犹如宇宙中的银河系一样美丽玄妙，让人目眩神迷，被日本人比喻为"碗中宇宙"。

这只盏原为日本美浓稻叶家的秘藏，稻叶家的女儿阿福成为德川将军家的乳母后，将这只天目盏献给了将军府。没想到胆识过人的阿福不但兢兢业业地将德川家光带大，还成功劝说德川家康将长孙德川家光立为继承人。当中宫皇后德川和子刚生的男婴被迫夭折后，她又亲赴朝廷觐见天皇，为德川家争取了一个女天皇。为了奖励阿福对德川家的贡献，将军府把曜变天目盏还给了她。

已经被天皇赐号"春日局"（官职从三位）的阿福把这个珍宝传给了自己的两个儿子，稻叶正胜和稻叶正吉，并为其取名"稻叶天目"。

1918年，小野哲郎拥有了稻叶家代代相传的曜变天目盏，并于1924年将它送入拍卖行，以近600万美元的价格被三菱集团的创始人岩崎弥太郎购入。1940年，岩崎家成立了静嘉堂文库美术馆，这只曜变天目盏也成了头号藏品。

建窑

中国南方有名的烧造黑瓷的民窑之一，又称"建安窑""乌泥窑"，在宋代以烧制黑釉瓷而闻名于世。创烧于晚唐五代，窑址在今福建省水吉县、水尾岚、大路一带。原是江南地区的民窑，北宋晚期由于"斗茶"的特殊需要，烧制了专供宫廷用的黑盏，部分茶盏底部刻印有"供御"或"进盏"字样。因胎土含铁量高，烧成后釉面有明显的垂流和窑变现象，釉色变化无穷，丰富多彩，有兔毫、油滴、曜变、鹧鸪斑等有名的品种。

吉州窑黑釉木叶纹盏

——叶飘过性空灵

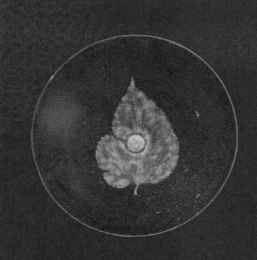

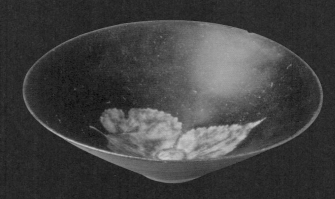

时　　代　南宋
尺　　寸　高 4.9 厘米，口径 15.1 厘米
属　　性　茶具
收　藏　地　美国波士顿美术博物馆
地　　位　中国海外遗珍、世之神器

北宋末南宋初时，江西吉安永和镇上，吉州窑的炉火正旺。尹家山有位制瓷名匠舒翁，妻子去世后他收养了妻家的一个小姑娘为女儿，改名舒娇。十几年过去了，在舒翁的精心培养下，漂亮伶俐的舒娇瓷艺青出于蓝而胜于蓝。他们烧制出来的玩具和人物瓷塑造型生动、色泽明灿，精品甚至都能跟当时官窑之一的哥窑瓷器相媲美。

眼看最佳成婚年龄过去了，舒娇还没有一点要嫁人的意思，这可急坏了舒翁。然而，跟着父亲走南闯北开阔了眼界的舒娇，一点都不在意，她每天琢磨着融合南北技艺独创一些新式的瓷器纹饰和工艺，有机会就去参加比赛，连朝廷都知道她的大名，还专门嘉奖过她。慢慢地，想开了的舒翁也就随女儿了，父女俩时常在一起讨论陶艺和造型，商量舒家窑产品的拓展。

又一年的夏季来了，坐在院中的舒娇偶然抬头，发现一片桑叶飘落进了一个刚上完底釉的碗中，被釉水吸附在碗心的桑叶颤颤巍巍，极为生动。擅长构图上釉的舒娇眼光一亮：建窑黑釉瓷独霸天下，眼前这不正是一个另辟蹊径的好机会吗？经历无数次的失败后，让后世视为珍宝的木叶盏成功诞生了，然后是剪纸贴花、玳瑁釉……

最终，舒娇的制瓷技艺胜过了父亲，成为我国陶瓷史上见于文献记载的第一个女陶瓷家。

性空灵 一叶飘过 ——吉州窑黑釉木叶纹盏

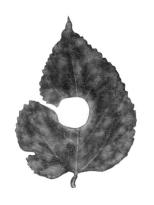

斗茶兴盛

　　中国是茶的原产地，古时上至帝王将相，下至挑夫贩夫，无不以茶为好。人们常说："开门七件事，柴米油盐酱醋茶。"由此可见，茶已深入民间各阶层。饮茶成为一种时尚和文化始于唐时陆羽所著的《茶经》，这门艺术在宋代达到高潮，又因点茶法盛行，致使斗茶成为宋人"四大雅事"之一。

　　斗茶品以茶"新"为贵，用水以"活"为上。每年清明节前后，新茶初出，选品最为适合；水以山泉为佳，江水次之，井水最差。斗茶时一斗汤色，二斗水痕。茶

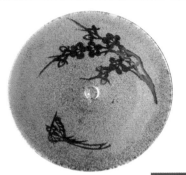
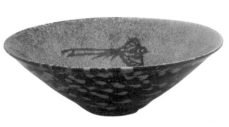

吉州窑剪纸贴梅雀纹碗

汤色泽纯白者为胜，青白、灰白、黄白为负。宋代主要饮用团饼茶，调制时先将茶饼烤炙碾细，然后烧水煎煮。如果研碾细腻，冲泡出来的汤花就匀细，可以紧咬盏沿，久聚不散，名曰"咬盏"。反之，如果汤花很快散开，汤与盏相接的地方立即露出"水痕"，就输了。水痕出现得越晚越好。

斗茶的兴盛带动了人们对于茶盏的讲究。为了更好地看出茶汤的效果，黑釉瓷茶具大受欢迎，当时吉州窑、建窑天目瓷中备受皇帝和文人墨客瞩目推崇的茶盏，是适宜斗茶的兔毫、鹧鸪斑、油滴等结晶窑变器物。此时风格独特、被海外收藏家视为"世之神器"的木叶盏并不在斗茶最受欢迎的茶具之列。

一叶一菩提

　　吉州窑地处现江西省吉安县永和镇，因为瓷业的兴旺和繁荣，永和镇一跃成为当时"天下三镇"之一的瓷城。唐宋时期，赣南是中国禅宗寺院密集、大师辈出的地区，在"七祖"行思和尚道场青原山深厚的佛教氛围和禅风的影响下，禅宗在永和镇也兴盛起来。南宋时，围绕永和镇窑场的周边佛寺众多，禅茶之风鼎盛，"饭后三碗茶"甚至成为吉州永和镇禅僧的"和尚家风"。

　　吉州窑专为寺院生产的特色茶具中以木叶盏最为特殊。佛家云"一花一世界，一叶一菩提"，菩提叶代表了僧人的信仰，而桑叶被认为能通禅，因此当一片飘零的桑叶，置于火与泥土锻造的茶盏之中，逢清澈的茶汤注入时，犹如天空游移的一片云，大海摇曳的一叶舟，深远幽静，拙中藏细，见真见性，韵味深长。据说，当曹洞宗的开山祖师良价禅师在江西吉水讲法的时候，特意请人烧制了吉水窑木叶盏，茶禅一味，这茶道因为一片桑叶更蕴藏着佛性与觉悟。

　　现藏于美国波士顿美术博物馆的茶盏，侈口，斜弧壁，小圈足，形如倒置的斗笠。内外黑釉，口沿釉薄处呈土黄色胎，碗内心饰树叶一片，表态逼真，茎脉清晰，极富天然之趣。

　　吉州窑的木叶装饰一般多见于茶盏的内壁，在浅黑的釉地上装饰一片色彩不一的树叶，充满悠远的意境。制作时，先在胎体上施一层黑釉，树叶经过特殊处理后施一层淡釉，再把它贴在黑瓷坯体上入窑烧制。木叶有半叶、一叶，也有二叶、三叶叠加。成品后的树叶与釉面完美结合，真实完整地保留了树叶的原貌，叶子的脉络纤毫毕现。注水入盏，茶叶好像浮在水中，意趣悠扬。

　　从目前资料看，吉州窑生产的木叶盏仅限于南宋。作为最富传奇的瓷器品种之一，稳定性靠运气，成品率低的吉州窑木叶盏向来有着"一窑生一窑死"的说法，

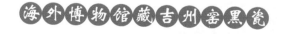

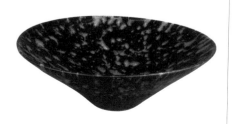

吉州窑玳瑁盏
（英国大英博物馆藏）

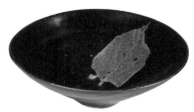

吉州窑黑釉木叶纹盏（日本
大阪市立东洋陶瓷美术馆藏）

除了靠掌控火候的经验，还要考虑天气、柴草干燥程度、装窑摆放等因素。因此，当时再有经验的窑工，也不敢打包票能烧出一窑完美的木叶盏。

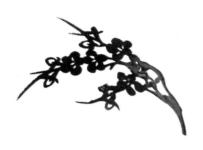

◁◻ 吉州窑 ◻▷

中国现有保存完好的古代名窑遗址之一，位于江西吉安市永和镇境内。它始于晚唐，兴于五代、北宋，极盛于南宋，而衰于元末。产品精美丰富，有青釉、黑釉、乳白釉、白釉彩绘和绿釉瓷等，尤以黑釉瓷产品著称，其独创的木叶、剪纸贴花装饰和窑变玳瑁釉饮誉中外。宋元时，产品大量出口，现世界各地的很多博物馆和收藏家都藏有吉州窑的名贵产品，其木叶盏在英国、日本、韩国等国家被列为国宝。

金边玛瑙碗

——南宋王朝的奢华之风

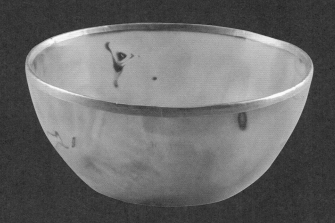

时　　代　南宋
尺　　寸　高 5.9 厘米，口径 13.2 厘米，底径 7.5 厘米
属　　性　饮食器
出 土 地　安徽省来安县相官乡
收 藏 地　安徽博物院
地　　位　国家一级文物，镇院之宝

12世纪初，随着宋室南迁，大量北方人民涌入南方，在江南地区优越的自然条件下，中国的经济重心快速地完成了南移。以财物换和平的外交政策，为南宋的经济发展提供了相对和平的环境。农业、手工业、制造业、商业、海外贸易逐渐恢复并兴盛，大城市的兴起、市民阶层的形成、商业经济的繁荣开启了中国社会的平民化进程，这个现象被后世美国、日本学者普遍称为中国"近代初期"。

当时的南宋与印度洋北岸的阿拉伯帝国构成了当时世界贸易圈的两大轴心，南宋都城临安成为人口过百万的国际性大都会，城内仅商行就有440种，商肆林立，坊市密布，真可谓是"寸土寸金"，各种商品应有尽有，热闹非凡。对外贸易发达，港口近20个，与世界上50多个国家和地区有使节往来和贸易关系。朝廷在沿海多地设市舶司专门管理海外贸易。装有指南针的南宋远洋商船近到朝鲜、日本，远达阿拉伯半岛和非洲东海岸。专卖外国商品的"蕃市"、供外国人居住的"蕃坊"、外商子女接受教育的"蕃学"在各个外贸港口都成标配。泉州就是在南宋晚期一跃成为世界第一大港和海上丝绸之路的起点。

金边玛瑙碗——

南宋王朝的奢华之风

修猪圈的偶然发现

1972 年，安徽省来安县城南 22 公里处的相官公社的一个村民趁着天气不错，加紧修建自家的猪圈，忽然视线被翻出来的土吸引了，里面好像有个什么东西闪了一下。他蹲下去把这个东西从土里小心地捏出来，好像是个碗，就个头小了点。用水清洗后，竟是个没见过的半透明小碗，口沿处还包了一圈黄金！

难不成是古物？上报后，考古人员很快就来了。经过专业处理后，大家激动地发现它是玛瑙所制，用金边装饰可不是一般人家用得起的。金边玛瑙碗不会无缘无故出现，附近肯定有古墓。一番探查，考古人员果

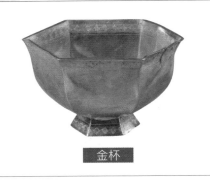

金杯

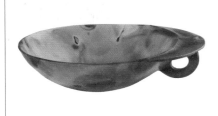

玛瑙杯

然在猪圈附近发现了一座小墓。这座墓的墓主是胡母圩（xū），她的墓室规模并不大，墓顶由小砖拱砌而成。从墓砖和文物特征分析，考古人员判断此墓的年代大约是南宋淳熙年间，墓主有可能是这一时期某官宦人家的家眷或富裕人家的女眷。只可惜，在盗墓贼的洗劫下，墓室里仅剩一具盖被打开的楠木棺材，胡母圩的骨骸都已经没有了，所有陪葬品除了已经被发现的金边玛瑙碗，仅找到一支金钏。

奢华之风弥漫的社会

南宋经济上的富足使得整个社会从上到下，都弥漫着一种奢华浪费的风气。从吃穿用度到婚葬嫁娶，宫廷王府挥金如土，奢靡无度，就连一般的平民百姓，也无不竞相攀比，甚至连寺庙里的供奉之物都大量使用金饰。

官宦阶层和富裕人家应酬往来，几乎每天都要宴请且出手极为阔绰，不但饮食酒菜要求极为精致，所用盛放器具也无一不贵重。就连自己家中的生活用具也多在口沿处包镶金边，特别是碗、盘、奁等瓷器上的芒口，镶金施彩，甚为流行。这种锦上添花的包镶技术，只为增加器物的富丽和华贵，彰显自己的富足。

E 镶 金 边 的 玉 碗

俗话说"千种玛瑙万种玉，有钱难买金镶玉"，金镶玉是指一种金、玉的制作工艺，精细复杂，要求很高。在中国传统文化中，金象征着高贵，玉代表着纯洁，金镶玉寓意"金玉良缘"，是尊贵吉祥与超凡脱俗的完美结合。真正代表金镶玉的工艺是在清朝，靠工匠连续不断的敲击，把金丝或金片镶嵌到玉质地的图案中。

玛瑙因其兼具瑰丽、坚硬、稀有三大特征，自古被视为美丽、幸福、吉祥、富贵的象征。从安徽来安县相官公社宋墓中出土的金边玛瑙碗，表面呈橙黄色，是选用北方优质的玛瑙整体掏膛制作而成。碗深腹微鼓，平底，打磨厚度仅为 0.2 厘米的碗壁润泽光滑，半透明中朦胧地显露出自然纹理。碗的口沿处镶嵌了一圈薄薄的窄边黄金条饰，又称为"金扣"。金的光泽与玛瑙的晶莹交相辉映，显得典雅又华贵。

◁▷ 玛瑙 ◁▷

中国已知最古老和最早利用的玉石之一，古称"赤玉""赤琼"，东汉时随佛教传入改称"玛瑙"，亦是"佛家七宝"之一。矿物成分主要是隐晶质石英，色泽呈红、蓝、绿、黄、褐、紫、灰、黑、白等，丰富奇丽，故俗语有"千种玛瑙万种玉"之说。依其纹带花纹的粗细和形态有多种分类，如缠丝玛瑙、带状玛瑙、苔藓玛瑙、黑花玛瑙、水胆玛瑙等，其中以红色纹带者最珍贵，称为"红缟玛瑙"。

银鎏金镶珠金翅鸟
——大理人的守护神

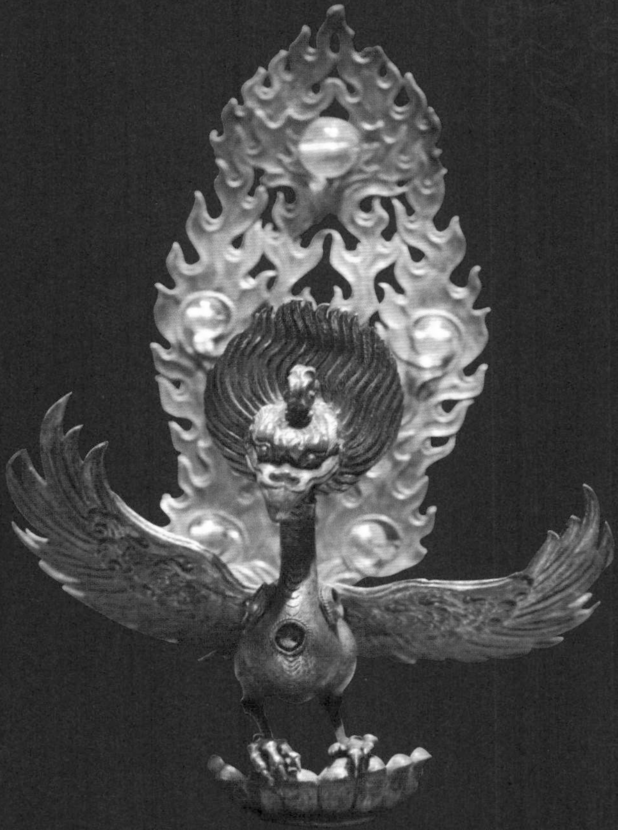

时　　代　南宋
尺　　寸　通高 18.5 厘米，重 125 克
属　　性　金银器
出 土 地　云南省崇圣寺主塔千寻塔
收 藏 地　云南省博物馆
地　　位　国家一级文物，镇馆之宝

经过漫长的七年秘密筹划后，公元 937 年 2 月 4 日，南诏武将、通海节度使段思平领导的大规模起义爆发了。他先后经历了郑买嗣"大长和国"、赵善政"大天兴国"和杨干贞"大义宁国"三家的短命政权，深知要想改变民不聊生、怨声载道的世道，就必须获得云南当地各个民族政权的支持。于是，他先后取得了洱海地区高、董两大贵族首肯和滇东三十七部的兵力支持，在广大人民的响应下，开启了平定西南的步伐。

据说，当大军进攻大理时遇到困难，段军不克而士气低落。当晚段思平在梦中得到三个梦境——"人无首，玉瓶无耳，镜破"，感到大惑不解，心里甚是忐忑。军师道人董迦罗为其解梦，说他的梦境实为吉兆，因为"君乃丈夫，去首为天；玉瓶去耳为王；镜破则无对者"。段思平闻言大喜，并将此梦境说与大军听，因而军心大振。当天，段军找到了一名披缨的浣纱妇女，她指点了大军渡河地点，并说："人从我江尾，马从三沙矣，尔国名大理。"在她的指引下，大军顺利渡河，攻破太和城，灭掉大义宁国。在苍山洱海边，一个新的政权——大理建立了，段思平定都羊苴（xié）咩（miē）城（今大理城），年号文德。

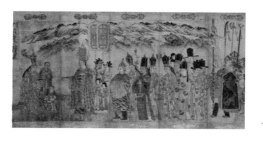

银鎏金镶珠金翅鸟——

大理人的守护神

大理段氏立国

金庸先生的一部《天龙八部》，让很多人知道了在彩云之南曾经存在过一个神秘的国度——大理。小说中那个擅使一阳指、六脉神剑的书生，痴情迂腐，却又很可爱，深受读者的喜爱。但是，很多人可能并不知道，小说中这个让人印象深刻的翩翩少年，原型就是大理的第16任皇帝大理宣仁帝段正严。

大理的前身是南诏，由蒙舍部落首领皮罗阁统一六诏后于738年建立，902年被唐人郑回的后裔郑买嗣所灭。随后的三十余年内历经了四个政权，直到937年段思平重定西南，建立新政权，疆域覆盖今中国云南、贵州西南部、四川西南部，以及缅甸、老挝、越南北部部分地区。

大理的政权大部分时期都把持在相国高氏一族手里，直到 1253 年，忽必烈征云南灭大理。大理末代帝王段兴智被擒后送往蒙古汗廷，被蒙哥汗任命为世袭总管，原大理官员多受封为云南各地土司。1270 年，大理原境置云南行省。

皇家国寺

佛教在南诏时传入，大理时全盛，最终到了全民信佛的地步。佛教发展成为大理的国教，佛寺与佛塔遍布境内。元朝的郭松年编著的《大理行记》记载："此邦之人，西去天竺为近，其俗多尚浮屠法，家无贫富皆有佛堂，人不以老壮，手不释数珠，一岁之间，斋戒几半。"从这里足可以看出大理的佛教盛况。因此，大理有"佛国"和"妙香国"之称，妙香在佛教中称"殊妙的香气"。

代表大理佛教文化的崇圣寺自建成之后即为南诏、大理时期佛教活动的中心，殿堂钟楼雄伟壮观，气势非凡。当时与崇圣寺一起建造的还有三塔中的主塔千寻塔，据史籍记载，当时崇圣寺与主塔建造时，"寺基方

7里，屋890，佛11400，铜40590斤"。据历史记载，大理的22位皇帝中，先后有9位到崇圣寺出家为僧，他们分别是第2位段思英、第8位段素隆、第9位段素贞、第11位段思廉、第13位段寿辉、第14位段正明、第15位段正淳、第16位段正严和第17位段正兴。

明正德年间大理发生地震，崇圣寺受损严重，嘉靖年间在著名文学家、理学家李元阳主持下得以修缮。清咸丰年间不幸烧毁，只留存三塔。20世纪80年代后，崇圣寺开始恢复重建，2005年4月全部工作完成。完工后的崇圣寺每年吸引大批内地和东南亚、南亚的香客，是东南亚和南亚推崇的"皇家国寺"。

"皇家国寺"崇圣寺

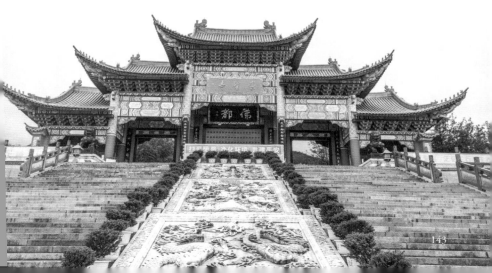

崇圣寺三塔

崇圣寺主塔千寻塔是大理地区典型的密檐式空心四方形砖塔，通高 69.13 米，16 级；后又建均为 10 级的南北小塔，通高 42.19 米，是一对八角形的砖塔。三塔基础构造相同，阁楼式外观，每角有柱，每层出檐，三足鼎立又浑然一体，成为大理白族文化的象征。在苍山、洱海的映衬下，历经千年风雨和多次大地震而不倒，是大理古城历史风韵不可分割的一部分。

1978 年崇圣寺三塔整理维修期，人们在塔顶、塔基发现 680 余件文物，除佛像、经卷、金刚杵等佛教用品外，还有大批金银器，包括金佛像、金翅鸟、金塔等，

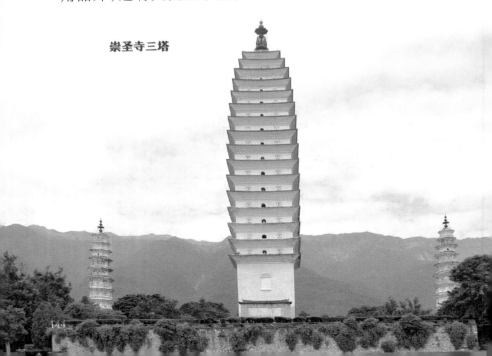

崇圣寺三塔

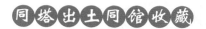

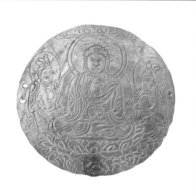

刻佛金版

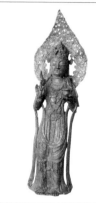

金背光银杨枝观音立像

其中以一只银质的大鹏金翅鸟最具大理特色。它整体鎏金，头饰羽冠，昂首展翅，仿佛引颈长鸣，两爪锋利有力，立于莲座之上，似乎俯瞰万顷洱海。尾、身之间插有镂空火焰形背光，其上饰水晶珠五粒。制作时，先将头、翼、身、尾分别锤刻，再焊接为整体，代表了当时大理的金银器工艺水平。

苍山洱海的保护神

金翅鸟梵文迦楼罗，是佛教护法中的"天龙八部"之一。传说这种大鸟，体积很大，展翅时可达336万里，且翅现各种庄严宝相，头顶一颗凸起的如意珠，鸣声悲苦，以龙为食，每天要吃一条大龙及五百条小龙。命终时，上下翻飞七次，飞到金刚轮山顶上死去。

据明代李元阳《云南通志》记："崇圣寺三塔各铸金为顶，顶有金鹏，世传龙性葆泽而畏鹏，大理旧为龙泽，故以此镇之。"当时的大理水灾频发，当地人认为有恶龙作祟，于是就把以龙为食的金翅鸟请了过来，置于崇圣寺三塔的塔顶震慑恶龙，保佑大理风调雨顺。因此，金翅鸟就成为大理的保护神，一直流传至今。

大理段氏

段氏始祖段俭魏为武威郡人，是东汉武威太守段贞的第17代子孙，六传至段思平，家族世代为南诏武将。段思平因战功升至通海节度使，因被人说有帝王之相而受迫害，一直藏匿在舅父的部族中。从段思平兴到段兴智亡，大理共历22帝，前后存续318年。

贵由汗致教皇英诺森四世的信

——蒙古帝国西征的插曲

时　　代	大蒙古国时期	
尺　　寸	纵 100.12 厘米，	
	横 20 厘米	
属　　性	国书	
收 藏 地	梵蒂冈博物馆	

13 世纪的世界舞台毫无疑问是属于蒙古人的，自蒙古高原上的天选之子铁木真迅速崛起后，这个被尊称为"成吉思汗"的男人和他的"黄金家族"，就统领着蒙古铁骑掀起了一场飓风级的草原风暴，从东亚到中亚再到西亚，甚至波及欧洲和东南亚海岛，这支空前强大的军队，踏过血与火，撼动着整个欧亚大陆，结束了伊斯兰的黄金时代，改变了亚欧大陆大部分地区的政治版图和文明进程。

在东南亚，埃及马木留克王朝的建立，遏制了蒙古人在西亚和北非的脚步。北印度德里苏丹国的奴隶王朝也多次击退了蒙古人的入侵，但同时也清除了佛教在印度的影响力。

在欧洲，法兰西王国在腓力二世的管理下进入了中世纪的黄金时代，巴黎大学成为整个欧洲的思想中心。经过半个多世纪的恢复后，拜占庭帝国击败十字军建立的拉丁帝国，重新入主君士坦丁堡。霍亨斯陶芬王朝统治的神圣罗马帝国神志涣散，处于历史上的空位期。

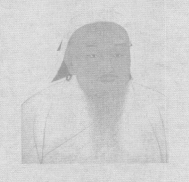

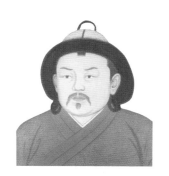

蒙古帝国西征的插曲

长子西征

　　1235 年，窝阔台汗命令大哥术赤的次子拔都征服俄罗斯，这是蒙古帝国继成吉思汗西征花剌子模后的第二次大规模的西征。由于各族宗王均以长子或长孙（如窝阔台长子贵由、拖雷长子蒙哥、察合台长孙不里等）统率军队，万户以下各级那颜也派长子率军从征，所以又被称为"长子西征"或"诸子西征"。大军虽有拔都任主帅，但实际指挥权在前军主将速不台手中。

　　1236 年—1241 年，蒙古大军先后灭不里阿耳、钦察、阿速国，攻破伏尔加保加利亚、基辅罗斯、加利西亚、摩尔达维亚、立陶宛大公国、波兰王国（时译"孛

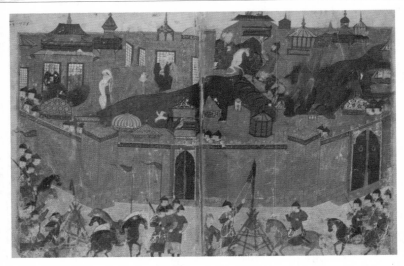

旭烈兀军围巴格达

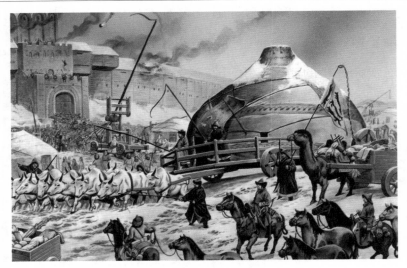

西征中的木质战篷

烈儿")、匈牙利王国、保加利亚第二帝国、波希米亚与捷克、摩拉维亚与斯洛伐克、拉什卡、威尼斯共和国等国。1241年4月9日，列格尼卡战役一役，速不台指挥的蒙古军队击败波兰西里西亚公爵亨里二世所率领的日耳曼－波兰联军（神圣罗马帝国、波兰、波希米亚）；11日，又在赛约河之战中大胜匈牙利国王贝拉四世的军队，欧洲各国闻之大为震惊。

就在蒙古军企图继续进军威尼斯共和国的达尔马提亚时，大军收到了窝阔台汗的死讯，不得不停下西征的脚步，东撤回国推选新的大汗。

Ｅ 被推迟的忽里台大会

1241年12月11日，窝阔台去世，大蒙古国汗位虚悬。窝阔台生前有意立三子阔出为继承人，但阔出早于1236年2月南征南宋时去世，长子失烈门被指定为继承人。窝阔台死后，皇后乃马真脱列哥那有意让自己的长子贵由继承汗位，但威望最高的拔都因与贵由有旧怨而拒绝出席推举大汗的忽里台大会，不得已她以失烈门年幼为由，自己临朝称制。

蒙古没有固定的嫡长子继承制，忽里台就是古代

蒙古西征战役

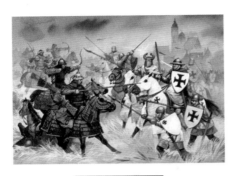

列格尼卡战役

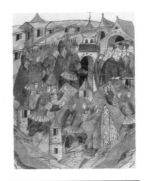

蒙古攻陷弗拉基米尔城

蒙古的一个政治及军事议会，部落里的长老必须出席，负责推举部落的首长及可汗，也决定和宣布重大军事行动，分派征伐任务。不管汗位继承人是前汗指定或者是武力争取来的，都必须经过忽里台的形式宣告。

因此，当拔都知道乃马真脱列哥那的真实意图后，以患病为借口中途返回封地。1242年，拔都在萨莱（今伏尔加河入里海处）定都，正式建立钦察汗国，又称"金帐汗国"。由于他是成吉思汗长子一支的宗王首领，品性宽厚又战功赫赫，深得人心，他的不赴会使忽里台大会迟迟无法举行。

乃马真皇后称制五年，为使宗室、大臣拥护儿子贵由，滥行赏赐，废弛法制。一切准备就绪后，1246年

8月26日，忽里台大会终于召开，拔都派弟弟别儿哥参加，在会上贵由毫无悬念地被选为大汗。

一位来自罗马教廷的使者

因欧洲诸国传言蒙古大汗信仰基督教，1245年春，时任罗马教皇的英诺森四世决定派遣一个教团前往蒙古，一方面争取说服蒙古大汗皈依天主教，另一方面也为了取得关于蒙古军队的一手可靠资料。

年过六旬的意大利翁布里亚人若望·柏朗嘉宾被任命为全权特使，携带着教皇写给蒙古大汗的亲笔信，于1245年4月16日从里昂出发前往东方。在经过波希米亚、波兰和基辅罗斯之后，柏朗嘉宾使团达伏尔加河畔钦察汗拔都的营地。拔都以事关重大，自己不能做主为由，派人送他们前往蒙古帝国首都由大汗定夺。不得已，教皇的使团被迫于1246年7月抵达上都哈拉和林。

8月底，柏朗嘉宾获准参加窝阔台长子贵由登基汗位典礼。不久，贵由汗召见了柏朗嘉宾，柏朗嘉宾向大汗传达了教皇的意愿，上呈了教皇的两封书信，一封是对基督福音的详细阐述，第二封信则谴责了蒙古军队对基督徒土地的侵犯和滥杀，并劝告蒙古大汗停止向西方进攻。

贵由汗感到很不悦，给教皇回复了一封措辞严厉的信，交由柏朗嘉宾带回。教皇的使团于1246年11月13日踏上归途，经过基辅，返回西欧。第二年的11月，柏朗嘉宾回到里昂，朝觐教宗，并呈递贵由汗的复函。

E 贵由汗致教皇英诺森四世的信

　　考虑到西方无人懂蒙古语，中亚到中东地区通行波斯语，这封蒙古帝国大汗的国书是由波斯文写成的，并

蒙古西征战役

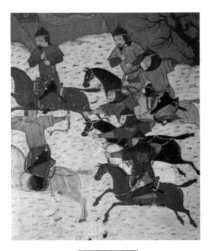

蒙古骑兵

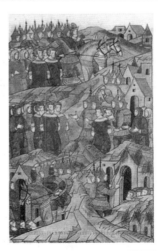

拔都突袭梁赞（俄罗斯城市）

盖有蒙古帝国玉玺印文。在回信中，贵由表示不理解为什么教皇要求他受洗礼，强调自己不会从已经占有的土地上撤退，并且对于教皇认为双方应平等相处的谴责表现出了不以为然。相反，他要求教皇亲自带着他所有的"国王们"到中亚去以表"臣服"，如果做不到，"你们将成为我们的敌人"。

据说，这封信发出后，整个欧洲都陷入了一种深深的恐慌，亨利三世治下的英国还为此海禁了好几年。

꧁ 钦察汗国 ꧂

又称"金帐汗国"，是大蒙古国的四大汗国之一，由成吉思汗长子术赤的次子拔都1243年所建。位于今天哈萨克咸海和里海北部，占有东欧和中欧地区（极盛时至多瑙河），当时罗斯诸公国为其藩属。1308年，元武宗遣使册封脱脱为宁肃王。1502年，末代大汗被克里米亚汗国击败，钦察汗国灭亡。

蒙古国牒状

——元日战争的前奏

上天眷命
大蒙古国皇帝奉书
日本国王朕惟自古小国之君
境土相接尚務講信修睦况我
祖宗受天明命奄有区夏遐方异
域畏威懷德者不可悉数朕即
位之初以高丽无辜之民久瘁
鋒鏑即令罷兵還其疆域反其

旄倪高丽君臣感戴來朝義雖
君臣而歡若父子計
王之君臣亦已知之高丽朕之
東藩也日本密邇高丽開國以
來亦時通中國至於朕躬而無
一乘之使以通和好尚恐
王國知之未審故特遣使持書
布告朕志冀自今以往通問結
好以相親睦且聖人以四海為
家不相通好豈一家之理哉至
用兵夫孰所好
王其圖之不宣
至元三年八月 日

时　　代　大蒙古国时期
属　　性　国书
收 藏 地　日本南都东大寺尊胜院

1248 年春，登基不久的贵由汗借口西巡，欲讨伐不参加忽里台大会的拔都，不料 3 月就病逝于途中。第二年，对上次选汗失望的拔都以长兄身份召集诸王，在钦察汗国东境阿剌脱忽剌兀召开忽里台大会，商议选立新汗。

与会诸王都推举拔都为汗，但拔都坚决不肯。他从大局出发，认为贵由家的子弟才能平平，新汗如果再从其中选出，恐造成蒙古各部混乱割据；拖雷系拥有广大地域和帝国大部分军队，能够稳定汗位，推荐拖雷长子蒙哥。蒙哥长年跟随窝阔台征伐，屡立奇功，以机智刚毅和贤明英勇著称，立蒙哥为汗得到了多数与会者的赞同。

虽然窝阔台系和察合台系拒不承认会议选举结果，但 1251 年 7 月 1 日，在宗王大臣们的拥护下，蒙哥还是成功地继承了大汗之位。从此，汗位由窝阔台家族转移到了拖雷家族。

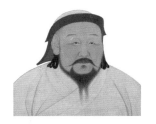

元日战争
的前奏

蒙古国牒状——

E 遇冷脸的遣日使团

1259 年，高丽太子王禃（zhí，原名倎）因支持忽必烈争汗位而赌对国运，幸运地结束了蒙古高丽战争。忽必烈立国后，封王禃为高丽国王，送他回国，是为元宗，并帮助他铲除了权臣，高丽王朝进入亲蒙的藩属时期。直到元末农民起义时，恭愍王王祺才趁机摆脱了元朝的干涉，使高丽重新成为独立的国家。

因为高丽，忽必烈知道了日本的存在。1265 年在元朝做官的高丽人赵彝向忽必烈进言，日本汉唐时就一直派使者到中原，建议招谕日本，向日本派出使节。第二年，以兵部侍郎黑的任主使、礼部侍郎殷弘任副使的使团携带《蒙古皇帝国书》经高丽前往日本。

使团到达高丽后，高丽国王元宗王禃命枢密院副使宋君斐和侍御史金赞作为向导带领使团前往日本。因为担忧元朝同日本开战会让高丽负担巨额的军费，宋君斐等人便以海峡风大浪急不利于航海、日本人粗暴凶悍不知礼仪为由，竭力劝阻使团前往日本。元朝使团信以为真，致使第一次出使无功而返。忽必烈对此非常生气，他严词斥责了元宗，要求他一定要将国书交到日本君主手里。

1268 年 1 月，高丽王朝起居舍人潘阜和书状官李

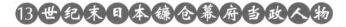

13 世纪末日本镰仓幕府当政人物

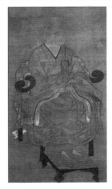

北条时宗

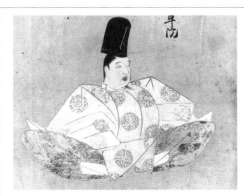

龟山天皇

挺一行抵达日本，当时日本的掌权人为镰仓幕府的北条时宗，他将蒙古国的国书转交嵯峨皇后，同时让手下的武士们做好开战的准备。半年过去了，任何回复都没收到的高丽使团不得不空手返回。得知消息的忽必烈命令高丽备战，并派将军前去视察黑山岛到日本的路。1269年春，再次出发的蒙古使节团在高丽使团的陪同下，登陆对马岛，因日本"不接触"政策，他们只得抓走了两名日本平民，这两名平民被忽必烈当成使节而备受礼遇，最后跟着高丽人和蒙古人的使节团一起回国。

就这样，从1266年至1273年，忽必烈以高丽人为向导先后六次派使臣持诏书到日本，均没得到回应，甚至重臣赵良弼曾在日本待了三年都无法见到真正能代表日本政府意愿的人。这批在日本被称作"蒙古国牒状"的诏书，却激怒了实权在握的北条时宗，他从蒙古人的国书中感受到了威胁和轻视，决定对抗到底，动员日本全境备战，并重点加强了最靠近高丽的九州防御。

蒙古国牒状内容

其文书如下："上天眷命，大蒙古国皇帝奉书日本国王。朕惟自古小国之君，境土相接，尚务讲信修睦。况我祖宗受天明命，奄有区夏，遐方异域，畏威怀德者，不可悉数。朕即位之初，以高丽无辜之民久瘁锋镝，即令罢兵，还其疆埸，

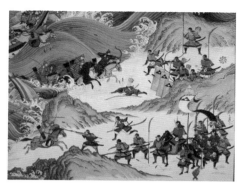

日本"神风"

13世纪末元朝军队入侵日本时，都曾遇到足以摧毁元军船只兵甲的台风。日本认为有神灵相助，所以把这几次台风称为"神风"。

反其旄倪。高丽君臣感戴来朝，义虽君臣，而欢若父子。计王之君臣，亦已知之，高丽，朕之东藩也。日本密迩高丽，开国以来，亦时通中国。至于朕躬，而无一乘之使以通和好，尚恐王国知之未审。故特遣使持书，布告朕志，冀自今以往，通问结好，以相亲睦。且圣人以四海为家，不相通好，岂一家之理哉？至用兵，夫孰所好。王其图之，不宣。至元三年八月＊日。"

至于为什么忽必烈非要让日本归降，一直存在争议。有人说当时人认为日本盛产黄金，珠宝遍地，财富吸引了忽必烈；更多人认为是忽必烈为了孤立和合围南宋之举。总之，没有从日本得到回应的忽必烈还是决定用战争来解决。

文永之役

1274年，忽必烈委托高丽造大小舰900艘，以忻都为征东都元帅，统帅蒙古军、汉军、高丽军共3.2万人，远征日本。因当时日本后宇多天皇的年号为"文永"，这场元日之战又称"文永之役"。

元军先后成功登陆对马岛、壹岐岛、百道原、博多箱崎郡，与聚集在九州的日本诸国部队发生激战。因为后援不足，忻都决定撤退。谁想就在撤军的当晚，又遭遇台风袭击，竟损失一半多人。

竹崎季长绘《蒙古袭来绘词》

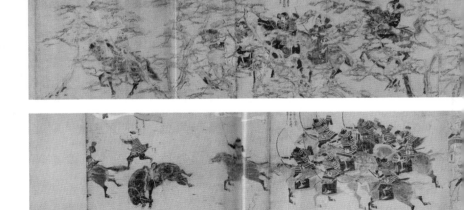

此役后，得胜的镰仓幕府组织大量民力沿博多湾一带建造了高2米厚2米的石墙，防止蒙古军队再次入侵。

弘安之役

1281年春，攻灭了南宋的忽必烈兵分两路，发动了对日本的第二次入侵。负责作战的东路军由忻都、洪茶丘率蒙古人、女真人、契丹人共1.9万，金方庆统高丽军1万人、900艘战舰、高丽水手1.7万人，从高丽出发；负责在占领区屯田的江南军则由南宋降将范文

文永之役（日本三之丸尚藏馆藏）

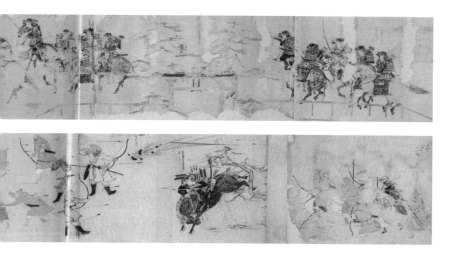

竹崎季长绘《蒙古袭来绘词》

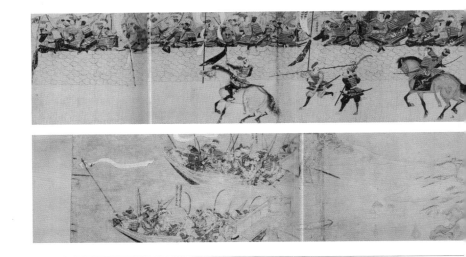

虎、李庭率南宋降军 10 万人，乘战船 3500 艘，从庆元、定海（今浙江宁波）出发。两军约定于 6 月会合。

由于石墙的存在，元军的战舰到达日本近海时，长达一个月竟然没有找到合适的登陆地点，直到 7 月初南北两军才在九州外海会合。在石墙的掩护下，日本的战斗力更加顽强和有效，元军损失惨重却始终无法突破。在高丽军队的配合下，元军曾一度夺取了壹岐岛，并短暂成功登陆了一些地点，但很快就被赶回船上。接着，又是台风袭击，军舰大部分沉没于风暴，没办法坐船回国的三万余元军要么战死，要么被俘。

1283 年，出师两次失利的忽必烈重建大军，准备

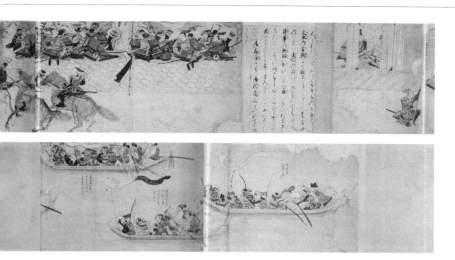

第三次进攻日本。此事因为江南人民的强烈反抗及越南军事的受挫而作罢。

꒰꒱ 忻都 ꒰꒱

又作忽敦，元初将领，铁木真弟弟铁木哥斡赤斤之后，是元朝监视和统治高丽的重要官员。高丽朝廷议事时坐在国王左边，因为权力过大，受到高丽王的猜忌。在元朝征讨日本的战役中也发挥了重要的作用。儿子琪在高丽任司空，并娶安平公王璹的女儿。

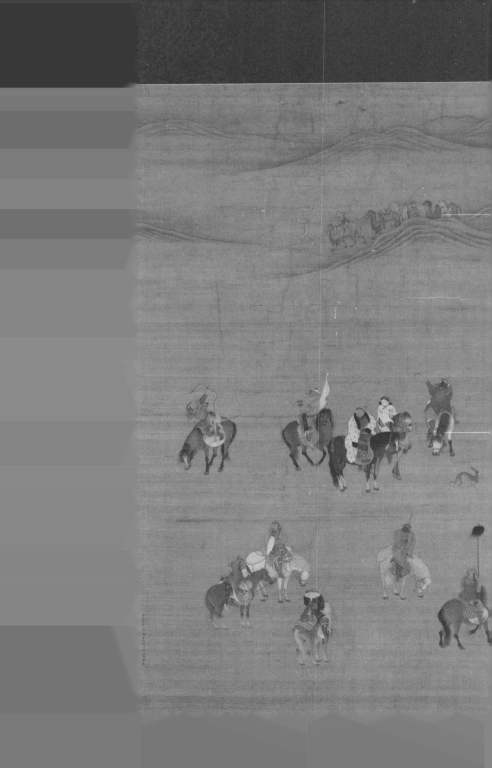

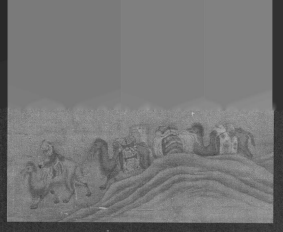

深秋初冬的荒漠寂静无垠，起伏的沙丘之中，一列载物的驼队正缓越而行。

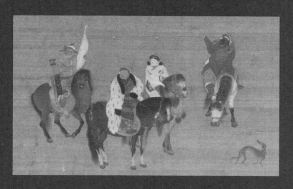

受一少年挽弓劲射飞禽影响，元世祖夫妇跟随从勒马驻看。外穿白裘，内着金龙朱袍的元世祖雍容平静，目光坚定。

时　　代　元朝
尺　　寸　纵 182.9 厘米，横 104.1 厘米
属　　性　绢本，人物鞍马画
收 藏 地　台北"故宫博物院"

1259 年 8 月 11 日，蒙哥在四川合州钓鱼山病逝。9 月 19 日，正在南宋境内湖北一带作战的忽必烈收到了四川异母弟末哥派使者捎来的口信，告知了他蒙哥汗去世的消息，并请忽必烈北归继承帝位。

一开始，忽必烈并没有把这个请求放在心上，他认为自己是奉大汗之命南下攻宋，这个时刻更应该建立功业以告慰大汗之灵，怎么可以就这样草草收场？于是他加紧进攻南宋，并多次获胜。然而，没多久忽必烈又收到正妻察必派出的使者密报，首都哈拉和林众臣正在谋立忽必烈之弟阿里不哥，而且留镇漠北的阿里不哥已经派大将阿蓝答儿在开平附近调兵、脱里赤在燕京附近征集民兵，形势不容乐观，催促忽必烈早日北还。

1260 年年初，忽必烈率军抵达燕京。他心里明白阿里不哥想诱使他回草原的意图，于是把大军驻扎在燕京附近。两月余的时间内，他积极联络诸王，最后抢先一步，扣压了阿里不哥心腹脱里赤后，在新筑成不久的开平城内宣布即大汗位。阿里不哥随即也宣布即位，于是历时四年之久的内战拉开了序幕……

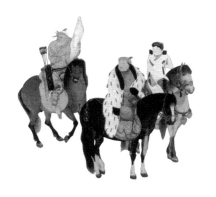

《元世祖出猎图》——
塞外大漠里的一场君臣同乐

忽必烈建元

1271年，在内战中胜出的忽必烈称帝，将国号由"大蒙古国"改为"大元"，8年后灭南宋，统一中国。忽必烈就是元世祖，大元帝国的第一任皇帝，辖内疆域东起日本海、南抵南海、西至天山、北含贝加尔湖，是有史以来辽阔疆域帝国的缔造者。他在位期间，重用汉臣，推崇儒术，以汉法建立各项政治制度，并关注中原农业的恢复和发展。这一时期在元大都最著名的外国人当属威尼斯人马可·波罗，他不但受到了元世祖的热情招待，还入元廷为官，在中国生活了17年后回国，写了一本《马可·波罗游记》，风靡欧洲。

⊞ 不可或缺的狩猎活动

对于任何游牧民族来说，狩猎都必不可少，它不仅是重要的生产补充方式，还是部落和军队进行训练和精神娱乐的主要方式。最初狩猎只是为了获得食物充饥，获取皮毛保暖，随着经济和社会发展，逐渐演变成一种军事训练和作战演习，还可以起到战时保障军队食物供给类别的作用。

元朝成立后，狩猎逐渐成为大汗和各级王公贵族们喜爱的一种带有军事演习性质的娱乐活动。为维护政权，当时元廷严禁汉人狩猎，同时对狩猎的地域、时间、人员、方式、献祭、扰民，特别是柳林狩猎制定了较详细的制度，形成了有元一代的狩猎体制。

元时大规模的围猎从秋末冬初开始，一直到第二年的初春，其他时间严禁猎杀野兔、黄羊、赤鹿、大型鸟类。大规模的围猎要由君长或族长老带队，捕猎群居性的野生动物时，要有节制，一是不能尽数猎杀，二是不能杀有孕或正处于幼小阶段的动物，违反者严惩。围猎之前，

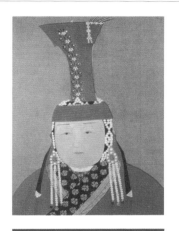

约1271至1281年所作
《元世祖察必皇后半身像》

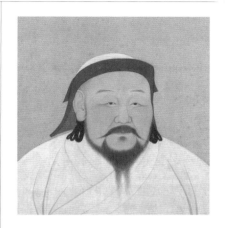

约1271至1294年所作
《元世祖半身像》

先派斥候侦察，猎禽还是猎兽，用何种武器，包围猎物时依人数多少而选择方式不同，就连调鹰、驯犬和每一种猎法，都有清晰明确的技巧。

所谓的"柳林春猎"是指每年二三月份，皇帝要在漷州（今北京通州）的柳林行猎，纵放海东青（矛隼，一种小型的猎鹰）飞捕天鹅。

E 《元世祖出猎图》

中山（今河北定州）人刘贯道是元初极富声望的肖

像画家，曾因画元世祖早亡的皇太子真金肖像《裕宗像》而受到赏识，补御衣局使（元朝特有机构，专生产皇家所用之物）。1280年，他奉命画了《元世祖出猎图》，描绘的是元世祖深秋初冬之时率随从赴塞外戈壁狩猎的情景。

画面以广袤无垠的荒漠为背景，远处起伏的沙丘之中一支驼队正在横越。近处，没有浩浩荡荡的围猎铁骑，只有以元世祖忽必烈为画面中央的10个人，奔跑速度极快的细犬、勇猛凶狠的猎豹各1只，鹰中极品白鹘2只。元世祖黑马貂冠，内着云肩式龙袍，外披白亮银鼠裘，脚蹬皮靴，侧身后望；察必皇后头戴暖帽，着白色海青衣，和元世祖并辔而立，一起望向两人身后挽弓劲射飞禽的少年。其余臣仆众人皆勒马环绕周围，或手架白鹘，或挂箭持旗，或马负文豹，皆凝神注视着少年能否箭出禽落。画中有黑人侍仆两名，右下角一名手执骨朵，与另一名执黑纛（dào）的同为礼仪护卫。

画面构图有致，其中老少人物及马匹姿态各异，线条细劲流畅，设色浓丽。在写实的精准刻画中，为后人研究元朝的狩猎制度和仪仗情况及猎宠使用，提供了不可多得的历史细节，验证了《马可·波罗游记》中对元世祖游猎时的场景描绘。

E 源 流 之 辨

由于《元世祖出猎图》画上没有一枚收藏者的钤印，关于它的递藏情况，画作本身能提供的信息几乎为零，甚至在清代所著的《石渠宝笈》中也没有著录。直到 20 世纪 50 年代，这幅作品才首次见录于《故宫书画录》。

经过一些学者细致的史料检索，在元朝陈孚的《陈刚中诗集》、钱宰的《临安诗集》，清朝顾复《平生壮观》及纳兰揆叙的《益戒堂诗后集》中人们还是找到了《元世祖出猎图》的身影。据康熙重臣纳兰明珠次子纳兰揆叙所写，康熙五十三年至五十四年期间（1714 年—1715 年），他曾在清宫见到过《元世祖出猎图》。

1924 年，冯玉祥将清废帝溥仪逐出紫禁城，随即成立"清室善后委员会"清点接收皇宫内的大量遗存文物，第二年整理出了《元世祖出猎图》。日本侵华战争开始后，它作为"南迁文物"的一员，二十余年间先后辗转上海、成都、南京数地，最终在台北"故宫博物院"安了家。

番外

一 个 职 业 玩

① 皇上，您的"瘦金体"书法养活了外面很多培训机构，画画也一样，大家都抢着报名学。是不是可以考虑收点费用？

宋徽宗

作为一个自带流量的豪门当家人，我还缺这点钱儿？

每天等着看我换花样玩儿的人海了去了，撒点下去就当与民同乐了。一会儿咱就视频开起来。

皇上，您的茶艺听说成为招待客人的必学工艺，谁家要是没人会这个，都不好意思出门跟别人打招呼。

②

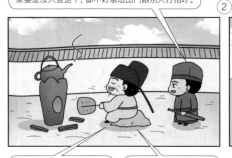

这算啥，我还写了本《大观茶论》，今年成为最火的热销榜第一，光版税就够我再玩几年的。

等着吧，很快我海选的贡茶就进宫了，我亲自煮给你们尝尝。

我挑，我挑，我再挑！

各位老铁们，这是一场棋逢对手的比赛，一方是大宋头号职业玩家，一方是中国足球天才，这两人在一起会碰出怎样的火花呢？

高俅

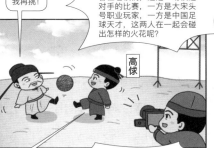

我接，我接，我再接！

诸位千万不要眨眼睛，足球天才的各种花式耍帅有没有像往常一样迎来职业玩家的一记无影脚，马上就见分晓……让游艇飞起来吧！

174

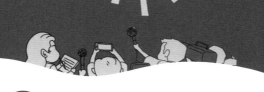

家的人生悲剧

③

法师，道友们的岗位我已经设置好了，很快就能入职。各地的道观建得怎么样了？这可是我"医疗进基层"最重要的惠民政策之一，可不能马虎。

宋徽宗

那是自然，"十道九医"，既然是造福百姓，哪儿有不尽心的理由？只要金主您资金到位……您亲自批注的各种版本《道德经》也已经下发出去了，道观内基本人手一本，每天抽查背诵……

期末必考技艺。考不好，开除出院，永不录用噢！

宣和画院

李唐

王希孟

张择端

听说仅一只鹤他就画过20种不同姿态，优秀毕业生画的孔雀开屏，他瞄一眼就能找出Bug来。

可不，在书画界，他就是标杆啊！偶像，偶像！

佳作，一幅永流传！努力，我要努力，我要变成万人迷！

④

老大，今年的"花石纲"悉数入库，其中有一个太湖石，高四丈，拆水门、断桥梁、凿城池，我可没少挨骂。但为了老大您，这都不叫事儿！

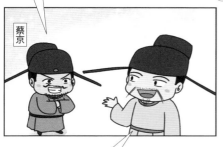

蔡京

懂事，千金难买我喜欢。不是俗话说"宰相肚里能撑船"嘛，你和你的团队都权倾朝野了，怕什么？老大罩着你！

报，汴京失守，金兵入城了，直奔皇宫来了！

这可怎么办？我这么多年收藏的宝贝保不住了，好可惜啊……

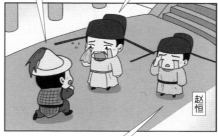

赵恒

怎么摊上这么个不靠谱的爹，家产没等传我，就全是别人的了……

175

图书在版编目（CIP）数据

我们是历史：藏在国宝背后的故事：共 4 册 / 陈晓

敏著. —北京：北京理工大学出版社，2021.5

ISBN 978 - 7 - 5682 - 9128 - 6

Ⅰ.①我… Ⅱ.①陈… Ⅲ.①文物—介绍—中国

Ⅳ.①K87

中国版本图书馆 CIP 数据核字（2020）第 192665 号

我们是历史：藏在国宝背后的故事

出 版 发 行 / 北京理工大学出版社有限责任公司

社　　　　址 / 北京市海淀区中关村南大街5号

邮　　　　编 / 100081

电　　　　话 /（010）68914775（总编室）

　　　　　　　（010）82562903（教材售后服务热线）

　　　　　　　（010）68948351（其他图书服务热线）

网　　　　址 / http://www.bitpress.com.cn

经　　　　销 / 全国各地新华书店

印　　　　刷 / 雅迪云印（天津）科技有限公司

开　　　　本 / 880 毫米×1230 毫米　　1/32

印　　　　张 / 22

字　　　　数 / 334 千字　　　　　　　　　　　责任编辑 / 田家珍

版　　　　次 / 2021 年 5 月第 1 版　2021 年 5 月第 1 次印刷　　文案编辑 / 申玉琴

审　图　号 / GS（2020）5358号　　　　　　责任校对 / 刘亚男

定　　　　价 / 168.00元（共 4 册）　　　　　责任印制 / 李志强

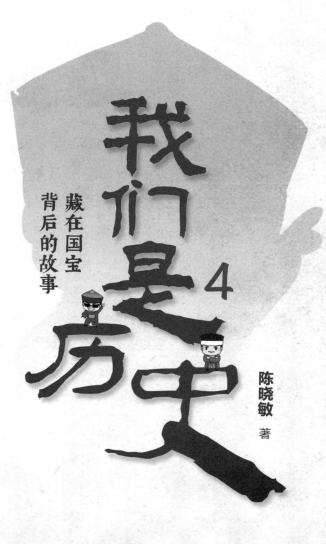

我们是历史

藏在国宝背后的故事

4

陈晓敏 著

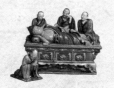

北京理工大学出版社
BEIJING INSTITUTE OF TECHNOLOGY PRESS

序

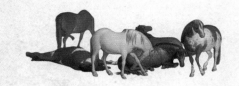

　　旅行，已经成为现代人生活不可或缺的一部分。去一个地方旅行时，因为陌生，好奇心会使人们不断地追寻，这是为什么，那是为什么。如何能够快速又深入地了解一个地方，最好的办法莫过于去当地的博物馆。因为每一座博物馆所收藏的历史文物，最能够代表一个时期的审美情趣和历史价值。每件文物背后一定会有一段精彩的故事，每段故事就是一段历史。历史是什么？历史就是时间累积，也是时间的记忆。每个人、每个家庭、每个乡村、每座城镇、每个国家，都有着独一无二的历史。因而一个国家的历史就是一个国家的记忆。我们都知道如果一个人记性不好，做事无序，就会影响他的人生。同样，一个国家不善于总结分析历史，在当下就会犯错误，所以才会有"读史使人明智"的说法。最重视历史的国家非中国莫属，中国从商代开始就有了专门的史官。因此，中国的历史资料也是最多的，仅一套"二十四史"就有四千万字，可谓浩如烟海，汗牛充栋。所以才会有"不读中国史，不知中国的伟大"的说法。

　　天地玄黄、沧海桑田，中国万花筒般的历史，色彩斑斓、千变万化。中国古人以无穷的智慧将中国千万年的历史浓缩在一件件文物之上，那些距今几千年甚至几万年的历史文物，它们曾是当时人们物质生活中不可或缺的生活用具。这些器物以它的形象、性能、用途、制作方法，等等，从不同的侧面忠实地记录了中华民族的历史。中华文明在历史长河中，创造了丰富而灿烂的历史文化，但是随着

时间的推移，我国原有的传统文化大量沉寂成了博物馆养在"深闺"的没有生命的"化石""睡美人"。针对这一情况，习总书记提出了"让收藏在博物馆里的文物、陈列在广阔大地上的遗产、书写在古籍里的文字都活起来，让中华文明同世界各国人民创造的丰富多彩的文明一道，为人类提供正确的精神指引和强大的精神动力"的观点。由此，博物馆人改变工作思路，让更多有故事的藏品走到了前台，古朴典雅的瓷器，沧桑厚重的青铜器，栩栩如生、气韵浑然天成的书画作品，不仅让人们感受到了文物本身的魅力，而且感受到了千年中国传统文化的力量。岁月失语，唯物能言。

《我们是历史：藏在国宝背后的故事》以全新的视角解读五千年中国史。本书带领读者穿越古今王朝，探访先贤智者，重点讲述国宝背后鲜为人知的故事和曲折经历。在引人入胜、跌宕起伏的故事中，探寻中华文化魂魄，让读者置身其中，领略中华文化的价值与魅力。

从头骨化石到宋元明清的器物，从江南水乡到草原大漠，用文物讲述历史，用文物梳理钩沉中华文化，厘清中华文明独特的审美、发展脉络和价值观，为更多青少年、历史文物爱好者揭开文物神秘的面纱，打开历史探索之门。此书摒弃了"长篇论述""晦涩难懂的专业术语"，以短小的篇幅适应新时代文化传播特征，让繁忙的现代人通过碎片化的时间，可以"快速充电"，让更多人了解中华文化之源，在不知不觉间读懂中国五千年文明史，增强文化自信心，自觉传承中华优秀传统文化。

中国社会科学院民族学与人类学研究所研究员
契丹文字专家　　刘凤翥

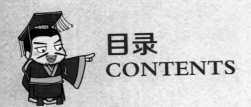

目录
CONTENTS

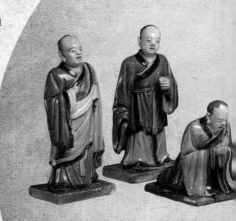

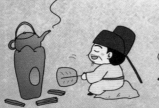

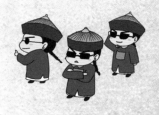

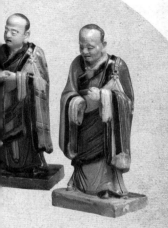

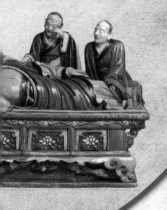

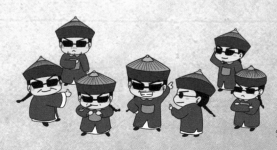

《大威德金刚曼陀罗》

——供养像里的元廷秘史

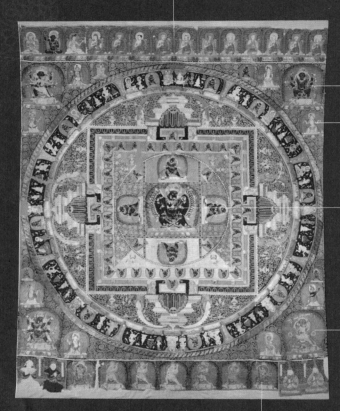

时　　代	元朝	
尺　　寸	纵 245.5 厘米，横 209 厘米	
重　　量	100 千克	
属　　性	缂丝唐卡	
作　　用	供奉品	
收 藏 地	美国纽约大都会艺术博物馆	
地　　位	世界唯一有明确纪年的元代缂丝	

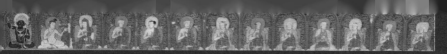

本初佛（宇宙中的第一尊佛）的不同化像

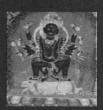

六臂的大黑天

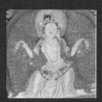

一众空行母，是
力量的象征。

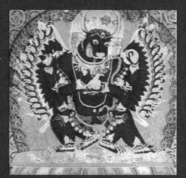

大威德金刚及阎魔护法

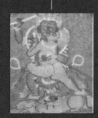

红色怒尊

大威德金刚的随从阎摩护法变体像和四位供养人

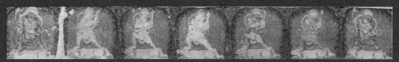

1332 年，年仅 29 岁的元文宗感觉自己已经撑不下去了，身体虚弱得甚至连话都讲不出来了，但大脑却异常清醒，最近大哥和世㻋（là）总在梦里出现。故人入梦本该高兴，他却不敢回想。

四年前在自己殷勤热忱的笑脸下，大哥和他的诸臣一点点地放下戒备安心住下，直到死亡的突然来临。往事历历在目，自己的报应这么快就到了？如何面对列祖列宗？思虑再三，元文宗跟自己信任的权臣燕铁木儿说："昔者晃忽叉（即旺兀察都）之事，为朕平生大错。朕尝中夜思之，悔之无及。"他死后，要把皇帝之位传给大哥长子妥懽帖睦尔。

本就脱不了干系的燕铁木儿哪敢如此，他封锁了文宗遗诏，立了个 7 岁的宁宗，可惜这孩子在位仅 53 天就得病归天。直到燕铁木儿死后，妥懽帖睦尔才得以顺利登基称帝。

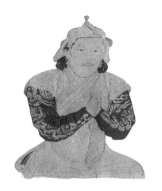

供养像里的元廷秘史
——《大威德金刚曼陀罗》

一场突如其来的死亡

1328 年泰定帝驾崩，掌握大都兵权的燕铁木儿与诸王密谋拥立元武宗之子为帝。当时武宗有两个儿子，长子周王和世㻋被流放云南，次子怀王图帖睦尔在建康、江陵一带。燕铁木儿一面支持怀王图帖睦尔抢先就位，一面对外宣称已派使者邀约周王南还，只因道路不通而无法及时赶到。

图帖睦尔称帝后，遣使前迎兄长和世㻋南还京师，解释说自己继位不过是战局需要，等兄长前来后，就让位于兄长。和世㻋则在北方宗王的一片拥戴声中，飘然启程。1329年2月，他在和宁北即帝位，是为明宗。4月接见了带着玉玺前来的燕铁木儿一行人，大封众人，同时立自己的弟弟文宗为皇太子，皇位兄终弟及。

8月25日，明宗一行人到旺兀察都（即中都，今河北张北之北）；8月26日，文宗从上都前来迎接兄长，兄弟见面后，在行宫停留并大宴群臣；8月30日，明宗突然暴毙，燕铁木儿以奉明宗皇后之命，拥着文宗速回上都，一路上戒备森严，防护周全。

回到上都的文宗再即帝位，明宗的皇后八不沙第二年被谋杀，10岁的儿子妥懽帖睦尔（后为元惠宗）被贬到高丽。朝臣之中，对此不是没有怀疑者，然而苦于无法找到确切证据，只能缄口。

元朝皇帝像

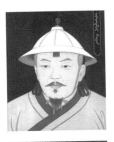

泰定帝
（元朝第六位皇帝）

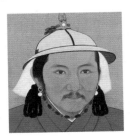

元文宗
（元朝第八位皇帝）

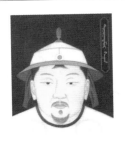

元惠宗
（元朝第十一位皇帝）

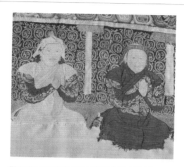

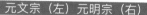
元文宗（左）元明宗（右）

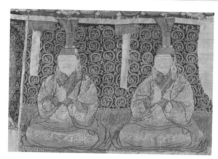
卜答失里皇后（左）八不沙皇后（右）

《大威德金刚曼陀罗》

1329年年底，明宗的皇后八不沙请求为暴毙的丈夫积攒冥福，文宗命帝师辇真吃剌失思率众僧在凝晖阁作七天佛事，同时也命各处大观道士建醮（设法坛作法事）。《大威德金刚曼陀罗》极有可能就是为这次佛事而制作的，供养人像为元明宗和元文宗及他们各自的皇后八不沙和卜答失里。

以缂丝制唐卡，造价昂贵，产量和存世量都很少。纽约大都会艺术博物馆的这件藏传佛教唐卡，精美，色调华丽，是目前存世的元代同类品中最大的一幅。大威德金刚又称牛头明王，因其能降服恶魔又有护善之功而称。曼陀罗又称坛城，最开始来源于古印度僧侣修行时用法器在自身周围筑的一种形式，后来代表了佛的理想国，外圆内方，是佛的极乐之所。

此幅曼陀罗正中为坛城主尊大威德金刚，外围是四个阎魔护法；坛城四门，外墙以金刚杵和垂珠为篱，内墙列 36 个阎魔护法像；城外一圈为藏传佛教的八大寒林，每幅寒林图像中都包含一个佛向弟子传法的场景；顶部为本初佛（三像，即金刚总持、护法神及萨迦派上师），下部为阎摩护法变体像及供养人像。

皇后与皇子之称

缂丝最左下角为元文宗和元明宗，右下角为他们各自的皇后。在题记里，称八不沙为皇后，而把明宗称为"皇子"，这一称呼透露出了在位者的微妙心态，明宗死得太突然，文宗的即位存在疑虑，为了强调自己的合法性，只能把哥哥改为皇子身份。主持这幅曼陀罗织造的明里董阿在明宗长子元惠宗（顺帝）在位后被杀，文宗神位被迁出太庙，皇后卜答失里则被流放至死，文宗君臣当年的那场阴谋最终大白于天下。

元时"织御容"成为元廷织染杂造人匠都总管府所属纹锦局承担的要务之一，备受重视，织出来的帝后肖像与真人并无二致，被赞"织以成像，宛然如生，有非彩色涂抹所能及者"，足见工艺之高超。《大威德金刚曼陀罗》中文宗及其他人肖像与现存的元代帝后像画册面容一致，而元明宗的肖像仅见于此。

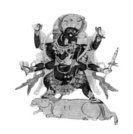

ᓚᓚ 曼陀罗唐卡 ᓚᓚ

唐卡指用彩缎装裱后悬挂供奉的宗教卷轴画，是藏族文化中独有的一种绘画艺术形式。曼陀罗唐卡表现的是藏传佛教修持能量的中心，象征本尊的法门。画面结构严谨，色彩和谐，技艺独特，蕴义丰富，显示了藏传佛教圆满的佛的国度。

《富春山居图》

——大痴道人的心中胜景

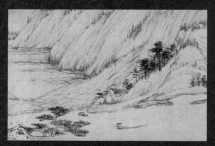

山脉绵延的层次变化，让画中的树木、土坡、房屋和江中泛起的小舟更添一种层峦环抱、山野人家的萧瑟感。

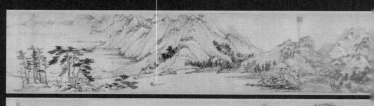

时　　代	元朝	
尺　　寸	现存两段，《无用师卷》纵 33 厘米，横 636.9 厘米	
	《剩山图》纵 31.8 厘米，横 51.4 厘米	
属　　性	纸本书墨，山水画	
收 藏 地	《无用师卷》藏台北"故宫博物院"（上）	
	《剩山图》藏浙江省博物馆（下）	
地　　位	国家一级文物，镇馆之宝，中国传世十大名画之一	

康熙年间皇宫内府得《山居图》一幅，乾隆鉴认《山居图》即《富春山居图》，并加盖"御览"宝印。后进献的图被乾隆认定赝品，命东阁大学士吏部尚书梁诗正书贬语于此卷上。

明朝沈周跋黄公望《富春山居图》，称赞黄公望博学多识，从其画中神采就可观其人品高雅。

后隔水题：吾家梅景书屋所藏第一
名迹潘静淑记。潘静淑为吴湖帆夫
人，苏州显赫的"贵潘"出身。

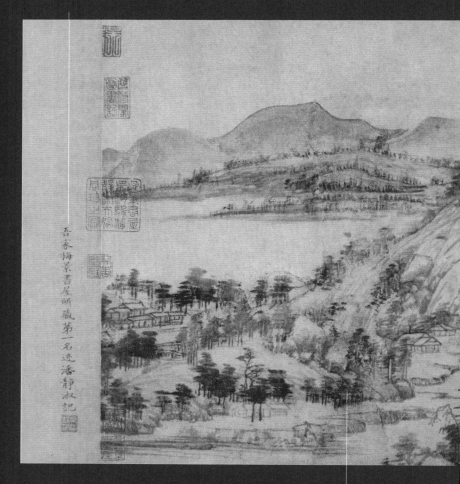

黄公望只在勾勒树时采用了浓
墨和湿墨，对于其他事物则采
用淡墨的干笔描绘，凸显了干
笔淡然的一种特殊墨法。

前隔水题：山川浑厚草木华滋

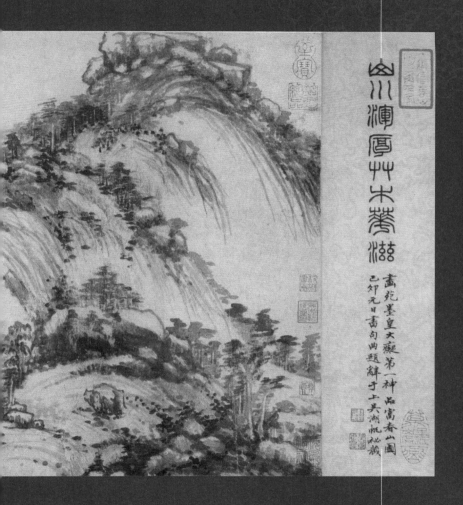

包首题签：画苑墨皇黄元久富春山居图真迹。烬余
残本梅景书屋秘宝乙卯元旦吴湖帆题。画家吴湖帆
曾用古铜器商彝与人换得《剩山图》残卷，十分珍惜，
从此自称其居为"大痴富春山图一角人家"。

14

86 年，60 岁的"吴门画派"创始人沈周人生中第一次为一幅画伤心不已，彻夜难眠。

想当初得到元朝黄公望的《富春山居图》时，自己是何等的惊喜万分。偶像级别的画品，对于他这种痴画之人来说，简直就是一生难遇的珍宝。他把画小心翼翼地挂在书房墙上，茶饭不思，反复临摹，画面上的每一笔都恨不能刻进心里。

他太喜欢这幅画了。于是按照当时的时尚，他以收藏家的身份把这幅画拿去请好友题跋。画上名人题跋的越多、越长，就越能凸显这幅书画作品的品级和风范。万万没想到，好友的儿子竟然见利忘义，偷偷把画卖掉了。不久后，他无意间在一个画摊上见到了被卖掉的《富春山居图》，兴奋异常的他连忙跑回家筹钱买画。可当他筹集到钱返回画摊时，画已经被人买走了。这一次，沈周捶胸顿足，放声大哭，让不明就里的围观者目瞪口呆。

数日念念不忘，魂牵梦萦之后，沈周拿起了画笔，凭着自己的记忆画出了心中的《富春山居图》。他的《仿黄公望富春山居图》对原作的临摹达到了形神兼似的境界，500 多年后也以山水佳作的身份成为北京故宫博物院的藏品。

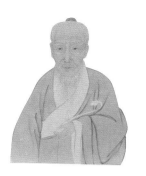

大痴道人的
心中胜景

《富春山居图》——

大痴道人黄公望

黄公望（1269年—1354年），本名陆坚，字子久，号一峰，今江苏常熟市人，因为家穷，父母双亡后被当地备受尊敬的黄乐老先生收养，改名黄公望。30岁左右时，师从赵孟頫（fǔ），开始学画，后与王蒙、倪赞、吴镇并称为"元四家"。

中年时曾受上司牵连而入狱，出狱后的黄公望加入了全真教，号大痴，与张三丰、莫月、冷谦等道友交往，红尘看破，云游四方，专注于游览江河山川。为了领略山川的情韵，他必亲临体察，甚至整日在山中静坐，废寝忘食。79岁时，他被富春江吸引，在富阳住了下来，每天出行都随身携带画具，每见山中胜景，必取具展纸，摹写下来。直到1350年，已经81岁高龄的黄公望才完成了被后世称为"画中之兰亭"的《富春山居图》。画完后，他将它题款送给自己的师弟无用（郑樗）。

《富春山居图》

《富春山居图》为水墨纸本长卷，开绘于元至正七年（1347年），由六张纸接裱而成。画面以浙江富春江为背景，描绘了富春江两岸初秋景色，景物排列松紧有致，环环相扣，墨色淡雅，极富变化。

随着画卷的展开，坡岸水色，峰峦冈阜，陂陀沙渚，远山隐约，江水茫茫，天水一色。山峦连绵起伏间，群峰竞秀，丛林茂密；楼台巍巍，隐匿山间；茅亭矮矮，闲看鸭群；渔舟悠悠，垂钓忘我。林间村舍，水岸小桥，寥寥旅人，随着渐行渐远的远山缓缓隐去，仿佛天地之间静止在了这一瞬间，虚虚实实之间，心神俱佳。

其山或浓或淡，都以干枯的笔勾皴，清爽简秀。其树，淡墨勾干，浓墨点叶，洒脱灵动。清润的笔墨、简远的意境，把浩渺连绵的江南山水表现得淋漓尽致，达到了"山川浑厚，草木华滋"的境界。

E 流传之路

元代以来，历代书画家、收藏家、鉴赏家，乃至皇帝权贵都对《富春山居图》推崇备至，并以能目睹这件真迹为荣幸，使得这卷宝图既备受赞颂，也历尽沧桑。

《富春山居图》完成后的第一位藏主是全真教的无用道人郑樗（字无用）；明成化年间，在沈周手里被友人之子偷卖失去踪影；嘉靖年间江苏无锡人画家安绍芳成为其所有者；隆庆年间归无锡画家谈志伊。

1596年，万历年间的"华亭画派"代表人物董其昌花钱购入《富春山居图》，大为惊叹，称其为"神品"。后来，又收藏了沈周的《仿黄公望富春山居图》。因实在是喜欢，73岁时自己也创作了一幅山水长卷《仿黄公望富春大岭图》。

清朝顺治年间，《富春山居图》转入宜兴收藏家吴之矩之手，他死后传给儿子吴洪裕，吴洪裕对它酷爱非凡，临终之际吩咐家人火焚此画为自己陪葬，待他的侄子吴静庵（字子文）从火中抢出时，这幅名画起首一段已经烧毁，且断为两段。从此，《富春山居图》就被分成两段。前段相对完整，重新装裱后，被后人命名为《剩

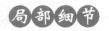局部细节

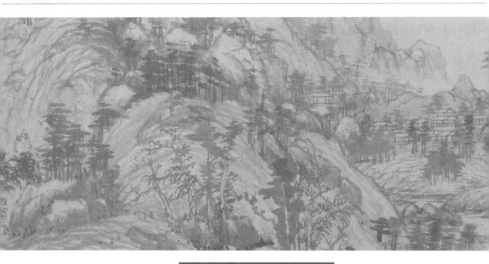

幽居崇山（《无用师卷》）

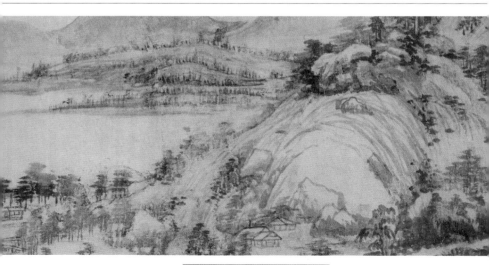

丰山瘦水（《剩山图》）

山图》；后段较长，但损毁严重，修补较多，被称为《无用师卷》。

《剩山图》辗转于民间，抗日战争时期为近代画家吴湖帆所有，在沙孟海的多番努力下，最终割爱给浙江省博物馆；《无用师卷》则进入宫廷，在乾清宫静静地待了200年。1933年随故宫重要文物南迁，一番颠簸后被运至台湾，现藏台北"故宫博物院"。

2011年，在浙江博物馆的支持下，黄公望的《富春山居图》的两部分在台北"故宫博物院"实现了历史性的合璧展览，备受海内外关注。

水墨画

中国传统绘画的一种，画面全以黑色来画，以笔和墨的运用技巧，表现出浓、淡、焦、干、湿的效果。相传始于唐，成于宋，盛于元，明清两代有所发展，有小写意、大写意、破墨、泼墨之分。讲究立意隽永，气韵生动，笔墨结合，以求变化超妙。

景德镇窑青花云龙纹象耳大瓶

——乞求平安的虔诚供品

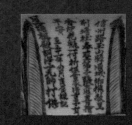

铭文

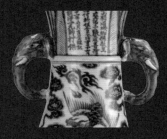

象耳

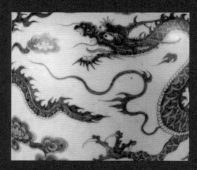

云龙纹

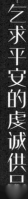

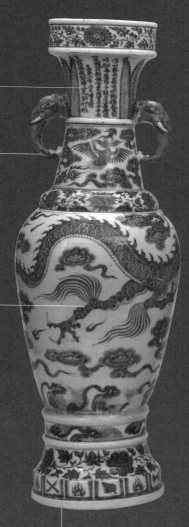
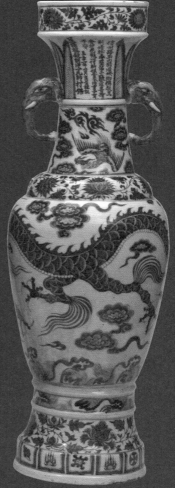

时　　代　元朝
尺　　寸　高 63.6 厘米，腹径 19.6 厘米
重　　量　7.7 千克
属　　性　供奉瓷
收 藏 地　英国大英博物馆
地　　位　研究元青花的基础，鉴定元青花的唯一标准器

1926 年，北京热闹的琉璃厂里来了一位旅英华裔古玩商吴赉 (lài) 熙，他兴冲冲地拿着一对大青花瓷瓶前来询价。这对大青花瓷瓶外观不凡，品相也不错，纹饰精细，青花色泽纯正，上还有铭款写着"至正十一年"。吴赉熙原本是充满了卖个好价钱的信心，不料他走遍琉璃厂东西大街店铺，所有掌柜仔细看完后都摇头，给出的理由也出奇一致：元代无青花，这对瓷瓶是赝品。

最终，这对瓷瓶被一个三十多岁的英国人大维德爵士买了下来，并于 1929 年公之于世。当这对青花瓶出现在伦敦时，吸引了大英博物馆的中国古陶瓷学者霍布森的注意，他在专业杂志上介绍并认可了这对带有"至正十一年"的瓷瓶，可惜的是在当时学术界并没有引起反响。

直到 1952 年和 1956 年，美国弗里尔艺术馆的中国古陶瓷学者波谱博士发表两篇文章，均以大维德收藏的这对瓷瓶为标准器，对照土耳其和伊朗博物馆收藏的同类中国瓷器，将所有具有象耳瓶风格的青花瓷都定为 14 世纪青花瓷时，元青花才第一次正式走入全世界中国古陶瓷学者的眼中……

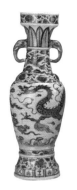

景德镇窑青花云龙纹象耳大瓶——

乞求平安的虔诚供品

元青花

真正成熟的青花瓷出现于元朝景德镇的湖田窑，因为技术的改进，胎体厚重的大器型面市，如大罐、大瓶、大盘、大碗等。但也不乏精细之作，如胎体轻薄的高足碗、高足杯、匜、盘。

这一时期的青料有国产和进口两种：国产青料因成分高锰低铁而呈色青蓝偏灰黑；进口青料，又称苏麻离青，因成分低锰高铁而呈色青翠浓艳。在纹饰方面最大的特点就是构图丰满，层次多而不乱，画风豪放雄浑。其中身躯细长如蛇的龙纹，极具时代特色；人物故事纹因元时杂剧的繁荣昌盛而另辟蹊径，均取材于民间喜闻乐见的著名历史人物故事，人物形神皆备，至今流传下来的人物纹青花瓷皆为精品。

据不完全统计，目前全世界存量元青花300件左右，国内约100件，国外约200件，主要分布在埃及开罗、伊朗德黑兰、土耳其伊斯坦布尔等地博物馆中，此外还有美国、英国、日本国内的博物馆和美术馆中，其中土耳其和伊朗收藏的元青花在数量和质量上都最好。

E 大 维 德 花 瓶

珀西瓦尔·大维德爵士（Percival David，1892年—1964年）出生于印度孟买一个犹太富商家庭，毕生致力于以"皇帝品位"和"清宫旧藏"为收藏体系，曾被赞誉为20世纪最伟大的中国艺术品鉴赏收藏家，收藏的近1700多件中国藏品，绝大部分都是从唐至清的巅峰之作，可与国内一流博物馆的一级文物相媲美，品类之丰、品质之精，举世闻名。

大维德花瓶中文名为"元至正型青花云龙纹象耳瓶"，这对原供奉于北京智化寺的瓷瓶如何成为英国大维德先生的收藏品，说法不一。但它却是现存最为重要的、有确切纪年的元代青花断代典型器，是至正青花中最为名贵的珍品，成为全世界研究元青花的基础。

此对瓶造型巨大，盘口，长颈，敛腹，台足，颈部两侧各附一象首环耳。通体施青白釉，釉色透明，青花色泽纯正靓丽。自口沿至台足共有八道纹饰，分别为缠枝菊花纹、蕉叶纹、云凤纹、缠枝莲纹、海水云龙纹、浪花纹、缠枝牡丹纹和杂宝莲瓣纹，纹饰繁复却层次清晰。颈部蕉叶纹间以花书：信州路玉山县顺城乡德教里荆塘社奉圣弟子张文进喜舍香炉、花瓶一副，祈保合家清吉、子女平安。至正十一年四月良辰谨记。星源祖殿胡净一元帅打供。

从题记可以得知，1351 年农历四月的一个黄道吉日，一位来自信州路玉山县的张文进男子，将这一对花瓶和一尊香炉供奉给星源祖殿的胡净一元帅（五显神从神，五显神即江西德兴、婺源一带民间财神），以祈求合家平安。

信州路在元时的行政区划包括江西省东北部上饶市及周边地区，玉山县为信州路所领五县之一，在景德镇东南约 120 千米。星源即江西省婺源县，在景德镇正东约 85 千米，婺源灵顺庙供奉的胡净一元帅为当地的信仰。至于这对大花瓶如何迁到北京智化寺的，现有两种推测，一种是因为清康熙年间"圣人教"案时迁"江

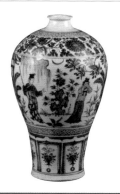

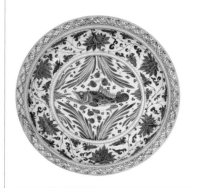

青花西厢记图梅瓶
（英国维多利亚与阿尔伯特博物馆藏）

青花鱼藻纹盘
（美国纽约大都会艺术博物馆藏）

南庙宇"中如来本尊佛像及象耳瓶等供器到智化寺，另一种说法是它们被信众带来奉献于智化寺的。

景德镇窑

　　景德镇窑位于今江西景德镇市。景德镇原名昌南镇，窑口始烧于唐武德年间，北宋景德年间因其瓷器的生产闻名天下，被皇帝赐名"景德"，素有"瓷都"之称。

　　景德镇窑实际上由多个窑口组成，故又称"景德镇窑系"。唐时已烧白瓷，宋时创烧出影青瓷，元时朝廷设立"浮梁瓷局"，又创烧出卵白色的"枢府"釉瓷及釉下彩的青花、釉里红瓷器。明清时期，景德镇成为中国著名的制瓷中心。明代在此设置御器厂，主要烧造青花瓷器，同时创烧出点彩、釉下彩、釉上彩、斗彩等多种彩瓷品种。清康熙、雍正、乾隆时期，在仿制古代名窑瓷器、创造新品种、仿造其他手工业品及制作专供外销的外国形式的"洋器"等方面都获得成功，其中青花和多种彩瓷品种闻名中外。

景德镇市东南的湖田窑是景德镇众多窑口中规模最大的，这里生产的影青瓷和青花瓷，代表了当时瓷器生产的最高水平，远销日本、东南亚和中亚的许多国家。

元朝时，湖田窑的青花瓷采用进口青料绘制青花图案，纹饰层次繁密，青花发色浓艳，人物故事题材丰富，主要供伊朗、土耳其等西亚地区使用。1982年，湖田古瓷窑遗址被国务院列为第二批全国重点文物保护单位。

青花瓷

又称"白地蓝花瓷"，釉下彩瓷之一，属中国瓷器主流品种。这是先在瓷胎上以青料绘画，然后上透明釉，在高温下一次烧成。青花瓷的出现可追溯到唐朝，但唐宋时期的青花瓷均属初创，元朝时青花瓷烧造工艺渐趋成熟，并且开始大量烧制。

马顺牙牌

——大明第一特务机构的『工作证』

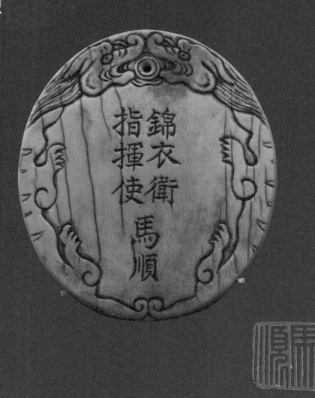

时　　代　明正统

尺　　寸　长7.5厘米，宽6.5厘米

属　　性　腰牌

收 藏 地　首都博物馆

14 世纪下半叶，横跨亚欧大陆的蒙古铁骑的风光不再，内部权力的争斗很快把曾有的辉煌埋葬。莫斯科公国的逐渐强大，让钦察汗国逐渐失去了对中东欧、西北亚的控制力；伊利汗国政权的瓦解，给了权臣和统将们拥立傀儡可汗的机会，拉开了各个利益集团王朝的攻杀大幕；察合台汗国因为汗位之争而分裂，在一系列混乱的战争中，来自中亚河中地区的西察合台贵族帖木儿建立起帖木儿帝国，以中亚乌兹别克斯坦为核心，开始了 30 多年的征服战争；东亚的元朝也因为皇室内争导致政局动荡，最终朱元璋从起义群雄中脱颖而出，灭元建明，开创了另一个稳定的中央集权王朝。

西亚，奥斯曼帝国继续强大，先后在科索沃和尼科堡战役中大败欧洲各国，帖木儿帝国的崛起暂时挽救了危在旦夕的拜占庭帝国。

西欧，基督神学受到挑战，一场反映新兴资产阶级要求的思想文化运动——文艺复兴在意大利诸城邦兴起，扩展至西欧各国。

大明第一特务机
构的『工作证』

马顺牙牌——

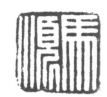

E 锦衣卫

在电视剧和电影里，明朝锦衣卫是一群让人谈名色变的存在：他们只听命于阴险的掌权大太监，个个衣着华丽又武功高强，定罪和杀人甚至只看心情和天气，肆无忌惮到无恶不作的地步，甚至为了利益相互之间也能刀锋相向……

其实锦衣卫最开始只是皇帝的侍卫亲军和仪仗队，

由将军、校尉和力士组成，挑选的依据并不是武功的高低，而是体格健康、身材高大和家世清白。一开始是"拱卫司"，后改称"亲军都尉府"，掌管皇帝仪仗和侍卫。为加强中央集权，监察和震慑不法群臣，1382年，朱元璋改置锦衣卫，让其负责守卫值宿、侦察与逮捕、诏狱（锦衣卫镇抚司大狱）。

作为皇帝直接管辖的军事机构，锦衣卫的权力开始扩大，侦察、逮捕、审问、廷杖、收集军情、策反敌将等活动中都能见到他们的身影。其首领称为锦衣卫指挥使，一般由皇帝的亲信武将担任，直接向皇帝负责。锦衣卫可以逮捕任何人，包括皇亲国戚，并进行不公开的审讯。1387年，朱元璋意识到锦衣卫有滥用职权、依势作宠之态，便将其废除，并焚毁刑具，将刑法之权交由三法司。

然而，朱棣登基后恢复并加强了锦衣卫的所有权力，这个机构先后曾被得势的太监刘瑾和魏忠贤所控制，成为一种恐怖的杀人武器。明嘉靖年间，陆炳掌政锦衣卫时，连一

出入宫禁的"九宫长随"牙牌

向权力在锦衣卫之上的东厂都不得不为之低头。

由于权力过大，又缺乏限制，锦衣卫最终同一样臭名昭著的东厂一起，把明朝送上了灭亡之路。

众目睽睽之下的一场朝堂斗殴

1449年夏，瓦剌（漠西蒙古）太师也先兵分四路，侵犯明朝边境，他自己亲率一支进攻大同。大同败报传至朝廷，在大权独揽的宦官王振的煽惑下，明英宗朱祁镇头脑发热，决定要御驾亲征，结果在王振的专断下，不但随行的约25万将士全军覆没，就连贵为天子的明英宗本人也做了俘虏。

噩耗传来，大臣们都炸了锅。

满怀激愤的大臣们争相拥至午门，要求监国的郕王朱祁钰（即景帝，朱祁镇的弟弟）下令，立刻将王振满门诛灭。骂人声、痛哭声、弹劾声此起彼伏，望着朝堂之上乱哄哄的局面，朱祁钰却犹豫不决：王振虽死在前线，但却是哥哥最宠信的人，而且朝中依附势力也不少，灭其满族的后果不好预料。难以下定决心的他让百官暂且出宫待命，给自己留点时间再琢磨琢磨。没承想，得不到准确答复的群臣被彻底激怒了，顿时朝门之前秩序

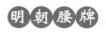

（均藏中国国家博物馆）

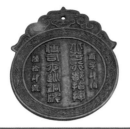

"北平行都指挥使司夜巡"铜牌

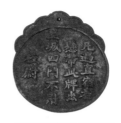

"皇城校尉"铜牌

大乱。此时，王振的死党、锦衣卫指挥同知马顺，却丝毫没意识到形势变化，他拿出了一贯的派头来，厉言呵斥群臣，轰他们出去。

平日里恨极了王振及其党羽的大臣们再也受不了了，户科给事中王竑（hóng）怒不可遏地冲上去抓住马顺的头发，用手中的朝笏（hù）劈头盖脸地打下去，甚至还用嘴咬下了马顺脸上的一块肉。此举就像一根火柴掉进了油桶，文官们争相上前，拳脚相加，一时之间竟然把马顺当场打死。

这可把朱祁钰吓愣了：这些大臣们疯了，疯了。他本能地选择了逃跑，远离这个混乱、吓人的场面。就在他准备溜回宫里的时候，兵部尚书于谦拦住了他，大声对他说，马顺是王振的余党，其罪当诛，要恕百官无罪。朱祁钰立马就照办了，还把王振安插在锦衣卫任副手的侄子王山绑赴刑场，在众人拍手叫好声中凌迟处死。

马顺，成为中国历史上，也是唯一一个，在朝堂之上被文官们群殴致死的锦衣卫指挥使。一年之后，负责管理牌符印信事务的尚宝司上本请求追查丢失的马顺的朝参牙牌。但当时场面混乱，根本无人留意一块朝参牙牌；而且马顺助纣为虐，虽被打死在御前，却被认为是咎由自取。于是，朝廷最终只是发了一个榜，让有拾到者缴还即可。事实上，马顺的朝参牙牌一直都没有人上交。

马顺牙牌

现首都博物馆里藏的马顺牙牌，象牙质，呈椭圆形，正面上雕双螭纹，中刻"锦衣卫指挥使马顺"8字，背面刻"正统十四年八月吉日"9字。

朝参牙牌是明朝1378年开始为方便京官上朝（朝参）、出入禁城而设，象牙制，上刻官名（不刻人名），与现代的工作证类似。管理制度非常严格，有不佩者不得入内，而且禁止私下相借，否则将按律法处置。

牙牌统一由尚宝司（掌宝玺、符牌、印章）管理，京官升迁或除名，都必须上缴原牌，更换牙牌并由相关机构备案。除非奉有特旨，在京官员必须朝参，如遇无牌官员出入皇城的，会有临时措施。外官即使长期在京工作，也不给牙牌。如果尚宝司丢失或被盗牙牌，也要承担相应责任，个人自己丢失亦会受到处罚。凡官员遭遇事故或致仕（退休），必须将牙牌缴回。像马顺这种情况，无法追回的属于特例。

然而，根据史料记载和现存实物比较研究，首都博物馆所藏的这枚牙牌不但刻了人名，还为马顺官升一级，由从三品的"锦衣卫指挥同知"升到正三品的"锦衣卫指挥使"，背面时间为马顺死亡当年当月，还留有"吉日"两字，专家们推断它并非当年遗失的朝参牙牌，而极有可能是家人偷偷为其下葬时私刻的。

腰牌

腰牌是古代用于证明身份而佩戴的证物，材质有金、银、铜、象牙、木等。明朝正式定制，腰牌分为五种：公、侯、伯曰"勋"，驸马都尉曰"亲"，文官曰"文"，武官曰"武"，教坊曰"乐"。常见的有朝参牌、祀牌、供役牌、扈从牌、内牌等，分别用于不同身份和场合。

斗彩鸡缸杯

——深宫里的真情呵护

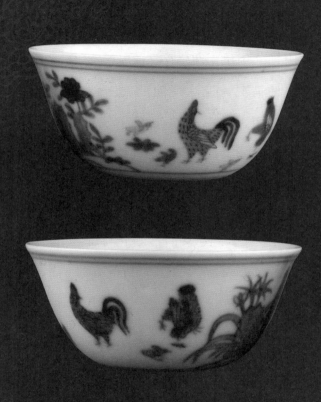

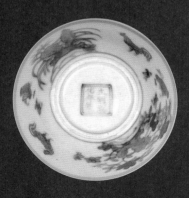

时　代	明成化
尺　寸	高 3.8 厘米，口径 8.3 厘米
属　性	酒杯
收藏地	英国大英博物馆

15世纪前后，人类终于冲破茫茫大海的隔阻，借助逐渐高超的航海技术和愈加大规模的船队支持，让世界各地不再孤立，而成为一个整体。海洋时代就此开启。世纪初中国人郑和的七下西洋与沿海各国的文化交流，与世纪晚期西方世界新航路开辟而实行的殖民行为，反映了中西方大陆文明与海洋文明的明显差异。

欧洲，靠十字军起家的条顿骑士团在著名的格林瓦尔德会战中惨败，衰亡之势已经不可阻挡。捷克境内，以农民为主体的胡斯军虽然在反抗神圣罗马帝国的压迫中失败了，但他们的思想和行动却为16世纪欧洲各国的宗教改革产生了不可估量的影响。英法之间，因积怨已久而爆发的百年战争进程过半，靠圣女贞德的勇敢和坚毅，法国才堪堪扭转了长期不利局面，查理七世才得以加冕，并最终结束百年战争。

墨西哥中部最具特色的阿兹特克文明蓬勃发展，帝国在奥伊佐特的统治下，版图达到了最盛。印加帝国在南美的扩张则随着图帕克·印卡·尤潘基的雄心，付出的代价越来越昂贵。

东亚，中国境内"土木堡之变"的余波仍在继续……

斗彩鸡缸杯——

深宫里的真情呵护

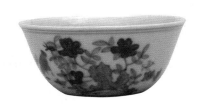

E "夺门之变"

　　1457 年年初，"土木堡之变"后临危即位的明代宗朱祁钰突然得了重病。为把自己儿子朱见济立为太子，他用尽手段废掉了侄子朱见深的太子之位，不料朱见济一年之后就夭折了，这给了朱祁钰很大的打击。

　　明朝信奉正统，大臣们心里都还是认为皇位应该属于英宗一系的。明英宗自从被瓦剌放回朝后，就一直以太上皇的名义被软禁在南宫，禁止跟任何人接触。眼看朱祁钰病重，时为太子太师的石亨、宦官曹吉祥、武将张䡇（bèi）等人商议，为了以后的飞黄腾达，他们密谋拥立明英宗朱祁镇复位，而且要抢在文官上奏之前把事情办了。

于是，曹吉祥进宫取得朱祁镇生母孙太后的懿旨，石亨和张𫐻则去找了副都御史徐有贞，当一切都安排妥当后，他们决定在正月十六晚上动手。正月十六白天，大臣们为复立被贬为沂王的朱见深为太子之事商议得热火朝天，丝毫没有察觉一场大的政治风暴就会在晚上来临。

当晚四更时分，张𫐻以瓦剌骚扰边境、保护京城安全的借口，带着大队京营兵，在石亨的接应下顺利进入皇城，随后徐有贞锁上了城门，并将钥匙扔入贮水的地窖。到达南宫时，打不开宫门的众人就用巨木悬于绳上齐力撞门，结果门没事，墙倒是震塌了一个大洞，众人就从这个破洞闯进了朱祁镇的屋子。还未睡觉的朱祁镇还以为是弟弟派人来杀自己，吓得浑身哆嗦。不料，众人却口呼"万岁"拜倒在地。他瞬间就明白了：自己的命运要改变了。

当天色微亮时就早早等在午门外的大臣们按秩序走入奉天门，见到的不是当天要临朝的明代宗朱祁钰，而是八年前的皇帝时，一个个目瞪口呆。事已成舟，大臣们只好默认了眼前的局面。而正在乾清宫梳洗的朱祁钰在得知真相后，只是连说了三个"好"字，就重新躺回床上，再也不肯多说一个字。

一个月后，被废的朱祁钰去世，时年29岁，以亲王礼葬。

匡 载入史册的姐弟恋

"夺门之变"不但改变了明朝的历史，也改变了很多人的命运。

当初拥立朱祁钰的大臣被复辟后的明英宗以谋逆之罪一一处死，其中不乏保全了社稷的重臣，如于谦、王文。而那些帮助朱祁镇夺回帝位的功臣则一一被封，此后无不横行于朝，彼此争斗。

这里面，最懵懂也最无助的莫过于两次被立的朱见深了。"土木堡之变"时，朱见深才2岁，孙太后派自己依赖的宫女万贞儿去照顾小孙子。19岁的万贞儿把幼小的太子当成自己的孩子一般悉心照料，百般呵护。5岁时，朱见深被叔叔废了太子之位，漫长、难熬，被轻侮、怠慢的冷宫生活，让不谙世事的朱见深愈发沉默和精神紧张，只有一如既往侍奉他的万贞儿不离不弃，保护他，宽慰他。

明英宗复辟后，10岁的朱见深重新被立为太子。

1464年，17岁的朱见深即位，是为宪宗。他登基后的第一件事就是要封34岁的万贞儿为皇后，但遭到了生母周太后的激烈反对，无奈之下只好封为贵妃，另立才貌双全的吴氏为皇后。然而，一个月后，不受宠爱的吴皇后被废。据说，年轻貌美的吴皇后见皇帝天天跟万贵妃形影不离，一怒之下就杖责了皇帝心爱的贵妃。岂料，皇帝得知后大怒，不但废了吴氏，还处罚了劝阻的大臣。

自此后，万贵妃专宠23年，后宫之位无人能及。在她与朱见深的儿子一岁夭折后，她的心理就慢慢地失衡了，见不得其他妃子或宫女怀孕，一旦发现就加以伤害。直到1475年，一个在冷宫中被太监、宫女、废后吴氏、周太后偷偷养大的孩子（朱祐樘）出现在朱见深面前，这种事才得以制止。

尽管如此，朱见深也没有减少半点对万贞儿的宠爱。1487年，57岁的万贞儿因病去世，朱见深大为悲痛，辍朝七日。同年八月，他也追随万贞儿而去，遗诏太子朱祐樘即位，是为明孝宗。

斗彩鸡缸杯

登基后的朱见深，有一天偶然间看见了一幅宋人画

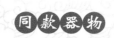

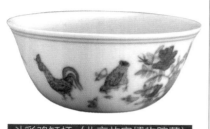

斗彩鸡缸杯（北京故宫博物院藏）

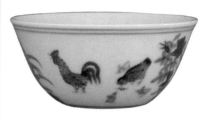

斗彩鸡缸杯（台北"故宫博物院"藏）

作《子母鸡图》，上画一只母鸡带着几只刚孵出的小鸡在地上觅食，母鸡慈爱的目光非常传神，而怯弱依偎在母鸡羽翼下的小鸡们稚嫩可爱。朱见深被这个温馨的场面吸引住了，想起自己成长的过往，以及当年万贞儿对自己的守护之情，便感慨地在上题诗："怏窠伏子无昏昼，覆体呼儿伴夕曛。"

这成为成化斗彩鸡缸杯由来的源头。据《成窑鸡缸歌注》："成窑酒杯，种类甚多，皆描画精工，点色深浅，瓷质莹洁而坚。鸡缸上画牡丹，下有子母鸡，跃跃欲动。"

鸡缸杯敞口外撇，深腹，浅圈足。此通体施白釉，釉面洁润，光泽度较高，釉色细腻，胎体轻薄，碗底以青花书"大明成化年制"六字两行双框楷书款。碗内光素无纹，外以青花、红、绿、黄、赫等色装饰纹样。外壁以牡丹湖石和兰草湖石将画面分成两组：一组中母鸡与一小鸡啄食蜈蚣引得公鸡回首注视，两只小鸡自在玩耍在旁；另一组公鸡正引吭高歌，身后一母鸡与三小鸡欲食蜈蚣，画面形象生动，生机勃勃。

自此后，斗彩鸡缸杯成为明宪宗朱见深的御用酒杯，由景德镇御窑厂专门烧制进贡。因御用之物烧造标准高，成品率不高，故流传到民间的数量极少。因而古时就有："宁存成窑，不苟富贵"的说法。

因斗彩鸡缸杯名贵，后世历朝都有仿制之作，其中以清康熙朝仿品最佳。

斗彩

中国传统制瓷工艺之一，在瓷坯上先用青花描绘图案轮廓，施透明釉后经高温烧成，再以各种彩料填绘，入低温小窑烘烤而成。因彩绘方式分釉上、釉下两种，有拼逗之意，故称为"斗彩"或"逗彩"。最早见于明宣德五彩器上，以成化时产品最受推崇。

素三彩佛陀涅槃及弟子群像

——弘治中兴下的安居

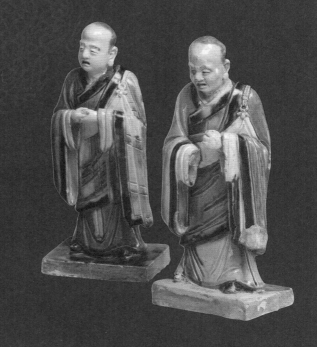

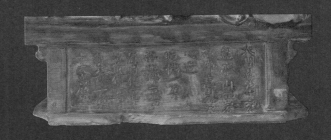

时　　代　明弘治
尺　　寸　高 35.6 厘米，长 43.5 厘米，宽 22.9 厘米
发 现 地　山西阳城
收 藏 地　美国纽约大都会艺术博物馆

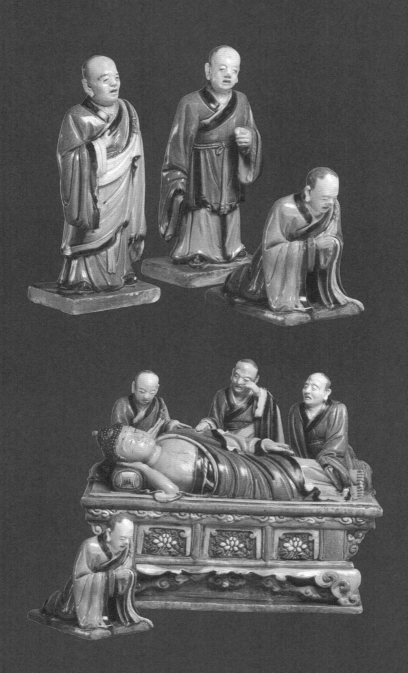

1475年，当28岁的明宪宗朱见深第一次见到自己那因长期幽禁，头发一直拖到地面的瘦弱儿子时，禁不住泪流满面。这是他感慨自己华发已生却没有儿子后的惊喜。自小饱受冷宫滋味的他，知道这个孩子经历了什么。于是，当天他就召集群臣公布了孩子的身份，并于第二天立他为皇太子。

这个面色苍白，生下来从不曾见过父亲面的孩子就是5岁的朱祐樘，后来的明孝宗。他是在宫女纪氏和太监张敏以生命为代价，以及怜其无辜的废后吴氏及其他好心的宫女、太监们帮助下，在万贵妃无数次的搜查下活下来的。

终于见到孙辈的周太后，在纪氏和张敏死后，亲自去将朱祐樘抱养在自己的仁寿宫，精心看顾，并再三叮嘱不要碰或吃万贵妃宫里的食物。

也许是很多陌生人的善意温暖了他，这个幼年坎坷但终平安长大并顺利登基的孩子成了明朝中期的一位仁君。他的宽厚仁和、节俭自律、勤于政事、尊敬大臣、励精图治，使得弘治年间的明朝子民享受了真正的安乐，史称"弘治中兴"。

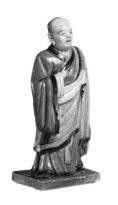

弘治中兴下的安居

阳城琉璃乔家

　　琉璃是指一种彩色透明的低温铅釉陶器，在中国烧造历史悠久，汉时已经出现，北朝时开始运用在建筑屋顶装饰上，主要有屋脊兽、半筒瓦、瓦当等。作为琉璃发源地之一的山西，琉璃烧制技艺独具一格，皇宫庙宇、商宅权府、民房楼塔，到处都有山西琉璃的存在，因此曾有"晋地琉璃遍天下"一说。

　　明朝是山西琉璃技艺的顶峰时期，朝廷垄断了细瓷生产，陶类制品就流行于民间。这时的琉璃制品不仅使用范围日渐扩大，品类增加，而且造型也突破了宫廷的

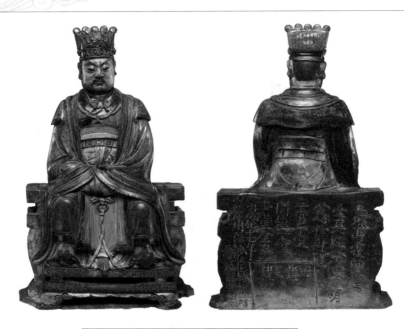

明成化 乔彬造素三彩赵公明像（正、背）

限制，开始变得活泼而富有生气，涌现了众多的经典艺术品，也形成了很多有名的琉璃世家。历史上最出名的有三家，即现河津市吕家，太原市南郊马庄苏家和阳城后则腰乔家，其中以乔家的技艺和名气最大，有"南有景德镇，北有后则腰"之称。

乔家祖籍在陕西西安龙桥一带，先祖是陶瓷匠人，宋时迁居山西高平，因后则腰出产高质量的瓷土，遂在当地定居，专门从事黑、绿陶瓷和琉璃的生产。作为家族商业，乔家高度保密的技术和生产方式通过一代又一代的男性家族成员完整地传承了下来。他们最日常的业务就是建筑琉璃构件的烧造，以乔永丰、乔长远、乔长正父子三人建造的阳陵村寿圣寺琉璃塔最负盛名。

除建筑琉璃构件外，山西乔家也以精美的三彩造像为世所知。他们的造像身躯粗壮，四肢丰满，神态逼真，釉色光亮，是公认的艺术杰作。如明弘治年间乔彬所造、现藏于美国普林斯顿大学美术馆的素三彩观音像和纽约大都会艺术博物馆的一套佛陀涅槃及弟子像。

眼界开阔的乔家人后来打破常规，开门授徒，使得琉璃技术一直绵延至今，阳城琉璃乔家的品牌也传承800余年不断。

涅槃的佛陀和他的弟子群像

现藏于美国纽约大都会艺术博物馆的素三彩群像再现了2500多年前佛陀涅槃时的场景：佛陀头朝北向右侧卧于床上，双目轻闭，面容安详；八大弟子（舍利弗尊者和目犍连尊者已经去世，大迦叶尊者尚在途中）或跪在身边，或侧立一旁；或抹泪，或握拳，或抚胸，或合十，个个神态悲戚，痛哭不已。

此组群像采用了明弘治时素三彩所常用的凹刻、堆塑填彩法，黄色娇艳，绿色明亮，紫色穆静。底座署有"大明弘治十六年，盘亭山西岩禅僧惠恭发心造睡佛一尊、释迦佛一尊、弥肋（勒）佛一尊、地藏佛一尊、观音一尊、十大高僧"共46字。

佛陀指释迦牟尼，原是印度古国释迦族迦毗罗卫国的王子，出生就异于常人，后出家正觉成道，在一棵菩提树下顿悟成佛。他创立佛教，一生弟子无数，

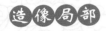

造像局部

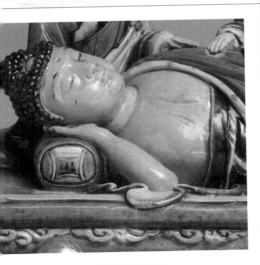

涅槃的佛陀

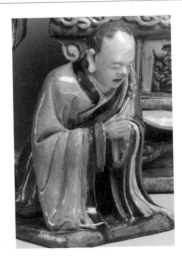

痛哭的弟子

80岁时在娑罗林中双树之间头向北，侧卧涅槃。涅槃前，除了围绕在身边的弟子外，还有附近的五百力士，他平静地为诸弟子做了最后的开示。佛陀灭度后，由大迦叶尊者继承了佛祖衣钵。随着佛教从东汉传入中国，佛陀涅槃像逐渐成为南北方宗教艺术表现的最主要内容之一。

明朝素三彩瓷存世量较少，人物雕瓷更是稀有，佛陀涅槃及弟子群雕像是明素三彩精品之中的精品，难得一见。

素三彩

以黄、绿、白三色为主的一种陶胎低温色釉器，始于南北朝，兴于初唐，釉色艳丽的"唐三彩"享誉海内外。"宋三彩"雅致清淡，"辽三彩"民族风情明显，"明三彩"富丽堂皇。明时除陶胎外，创造了三彩瓷，清时极为名贵，衍生出很多新品种，如白地三彩、色地三彩、墨地三彩、虎皮三彩等。其中"三"字代表多数，并无特定含义。

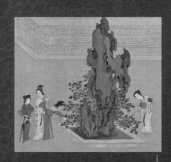

一后妃拢手而立，注视宫女灌溉牡丹；牡丹左方一女伴随两鬟，一鬟浇花，一鬟持扇。

《汉宫春晓图》

——春色里的宫廷生活百态

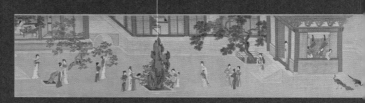

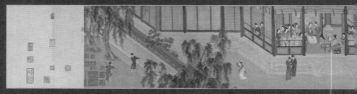

宫殿之内，宫廷画师正在为后宫嫔妃画像。静静等待的、好奇张望的、害羞偷看的、端坐肃穆的，神态毕现。

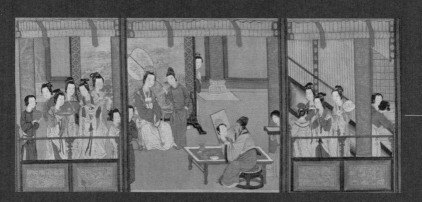

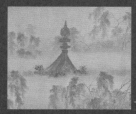

卷首是二十四枚印章，"嘉庆御览之宝""乾隆御览之宝""神品"等清晰可见。

掩映在晨雾和树丛中的金顶建筑。

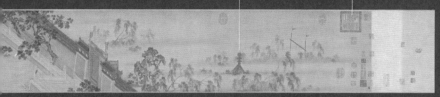

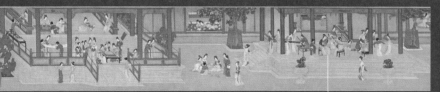

轩内女乐一组，有婆娑起舞者，有拍手相和者，有鼓弄乐器者，有持笙登级者。

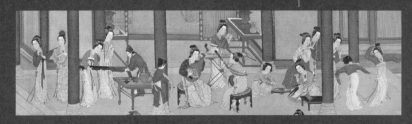

时　　代　明嘉靖
尺　　寸　纵 30.6 厘米，横 574.1 厘米
属　　性　绢本长卷，仕女画
收 藏 地　台北"故宫博物院"
地　　位　中国十大传世名画之一，被誉为中国"重彩仕女第一长卷"

16 世纪是航海家和冒险家的世纪，他们带来了世界性的地理大发现和殖民主义，同时，这个世纪也是科技兴起、文艺进步和教会权威逐渐衰弱的世纪。世界近代史由此启端。

西班牙人和葡萄牙人在皇室的支持下，走在了所有国家的最前面，并凭借先进的海上力量，分别建立了各自遍布全球的殖民帝国。新航路的开辟，加大了东西方文化和贸易的交流，为欧洲超越亚洲的快速繁荣奠定了基础。

奥斯曼帝国在赛利姆一世和苏莱曼一世的统治下，领土扩张达到极盛，成为横跨欧、亚、非三洲的多民族帝国。

亚洲，日本尾张国的大名织田信长通过自己的努力，成为战国时代最耀眼的明星，却在即将统一全国前夕死于部下的本能寺之变中。上位后的丰臣秀吉统一了日本，野心勃勃欲建立一个亚洲帝国，制订了先占朝鲜，再攻中国，最后征服印度的计划。结果，这个意图随着中国明朝军队的入朝援战而迅速破灭。

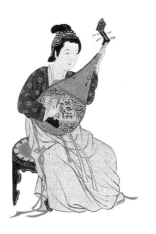

《汉宫春晓图》——
春色里的宫廷生活百态

☷ 尚奢之风日重

嘉靖帝朱厚熜（cōng）在位 45 年间，是中国资本主义在中国的萌芽时期，经济活跃，文化繁荣，商业兴盛，四通八达的水陆商路开拓了人们的视野，刺激着人们的欲望。

由俭趋奢、追求享乐成为一种由上而下的社会风气，就算是家无余财的庶民百姓，也会刻意打扮，装饰门面。人们在服饰上崇尚华贵，饮食上追求精细，生活上讲究闲适，人情中流行雅贿。在这奢靡之风的影响下，书画成为一种高端奢侈品，不但成为求官的捷径，甚至还可用来抵充俸银。甚至江南一带的权豪富绅们，为了

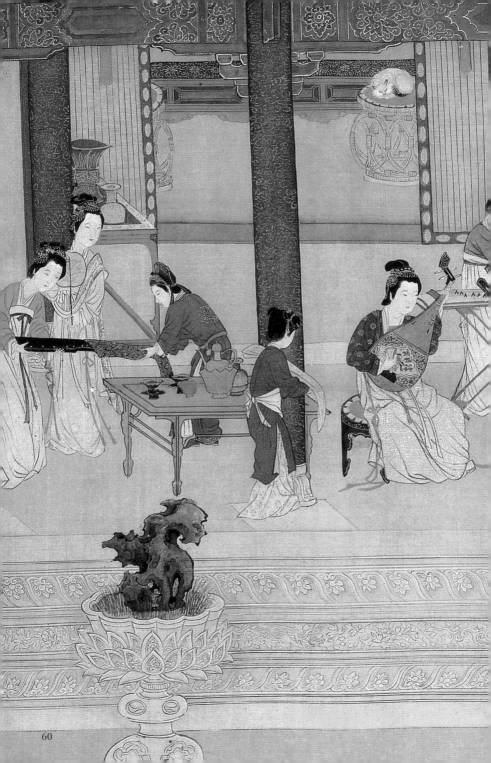

装饰点缀自己的私家园林，还专门延请当世绘画名家绘制园中美景或自己的生活场景，仇英、文徵明、钱谷都曾绘过此类作品。

漆工出身的画家

仇英（？—1552年），字实父，号十洲，苏州太仓（今属江苏）人。明嘉靖时，江南吴浙一带商贾聚集，经济发达，堪称社会尚奢之气的中心和风向标，这对仇英成年后的艺术创作产生了很大影响。

出身低微的仇英，幼年失学，为生存曾做过漆工及替人彩绘栋宇，后因名画家周臣的赏识而专心学画，成为周臣最著名的弟子唐寅（唐伯虎）之外的另一个高徒。他勤奋刻苦，山水、人物、花鸟、界画无一不精，尤擅人物画中的仕女图，设色、水墨、白描无所不能，如要临摹宋人之作则几可乱真。

仇英与老师周臣、师兄唐寅被称为"院派三大家"，又与沈周、文徵明、唐寅并称为"明四家"，是明代最有代表性的画家之一，现存世主要代表作品有《子虚上林图》《汉宫春晓图》《桃园仙境图》《赤壁图》《玉洞仙源图》等。

E 传世代表作

《汉宫春晓图》大约在嘉靖十九年至二十三年（1540年—1544年）期间创作完成。画面以春日晨曦中的汉代宫廷为题，用长卷的形式描绘了初春时节宫中嫔妃生活和佳丽百态：妆扮、浇灌、折枝、插花、饲养、歌舞、弹唱、围炉、下棋、读书、斗草、对镜、观画、画像、戏婴、送食、挥扇等。画中共绘后妃、宫娥、皇子、太监、画师等115人，其中女子96人，男子13人，婴童6人。每个人的衣着都精细绘制，神情面貌刻画生动。全画构景繁复，布局巧妙，画面张弛有度，用笔清劲而赋色妍雅，林木、奇石与华丽的宫阙穿插掩映，铺陈出宛如仙境般的瑰丽景象。

据汉刘歆撰《西京杂记》载，西汉时元帝后宫佳丽很多，没办法一一见面，汉元帝就让画工毛延寿把她们的面容、身影画出来，再从画像中挑出喜爱的。于是后宫里的佳丽们都贿赂毛延寿，让他把自己画得漂亮些，只有王嫱（昭君）不肯，所以她一直都没见到汉元帝。为改变命运，王嫱后来自荐出塞，嫁与呼韩邪单于。这个故事情节也体现在画面中，最右侧一殿内有一画工正在为嫔妃绘容。

图中的人物服饰虽皆为汉服，但建筑和家具，包括蓝底金边琉璃瓦、汉白玉台基雕刻、宫墙宫门、窗棂装饰等的形制皆为典型的明朝风格。

📧 名画递藏

《汉宫春晓图》是仇英平生的得意之作，也成为明代工笔人物画的典范，深刻影响了后来的仕女画。此画完成后，由明代收藏家汪爱荆收藏，隆庆初年归了富甲一方的鉴藏家项元汴。1645年，清兵攻破嘉兴府城时，项元汴的藏品被劫掠，散失殆尽。

《汉宫春晓图》曾在清初鉴藏家梁清标家里待过，康熙六十大寿时，被作为贺礼送进清廷，一直收藏于内府。现藏于台北"故宫博物院"。

仕女画

中国传统人物画的一种，内容以女性形象为描绘对象，形成于两晋时期，繁荣兴盛于唐，题材扩展于宋，衰退于元，尊崇于明清。描绘的对象从古代贤妇、神话传说中的仙女到宫廷贵妇、民间贫女，画风也从注重内在精神气质逐渐到追求淡雅飘逸。

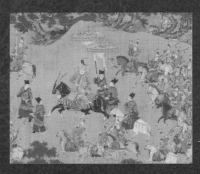

穿着金色盔甲的嘉靖帝骑在一匹黑色的高头大马上，帽插两根白翎，上系红缨，佩天子剑，威风凛凛。

《出警入跸图》
——明朝皇帝的祭祖盛况

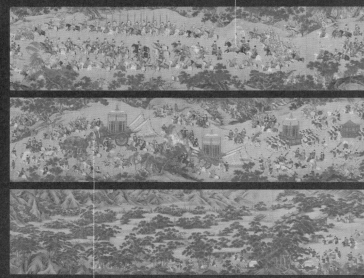

由大象拉的"大驾卤簿"更显帝王威仪，"大驾卤簿"是皇帝出行时专用的规格最高、规模最大的车驾仪仗队。

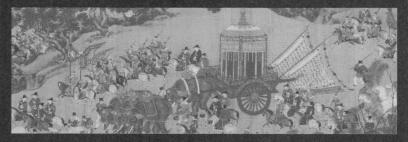

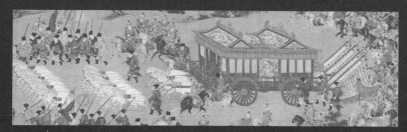

在御林军和仪仗队簇拥下，一辆豪华大车由 20 多匹马拉动，后方还有随行的轻车。

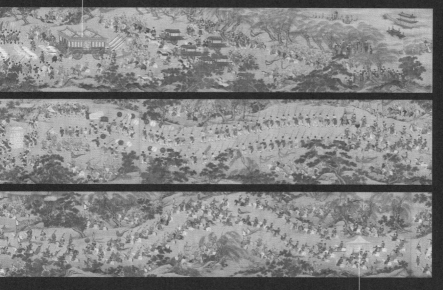

四马抬辇，不是训练有素的御马，不能担当此任。周围有大红飞鱼服的锦衣卫护送。

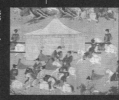

时　　代　明万历
尺　　寸　《出警图》纵 92.1 厘米，横 2601.3 厘米
属　　性　绢本设色，长卷
收 藏 地　台北"故宫博物院"

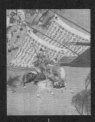

锦衣卫中的大汉将军，是明朝殿廷卫士的称号，属锦衣卫编制，最多时有1500人，由身材高大，仪表堂堂的忠心士兵编成，不但有保护皇帝安全的责任，更有因其体貌雄伟"以充朝仪"的责任。

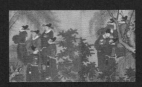

文官头戴乌纱帽，身着常服，即盘领袍衫，手持圆形骨朵和表明身份的牙牌。

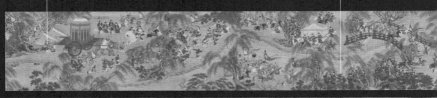

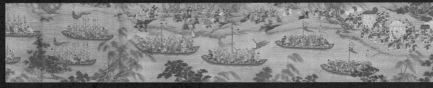

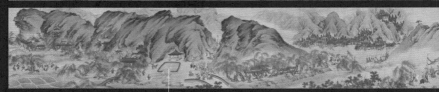

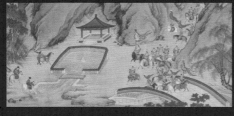

明朝时，天寿山陵区内除了帝王陵寝、妃坟园寝外，还曾建有一些服务性或纪念性的重要建筑，如帝后谒陵的更衣之所的时陟殿、居住的行宫及这座泉水喷池。

时　　代　明万历
尺　　寸　《入跸图》纵92.1厘米，横3003.6厘米
类　　别　绢本设色，长卷
收 藏 地　台北"故宫博物院"

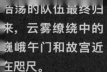

台汤的队伍最终归来，云雾缭绕中的巍峨午门和故宫近在咫尺。

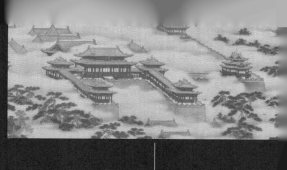

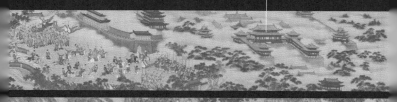

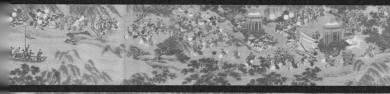

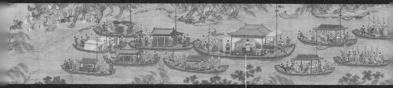

乘船水路而归的嘉靖帝，便装的锦衣卫充当劳力划船，最为宠信的宦官在身边侍立。

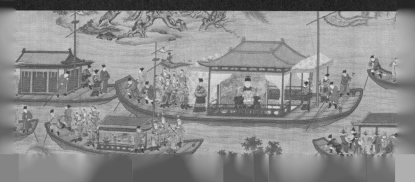

1583 年正月二十三日，刚刚亲政后的明神宗万历帝朱翊（yì）钧意气风发地给内阁下了一道谕旨，要于闰二月躬诣天寿山行春祭礼。这位 10 岁即位，被严厉的内阁首辅张居正和母亲李太后压抑着性情长大的皇帝，不久前才无情地下令抄了恩师张居正的家，流放了他的家人。他被管束得太久了，迫不及待地想一展拳脚。

他害怕自己会像父亲明穆宗隆庆帝朱载垕（hòu）那样突然死亡，都没办法拥有一个完美的陵寝。于是趁着这次春祭，他要好好地去为自己选个吉穴，早早地把陵寝之事安排妥当。闰二月十二日，他驾临了天寿山，依次拜谒了祖先的陵寝后，亲自勘查了礼部提交的几个吉穴位置。回京后，甚至又去观察了一番，最终定下了大裕山。

万历十二年（1584 年）九月十三日，借着秋祭之机，明神宗带着两宫皇太后和众后妃从京城出发，随行官员及警卫人员队伍浩浩荡荡，规模空前。这次出行奠定了明十三陵中定陵的修建，自此后整个朝廷的重心就集中于此，仅一个地宫就耗时 6 年，花费白银 800 万两。然而没想到的是，他在位 48 年，成了明朝在位时间最长的皇帝，让提前修好的陵寝生生等了 30 年……

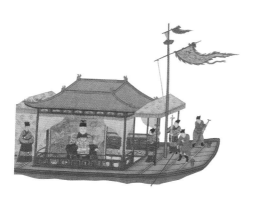

祭祖习俗

　　"国之大事，在祀与戎"，在古人的观念里，祭祀是和战争一样重要的头等大事，是神圣礼仪的一部分。在"慎终追远"的传统中，慎重地办理父母丧事，虔诚地祭祀先祖，是一个家庭甚至国家最主要的活动之一。古人认为祖先不仅是与自己具有血缘传承关系的先人，也是强大的灵魂，可以庇佑后人。

　　除夕、清明节、重阳节、中元节是中国传统节日里祭祖的四大节日，以春秋二祭最为隆重。春祭在清明，为中华民族的春祭大节，以扫墓祭祖和踏青郊游为基本礼俗；秋祭在重阳，以丰收之食感谢祖先和神灵庇佑，以登高和晒秋为主要活动。

陵寝祭祀

在明朝，祭祀活动分为大祭、中祭和小祀三个级别。按《太常续考》中记载，大祭含天地、宗庙、社稷、陵寝，中祭含朝日、夕月、太岁、帝王、先师、先农、旗纛（dào），除此之外的祭祀活动称为小祀。大祭由皇帝亲自出面，中祭和小祀由皇帝委派其他官员出面。

陵寝大祭由皇帝亲赴行礼的称为"躬祭"，由朝廷按节序派官员前去祭祀的称为"遣祭"。陵寝祭祀是显示皇权，也是维护统治秩序的一种体现，因此明清两代对天寿山陵寝的祭祀均十分重视，不但规定了详细的礼仪细节，还制定了相关的规范制度。明神宗前往天寿山陵寝祭祀时，就遵循了嘉靖帝明世宗更定的烦琐礼节，呈上了丰盛的祭品。

天寿山

位于北京市昌平区的天寿山，原名为黄土山，是燕

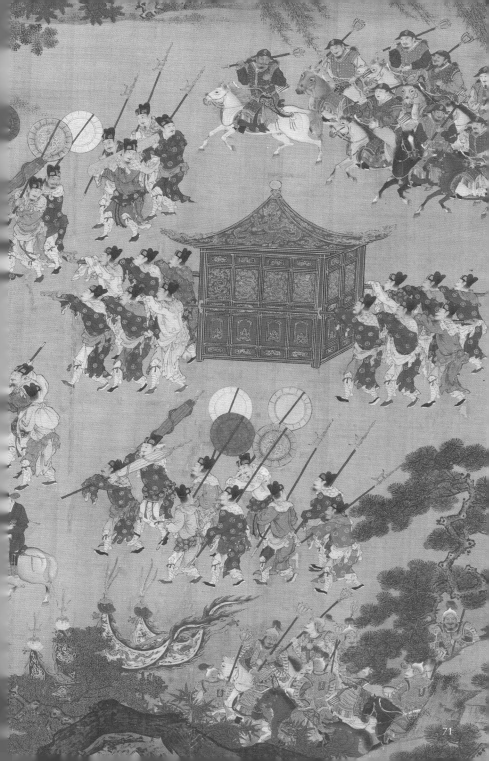

山的余脉，属太行山系。明成祖永乐帝朱棣迁都北京后，就着手为自己选择陵寝之地。在经过多次勘查和比较后，最终朱棣选定了当时的黄土山，并将它改名为天寿山，作为子孙世代营建陵寝的风水宝地。

天寿山山体周正，巍峨高大，四周群山环抱，明堂开阔，中间的康家庄村子后面密林之中又有一股清泉，迂回流出龙虎两山。朱棣选中这里后，就将康家庄村民全部迁出，在这里修建了明十三陵中建筑规模最大的长陵。

▣ 皇家祭祖的排场

《出警入跸图》描绘了明神宗朱翊钧出京谒陵盛况：由右往左为《出警图》，皇家谒陵队伍浩浩荡荡由北京城德胜门出发，前往离京城45千米外的天寿山祖陵；由左往右为《入跸图》，祭祖扫墓后的皇家队伍返回京城，留守的大臣们前往迎接。

"跸"是指帝王出行的车驾，"警跸"就是清道，跟现在的交通管制差不多，把道路清空以利帝王车驾通行。"出警入跸"意指皇帝出巡归来。这个"皇帝扫墓"主题，通过出行时皇帝在宫廷侍卫的护送下骑马出京走陆路，返回时偕侍卫坐船行水路而巧妙地分为两部分，一出一入，相互呼应，栩栩如生。

《出警入跸图》长达 60 米，画中总人物超过 1100 人，轿辇 18 顶，大船 19 艘，有衣着鲜艳的文武百官、罩甲多样的仪仗队、飞鱼服威严的锦衣卫、盔甲明亮的禁军及其他鲜艳各色的随从人员等。全图以皇帝及其仪卫为主，衬以峻山翠树，队伍绵延不断穿行其中，充分显示了皇家祭祀的威仪。

出发时的明神宗身着金色鱼鳞甲，戴高翎头盔，骑黑色骏马，佩奢华弓箭和天子剑，盔甲之上绣精美的龙纹。身后随行的锦衣卫持伞盖。回归时的明神宗端坐于船中，穿绛紫色龙袍，戴乌纱翼善冠，目光平静，神色淡然。随行的宦官肃静侍立，换装的锦衣卫划水行船。

▐ 画 中 皇 帝 之 争

明朝在史书中明确记载去拜谒过祖宗陵寝的皇帝有三人，分别是明宣宗朱瞻基、明世宗朱厚熜和明神宗朱翊钧。在一段时间内，有很多专家认为画中的皇帝是明世宗嘉靖帝。有专家后来仔细研究后指出，嘉靖帝去谒陵归京后留守的大臣们是在胡城门外相迎的，画上

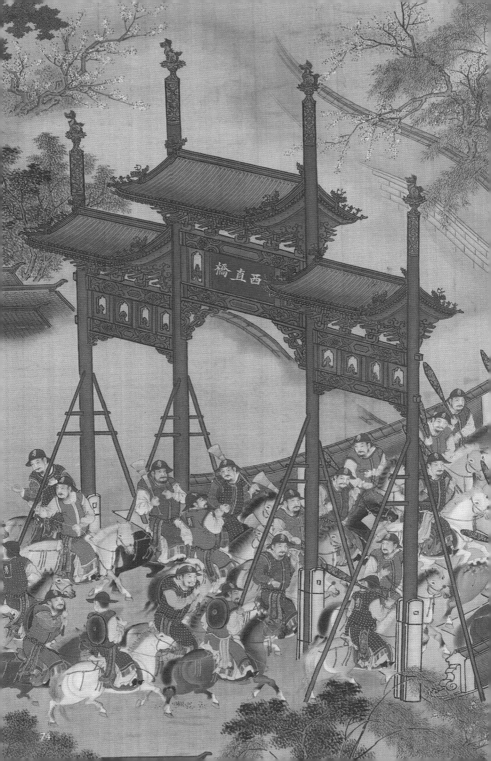

十三陵牌坊修建的时间与嘉靖帝去谒陵的时间也对不上。相反，画中归京时大臣们相迎的西直桥和皇帝陆路去水路归的细节与《万历起居注》中记载明神宗去谒陵的描绘相符合。

因此，现在大多数人也就倾向于认定这幅巨作中的皇帝就是明神宗。

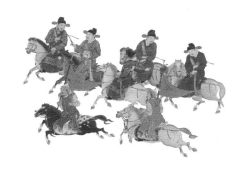

明十三陵

世界文化遗产，坐落于北京市昌平区天寿山麓，总面积120余平方千米，为明朝皇帝陵寝。现有13座皇帝陵墓，陪葬墓8座，含7座妃子墓、1座太监墓；共埋葬了13位皇帝、23位皇后、2位太子、30余名妃嫔、2位太监。

金丝翼善冠

——明天子的奢华日常

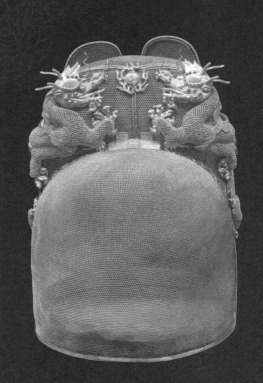

时　　代	明万历	
尺　　寸	通高 24 厘米；后山高 22 厘米，冠高 14.7 厘米，口径 20.5 厘米	
重　　量	826 克	
属　　性	常服冠戴	
出 土 地	明十三陵定陵地宫	
收 藏 地	明十三陵博物馆	
地　　位	镇馆之宝	

16 世纪从欧洲通往亚、非、美洲的新航路开辟，刺激着欧洲各主要国家资本主义发展的同时，也加剧了各国争夺海上霸权和殖民地霸权，以及争当欧洲大陆霸主的斗争。

西班牙和葡萄牙一直遥遥领先的局面在 16 世纪末被打破。1588 年加莱海战中西班牙腓力二世赫赫有名的"无敌舰队"的覆灭，为伊丽莎白领导下勃勃崛起的英国在两个世纪后成为新一任"日不落帝国"奠定了基础。而随着英、法、荷兰、沙皇俄国、波兰等各国的兴起和海外殖民地的不断被瓜分，葡萄牙的殖民帝国逐渐瓦解。

这一时期，因国内经济的快速发展，荷兰共和国一跃成为西欧强国，并在 17 世纪快速成为海洋霸主，商船数目超过欧洲所有国家商船数目总和，被誉为"海上马车夫"，进入黄金时代。

然而，标志着新时代曙光的世界格局大变革丝毫没有影响到亚洲东方的大明王朝。深居宫中长达二十多年不上朝、不见臣，甚至连大祭都鲜少露面的明神宗万历帝，在袅袅浮动的香雾中，任性地沉浸在享乐之中，对王朝的衰亡气息浑然不觉……

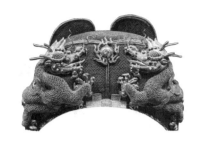

明天子的奢华日常

金丝翼善冠——

明朝的常服

　　明朝建立后，明太祖朱元璋根据汉族的传统，"上承周汉，下取唐宋"，重新制定了明制汉服。与前代相比，明制汉服"花冠裙袄，大袖圆领"，中后期出现了立领，金属纽扣被广泛使用。从服饰到搭配，明朝都有一套完整的严格等级制度，对当时的周边国家有着深刻的影响。一直到现在，朝鲜族的韩服、琉球族的琉装及京族的越服都带有明制汉服的特征。

　　就常服来说，主要有两类：皇家常服和官吏常服。皇帝常服又称翼善冠服，使用范围最广，如常朝视事、日讲、省牲、谒陵、献俘、大阅等场合均可穿，即头戴乌纱折上巾（又称乌纱翼善冠），身着圆领大袖袍（前后及两肩绣有金盘龙纹），腰中束玉带，脚下踏皮靴。其他重要皇室成员形制与皇帝相同，只是袍为红色。皇后常服要戴龙凤珠翠冠，穿加霞帔的红色大袖衣（上织金龙凤纹），红罗长裙，红褙子（直领对襟的外罩衣）。

官员们的常服用于平日里的办公，乌纱帽，圆领袍上以补子（前胸后背之上的一块织物）来区分文武官职及秩品高低，腰系革带，足蹬皂皮靴。

E 乌纱帽的来历

乌纱帽是一种用黑纱制成的帽子，最早出现于东晋晋成帝司马衍时期，官员们都戴这种帽子上朝议事。南朝宋明帝刘彧（yù）时，其异母弟、宰相刘休仁把这种帽子做了一下改良，把下垂的帽边用黑纱抽边，帽子可以上卷。由于材质便宜、制作简单且式样大方，很快这种帽子就成了全民所爱，上至皇帝，下至平民，只是颜色或者上面的装饰不同而已。

宋太祖赵匡胤登基后，为改变议事时大臣们交头接耳、私下议论的小动作，就下诏在乌纱帽的两边各加一

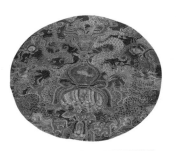

满绣江山万代龙纹圆补

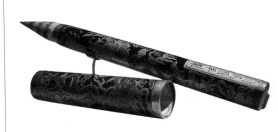

万历帝的御用毛笔

个长而窄的翅，只要动下脑袋，坐在高位的皇帝立马就能发现。不同官职的乌纱帽上装饰的花纹不同。

明朝朱元璋时，将两端的长窄翅改成了短宽样，规定文武百官只要是上朝或者是办公都要戴。除此之外，考取功名暂时还没有授官的状元和进士也可以戴。自此以后，"乌纱帽"就成了官员特有的标志性服饰，现在我们常用这个词来专指某个人的官位。

金丝翼善冠

金丝翼善冠又称"金冠"，即用 0.2 毫米的金丝编结的折上巾（折叠巾的上角之意），由前屋（戴头上的那部分）、后山（后面高出来的部分）、折角（俩小翅）三部分组成，前屋低而圆，后山隆起，折角帖服。出土时放置在万历帝棺内头部北侧一个圆形木盒内，也有专家认为它只是明神宗万历帝的陪葬品，而非常服冠戴。

金冠以花丝编织法为主，辅以掐丝、錾花等工艺，前屋的"灯笼空儿"花纹空当均匀，疏密一致，没有接头和断丝。后山的二龙戏珠图案采用累丝錾金工艺，龙目圆睁，火珠逼人，凹凸分明，具有强烈的艺术装饰效果。为避免卡着头发，冠的底部圈口以金箔包镶。

整冠编织细密，轻盈通透，既具高贵华美、富丽堂皇之势，又不失儒雅、俊秀之气，工艺技巧上的登峰造极，充分反映了明代金细工艺的高超水平。

翼善冠

最早为唐太宗李世民所戴，明时成为皇帝的常服。它与"乌纱帽"的区别在于"折角"向上，"善"通"缮"，有整理、修缮的意思，把折角（翼）整理上去，所以叫作"翼善"。

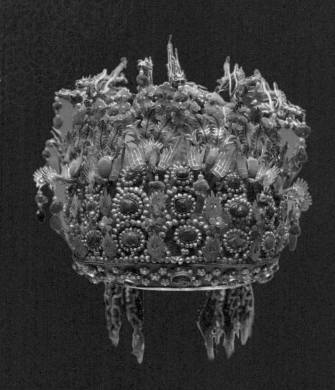

九龙九凤冠
——母仪天下的奢华

时　代　明万历
尺　寸　通高 48.5 厘米；冠高 27 厘米，直径 23.7 厘米
重　量　2320 克
属　性　礼服冠戴
出土地　北京昌平区定陵
收藏地　中国国家博物馆
地　位　镇馆之宝，首批禁止出国（境）展览文物之一

1577 年的正月里，整个顺天府都洋溢着紧张却又热闹的气氛。两宫皇太后下诏礼部为明神宗朱翊钧举行选秀。按明太祖朱元璋定下来的规矩，为防止女宠之祸和外戚专权，海选要从民间开始，以品行为先而非门第。这次选秀范围在京师及北直隶等地，每天都有奉旨征选的 13 至 16 岁的未婚少女被送往京城，有高兴的，有哭闹的，也有寻死觅活的。最终经过严格的相貌、生辰、言行、家庭、身世的层层筛选，在 450 余人中选定了余姚籍的王伟（后封为永年伯）的女儿王喜姐。

1578 年春，年仅 14 岁的王喜姐与 15 岁的朱翊钧正式举行了盛大的婚礼仪式，仅织造费一项就花掉白银 9 万多两。年幼的王喜姐被册立为皇后，婚后第三年生了皇长女荣昌公主朱轩媖，虽说后因多次流产而再无生养，但因勤俭、孝顺、慈仁、平顺的性格，得到了两宫皇太后和明神宗的亲近与恩礼，就连大臣们对她的评价都很高。直到 1620 年去世，王喜姐以 42 年的相伴成为中国历史上身居后位最长的女人。

九龙九凤冠——

母仪天下的奢华

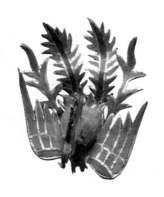

孝端皇后王喜姐

　　王喜姐成为皇后之后，行事端谨。伺候两宫皇太后，温顺周到，只要有空就会去陪太后们谈话，深得太后们的喜爱；主持后宫事务时，善于调解规劝，不以势压人，总能妥善处理；陪伴明神宗时，帮他安放没批阅的奏章，劝他宽恕直言的大臣，甚至多次拿出后宫的开支来赈灾和给士兵们发军饷。

　　孝靖皇后王氏，原是李太后宫中的一名宫女。偶然机会，侍奉明神宗端盆洗手的时候被皇帝瞧上，怀孕生下皇长子朱常洛后虽被册封为恭妃，却因明神宗本就不愿承认此事而一直备受冷落。当时后宫之内，专宠的郑贵妃也生了儿子朱常洵，明神宗想立朱常洵为太子，受到大臣们的反对，不得已立了朱常洛。朱常洛为皇太子后，也遇到多次危机，幸亏王喜姐的多方关怀和无私保护才得以平安度过。只是可怜的王氏，皇帝面见不到，儿子面也不让见，日日以泪洗面，竟哭瞎双眼，凄惨死去。

1620年5月，王喜姐病逝，谥号为孝端皇后。她死两个多月，断断续续被病痛折磨一年之久的明神宗也去世了。太子朱常洛即位，是为明光宗，不想仅月余就暴崩。长子朱由校在大臣们的拥护下即位，即明熹宗，11月将王喜姐与明神宗一起合葬定陵。

E 明朝皇后服饰

依据明初的定制，明朝皇后在朝会、受册、谒庙时需穿礼服，即九龙四凤冠和袆（huī）衣（上织五彩锦鸡图案）。后又做了修改，定为九龙四凤冠、翟衣（深青色直领大襟，上织五彩锦鸡）和黻（fú）领中单（黑青相间衣领的中衣）。

皇后的常服，又称为"燕居冠服"，用于除礼服外的其他礼仪场合，即戴龙凤珠翠冠，外着加霞帔的大衫，内穿鞠衣（圆领大带，上绘龙凤纹）。

② 定陵凤冠

凤冠是一种以金属丝网为胎，上缀点翠凤凰，并挂有珠宝流苏的礼冠。秦汉时，就为太后、皇太后、皇后的规定服饰。明时，后妃们所戴的凤冠缀有龙凤装饰，而普通命妇们（泛指受有封号的妇女）所戴的彩冠，虽也称为凤冠，但上仅缀翟（长尾野鸡）和花钗。

定陵出土的凤冠共有四件，分别为孝靖皇后（朱常洛之母）的三龙二凤冠和十二龙九凤冠；孝端皇后（王

同陵出土凤冠

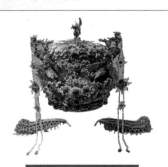

三龙二凤冠
（北京故宫博物院藏）

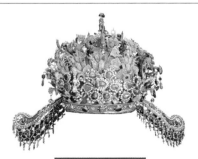

十二龙九凤冠
（定陵博物馆藏）

喜姐）的六龙三凤冠和九龙九凤冠。这四顶凤冠造型庄重，制作精美，制作方法基本相同，均为漆竹胎，上嵌龙、凤、珠宝花、翠云、翠叶和博鬓（贵族妇女专用的一种假鬓），只是具体数量、重量不同。

现藏于中国国家博物馆的孝端皇后九龙九凤冠，丝帛面料，前部饰有口衔珠滴的九条金龙，下饰九只低首衔珠的点翠金凤，上镶嵌未经加工的天然红宝石百余粒，珍珠 5000 余颗。珍珠璎珞之上金龙奔腾，宝石花丛之中翠凤翱翔，金翠交辉，富丽堂皇。

孝靖皇后的凤冠她生前没有见过，应该是她孙子朱由检登基后，给了她应有的地位，把她合葬于定陵后定制的。孝端皇后的凤冠无疑是她生前就曾拥有的，死后陪葬于旁。

定陵

明神宗万历帝朱翊钧和其两个皇后（孝端、孝靖）的陵墓，位于北京昌平大峪山下。主要建筑有石桥、碑亭、陵门、祾恩门、祾恩殿、明楼、宝城和地下宫殿等，也是明十三陵中唯一一座被发掘的陵墓。

《坤舆万国全图》

——中国人眼中最早的世界

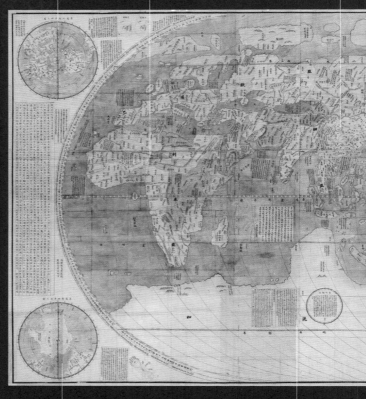

赤道北地半球图

非洲

大明朝

赤道南地半球图

量天尺及看北极法介绍

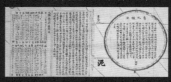

时　代　明万历
尺　寸　纵 168.7 厘米，横 380.2 厘米
属　性　彩绘地图（摹绘本）
收藏地　日本东北大学附属图书馆

亚泥俺峡（今白令海峡）

亚泥俺国（今阿拉斯加地区）

北亚墨利加（当时对北美洲
的称呼）

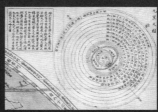

九重天图

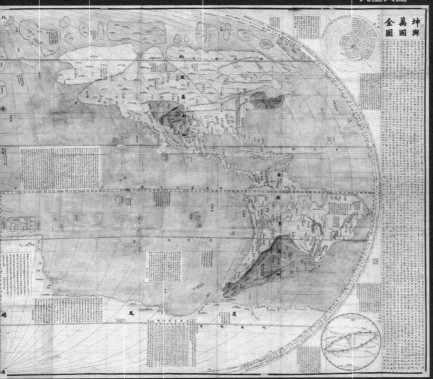

墨瓦蜡泥加（15—
18世纪西方人认
识的"未知的南方
大陆"）。

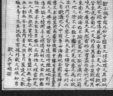

南京刑部主事吴中明撰写的序言

天地仪

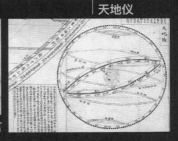

1601 年 1 月 24 日，已经在中国境内生活了八年之久的意大利人耶稣会利玛窦（1552 年—1610 年），终于站在了皇都北京的土地上。进入中国以来，外人总是被他文质彬彬的外表、亲切周到的礼节、学识渊博的谈吐、过目不忘的记忆所吸引，只有他自己从来没忘记耶稣会传教士的身份。他很好地利用了自己外国人的面容和西方的科技知识，成功地在中国结交了很多名士、权贵，变得相当有名气。

利玛窦精心准备的自鸣钟、大西洋琴等礼物引起了万历皇帝的极大兴趣，在他的要求下，利玛窦和助手教会了太监们演奏西洋琴。而且，利玛窦专门以宗教赞歌的形式创造了 8 首中文乐曲，供万历帝欣赏。至于两架自鸣钟，可让万历帝开了眼界。他非常喜欢这个奇妙的新玩意，不方便搬动的大自鸣钟被安置于精美的阁楼内，派专人看顾；小型自鸣钟则伴驾身边，时常把玩。

靠着新奇的礼物和出色的口才，利玛窦不但很快拥有了朝廷俸禄，在北京也有了长期居住的合法权，可以自由出入宫廷。月余后，万历帝笑眯眯地让人找他，想要一幅中文版的世界地图……

《坤舆万国全图》——中国人眼中最早的世界

E 传统制图学

在中国，地图的发展大体经历了原始地图、传统地图和实测地图三个阶段。最有名的原始地图莫过于大禹的"九鼎"。根据《史记》和《汉书》所载，大禹在疏导洪水时，曾用规、矩、准、绳等测量工具测量山川地势，平定水患后，又让人铸造了九鼎，在鼎身上面刻出九州之形，并记录了各州山川、物产等地理信息。自此后，象征天下的"九鼎"，不但代表了最高权力的镇国神器，也喻指了天下之意。

可惜的是，先秦至汉时的地图鲜有流传下来的，只零星见于史载。魏晋时出自河东（今山西）望族的裴秀横空出世，不但富有经天纬地之才，而且以一幅《禹贡地域图》开创了中国古代地图绘制学，与公元 2 世纪的希腊天文学家托勒密齐名，成为世界古代地图学史上东西方交相辉映的璀璨明星。

裴秀在总结中国古代地图绘制经验的基础上，提出了著名的"制图六体"，即绘制地图时必须遵守的六项原则：分率（比例尺）、准望（方位）、道里（距离）、高下（地势起伏）、方邪（倾斜角度）、迂直（河流、道路的曲直）。在用比例尺和方位去表现距离的基础上，又考虑了实际地形的变化和校正方法，这对于地图绘制来说，具有划时代的意义。因此，直到明末西方地图投影法传入，"制图六体"一直都是中国传统制图的准则。基于此，著名学者李约瑟把裴秀称为"中国科学制图学之父"。

■ "圣教三柱石"

利玛窦在北京住下来后，就以丰富的学识主动结交中国的士大夫阶层，在友情的基础上发展了不少天主教信众，其中不乏当时有名望的公卿大臣，如徐光启、李之藻和杨廷筠。

徐光启（1562年—1633年）是明末杰出的全才科学家。他和利玛窦共同翻译了许多介绍西方科学的著作，如《几何原本》《泰西水法》；著有多部历算和测量方面的作品，如《测量异同》《勾股义》；主持了一部130多卷的《崇祯历书》的编写；练兵、制造火器，编写《徐氏庖言》《兵事或问》等军事著作；还留下了一部中国四大农书之一《农政全书》。

李之藻（1565年—1630年），1601年跟随利玛窦学习天文、数学、地理等科学知识，在历算和兵法方面颇有建树。与利玛窦合作编译的《同文算指》（8卷），是中国编译西方数学的最早著作，在数学史上占有重要地位。

学界名士杨廷筠（1557年—1627年）原是佛教徒，后改信天主教，影响了一批追随者。他不但为传教士们提供经费，还让出自己的庭园给他们无偿使用。1616年南京教案发生时，在反天主教的打压下为传教士们提供避难所。

这三人因对天主教的贡献和影响，被称为"圣教三柱石"。现在北京宣武门内的最古老的天主教堂——南堂，就为利玛窦所建。

中国历史上的第一幅世界地图

带着西学而来的利玛窦在当时的晚明王朝慢慢刮起了一股"西学东渐"之风，士大夫阶层开始接触西方的科学知识和哲学思想，并积极翻译相关书籍供国人传阅。到清顺治年间，中国国内能见到的汉译西方书籍有150多部。

现藏南京博物院的《坤舆万国全图》就是在这种社会背景下产生的。这幅原图是利玛窦1584年在广东肇庆居住时所绘，原图名为《万国图志》。定居北京后，利玛窦和李之藻合作，以原图为基础，加以修改，为万历皇帝献上了一幅中文版的世界地图，改名为《坤舆万国全图》。这幅图以当时的西方世界地图为蓝本，采用了等积投影（即投影面积与实地面积比为1），但考虑到中国人的接受程度，改变了以欧洲为地图中心的画法，把子午线向左移动170度，亚洲东部的中国自然就成了世界地图的中心，这种做法一直延续到现在。

椭圆形的世界地图上，共展示了五大洲、四大洋：亚细亚（亚洲）、欧罗巴（欧洲）、利未亚（非洲）、南亚墨利加和北亚墨利加（美洲）、墨瓦蜡泥加（南极洲）、大西洋、大东洋（太平洋）、小西洋（印度洋）、冰海（北冰洋）。大洋洲当时还未被发现。各大洋中，除绘了类型各异的 9 艘帆船外，还绘有 15 头鲸、鲨、海狮等海生动物。南极大陆上，则绘了犀牛、象、狮子、鸵鸟等 8 头陆上动物。

地图四个角上分别绘有小幅的天文图和地理图：右上角为《九重天图》，右下角为《天地仪图》，左上角为《赤道北地半球图》和《日月食图》，左下角为《赤道南地半球图》和《中气图》。

中国地理部分在李之藻的努力下，省份和重要城市标注，主要山川和河流走势，无一不详尽和明晰。图中还有很多解释性的说明文字，介绍了世界各地的风土人情、自然资源和宗教信仰情况。除此之外，这幅地图上

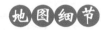

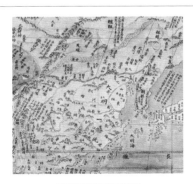

大明王朝部分

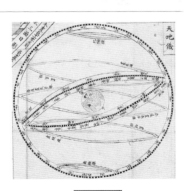
天地仪

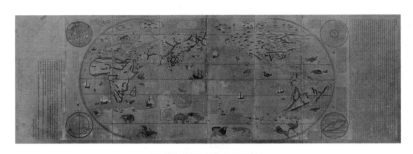

韩国实学博物馆藏

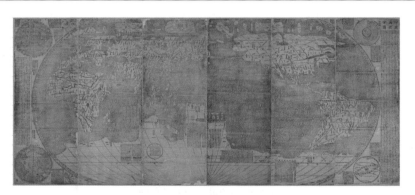

日本京都大学图书馆藏

还有大量的题记序跋，史料价值也非凡。

存世版本

　　《坤舆万国全图》呈上去后，万历皇帝非常满意和认可，他吩咐宫中画匠临摹上彩 12 份，传于现世。此图传入日本和朝鲜后，共摹有 6 幅。虽然原版刻本已经失传，但目前存世的有四种版本：1602 年李之藻出资刊行的单色刻本，六幅条屏，共 7 件，现全藏于国外博物馆，分别是梵蒂冈教廷图书馆 2 件单色版、日本京都大学 1 件着色版、日本宫城县立图书馆 1 件着色版、日本内阁文库 1 件无色版、原克莱芒学院 1 件（如今下落不明）、意大利博洛尼亚大学天文台 1 件（仅存第一条和第六条）；1603 年刻本《两仪玄览图》，与《坤舆万国全图》有细微区别，八幅条屏，现藏辽宁省博物馆；1608 年宫廷摹绘本，现藏南京博物院；1708 年版的日本摹绘本，源于李之藻 1602 年版，现藏于日本东北大学附属图书馆狩野文库。

舆图

中国对古地图的称呼，"舆"原指用来承载物体的车底座，因地图上载有山川、城镇、四方之物，古人就把地图叫作"舆图"，把地理学叫作"舆地学"，甚至把看风水叫作"堪舆学"。

五彩十二月令花神杯
——更倾芳酒醉花神

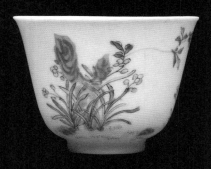
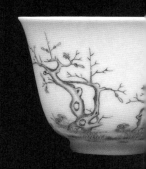
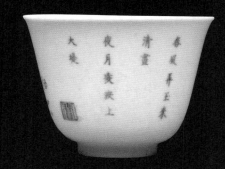
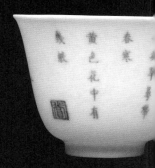

时　　代　清康熙
尺　　寸　高5厘米，口径6.5厘米
属　　性　酒杯
收　藏　地　英国大英博物馆

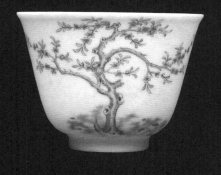
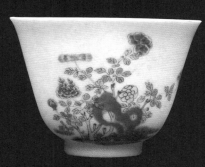

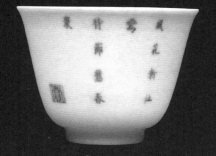
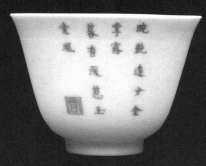

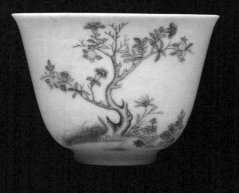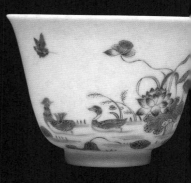

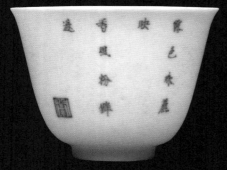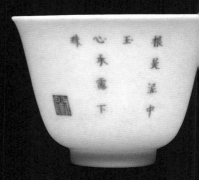

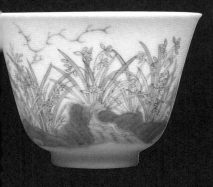
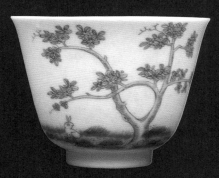
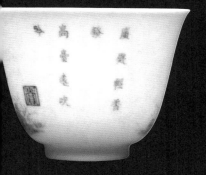
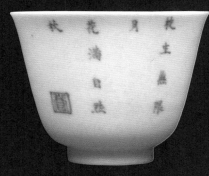

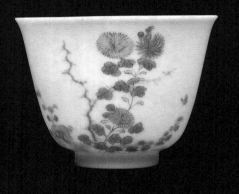
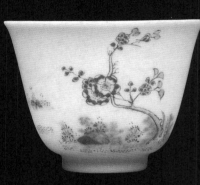

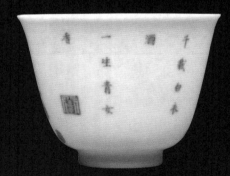
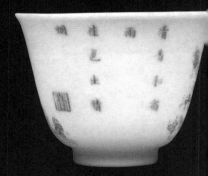

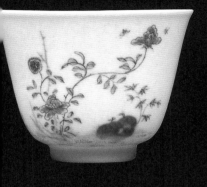

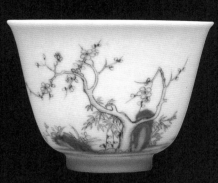

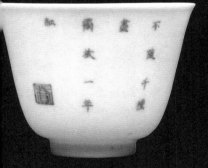

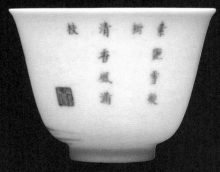

17世纪是荷兰的世纪，人口不过 200 万的欧洲小国一跃成为世界头号贸易强国，傲视全球。首都阿姆斯特丹成为当时的国际贸易中心和世界金融信贷的中心。阿姆斯特丹银行掌管了世界各国商人的货物定价、股票开价及政府借款分配。

1640 年英国资产阶级革命爆发，君主立宪制的确立标志着世界近代史的开端。新兴的英国看到了海外殖民的高额利益，与法国一起，在"血与火的征服与掠夺"中同荷兰争夺殖民地。

疆域横跨亚欧非的奥斯曼帝国除了要应付此起彼伏的辖内起义外，还不得不面临着一系列的对外军事失败，耗尽的国力放缓了帝国向外扩张的步伐。雄踞印度半岛的莫卧儿帝国则在奥朗则布的统治下达到了极盛，但它推行的宗教迫害政策很快就让整个帝国为此付出了惨重的代价。

亚洲，大明王朝随着清军入关而宣告彻底消亡，继而代之的是中国历史上最后一个封建王朝——清朝。

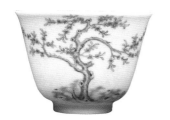

五彩十二月令花神杯——

更倾芳酒

醉花神

十二月令花神

随着一年十二个月的时令替换，装饰大地的花卉也各不相同，久而久之，人们就依据每个月开花的品种和习性，为每个月定了一个花神，还把农历二月十二定为百花的生日——花朝节。传说在这一日，百花盛开为花神祝寿。

每个月的花神有男女之分，如一月，兰花花神男为楚国大夫屈原，女为唐玄宗的梅妃江彩萍。在各地的流传中，十二月花神并非都是固定不变的，亦会有所不同。但整体来看，百花各有其司花之神，也各自拥有一段美丽的故事，确实为历代文人墨客所吟咏。

督陶官与臧窑

明末清初，在连年的战乱之下，曾经窑火日夜不熄的景德镇地区窑场凋零，匠人四散。康熙十九年（1680年）御窑厂在景德镇恢复，工部郎中臧应选担任督陶官，奉旨入驻督造御器，标志着清代官窑正式开始生产。人们把他负责督造瓷器期间的官窑称为"臧窑"。

康熙二十五年（1686年），"臧窑"为宫廷创烧了一套生活用瓷——"十二月令花神杯"，首次把绘画、诗词、书法和篆印实现在同一个器皿上，黄娇绿淡，蓝浅红浓，紫奢青艳，黑轻赭亮，雅致的画风里再配上满口余香的唐诗，令康熙帝眼前一亮，大为喜爱，几次南巡都把它们带在身边。

官窑名品

这套杯 12 件为一套，撇口，圈足，胎轻体薄，色彩清新淡雅，釉面细润洁白。按照一年十二个月分别在杯壁上描绘代表各月的花卉，再配以诗句加以赞美。每只杯腹上的花卉，不但是应时月令花卉，还代指了各月花神，习惯被称为"十二花神杯"。杯底青花双圈内书"大清康熙年制"六字双行楷书款。

杯上的花卉和题诗分别是：一月水仙，"春风弄玉来清昼，夜月凌波上大堤"；二月玉兰，"金英翠萼带春寒，黄色花中有几般"；三月桃花，"风花新社燕，时节旧春农"；四月牡丹，"晓艳远分金掌露，暮香深惹玉堂风"；五月石榴花，"露色珠帘映，香风粉壁遮"；六月荷花，"根是泥中玉，心承露下珠"；七月兰花，"广殿轻香发，高台远吹吟"；八月桂花，"枝生无限月，花满自然秋"；九月菊花，"千载白衣酒，一生青女香"；十月芙蓉，"清香和宿雨，佳色出晴烟"；十一月月季，"不随千种尽，独放一年红"；十二月梅花，"素艳雪凝树，清香风满枝"。每首诗后均有一方形篆书"赏"字印。

十二月令花神纹后世仿烧不断，但均没有超过康熙一朝的工艺。

五彩

釉上彩瓷一种，在斗彩的基础上发展而来，是在烧好的素器上以黄、绿、蓝、红、紫等彩料绘制图案后，再入窑二次焙烧而成。五彩不一定就是五种色彩，三、四、六种亦可，但红彩必不可少，有青花五彩和纯釉上五彩之分。

《雍正耕织图册》

——皇家主演的男耕女织

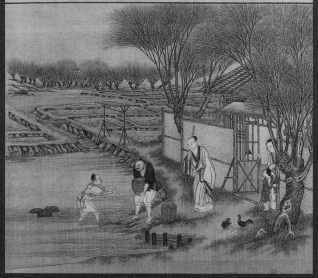

百叔远嘉種
芞苿善埶功
喜雪二月入
香浸一涯中
種稉伙時夌
筍筤此日同
為去荗又秂
占候博阜豐
浸種

耕图一（浸种）

时　　代　清雍正
尺　　寸　每开纵 39.4 厘米，横 32.7 厘米
数　　量　《耕图》23 幅，《织图》23 幅
属　　性　画册
收 藏 地　北京故宫博物院
地　　位　国家一级文物，镇馆之宝

108

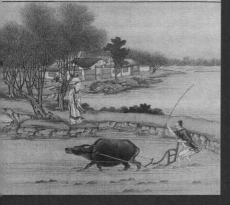

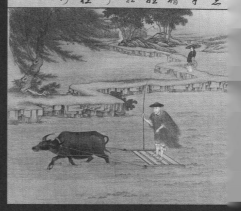

耕图二（耕）　　　　　耕图三（耙耨）

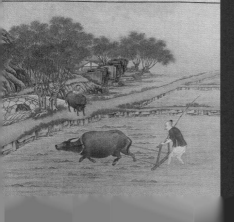

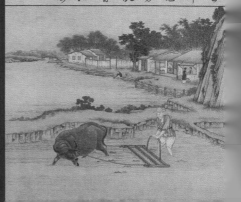

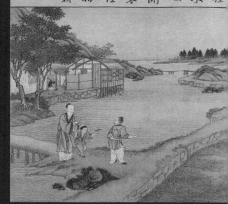

歷畫田間種
攜畏從上來
一溪殊可破
吾意喜秧闲
霑畢深復淺
脛先腰復胲
努明即培載
初秧

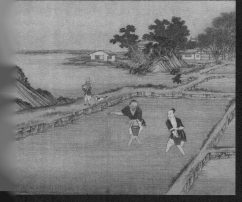

種包的析甲
秧哼先榜筐
澌々和煙流
玢々晨噀香
夸毿簇壹程
惡祷祈豊穰
春氣今年子
行看利水秧
布秧

耕图六（布秧）　　　　　**耕图七（初秧）**

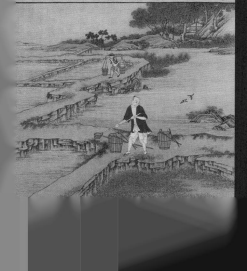

鳥鳴郊誰紛
春洪望樗伐
已見彩秸再
意的濤朧高
澌时爭子佳
諜傈取书接
倩尭麼盾者
從忙日合面
游疲

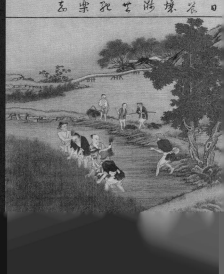

秧田乒吉日
節年場香農
要揺分秀壤
和根浬孫游
爭攜查推芸
從揷佰阡阡
自得為農案
辛勞捃不高
拔秧

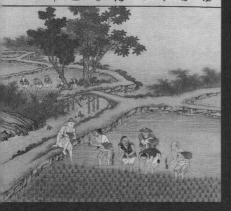

物候孝葭桯
农人戒插田
候第竹煞犭
入坍种子、
幼稚玄年佰
黄梅子熟了
一邻子哼迺
长日愛以年
插秧
耕图十（插秧）

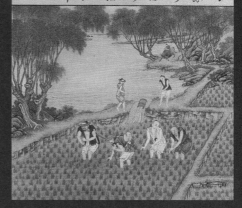

馆面新々长
南风芳々菜
芰夷秀重芳
泡注引彩泺
隐恃怡溪杨
陈生陽憶诓
炊烟动抒石
牧望诗归牛
一耘
耕图十一（一耘）

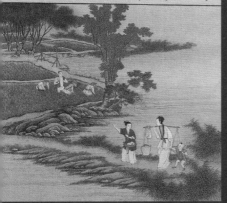

攀々南东子
芳々一再耘
狸首读岂住
耽程去求芻
輕笙黍烟雰
忙祸浸五云
行々忙帕婦
稚子故孝记
二耘
耕图十二（二耘）

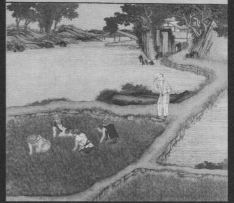

迷陌日南午
踽伤善荛懂
戒农汩劳力
耘事品今坐
娃萃水庹系
佻栖朊望素
萬吐绿翻翻
三耘
耕图十三（三耘）

111

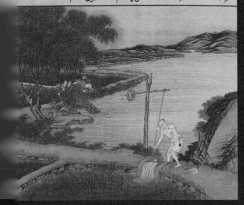

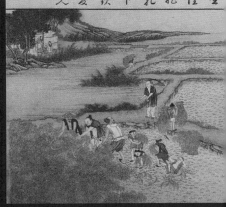

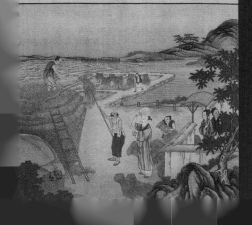

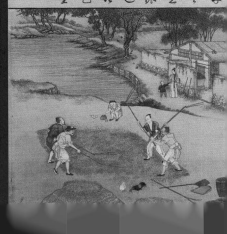

耕图十四（灌溉）　　　　　耕图十五（收刈）

耕图十八（春碓）

墾佰霜風干
崇門冬日多
偓舂遍碓生
枚杯私田影
莹々珠坑白
莹々玉滴寒
火妖不自堂
把搖美塵家
春碓

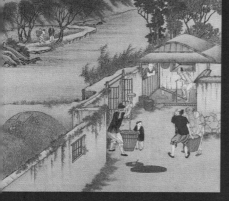

耕图十八（春碓）

耕图十九（簸）

江米軽飛凉
田家无苦心
篩風芋場北
春日更楼陰
館恢竹垳傍
妻学敷布紫
香杭香玉粒
青土搂貢金
簸

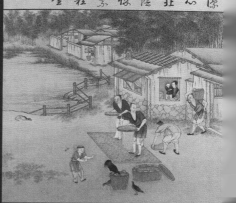

耕图十九（簸）

耕图二十（簸扬）

能来風色好
筥斗入場車
取情簸扬再
不敷糠秕来
我豈肯家宝
粮籍威火号
不是農家妇
溌物帜弗語
簸扬

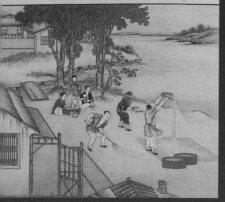

耕图二十（簸扬）

耕图二十一（砻）

地漏霜痕白
枯瓦粒筆苐
郫叔碧子谷
鈴沸弱紫甬
玉皂秀相睭
珠光茂不停
早春謀宝妨
農祖萬胡羹
砻

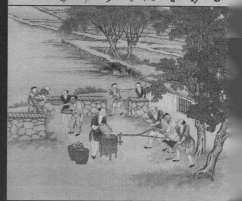

耕图二十一（砻）

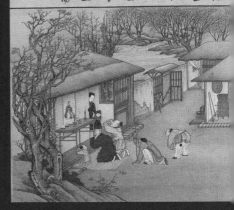

兩暘蒙帝佑
豐絃登農豆
枝賽邨村社
神迎石々亞
酒漿灣碧尊
肴核羞翠壺
双乞年々喜
穰々慰承需

祭神

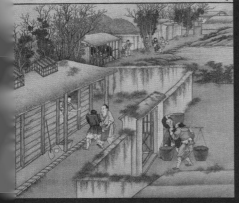

莇為已周歲
蒸善乃々郭
千箱敢奢望
多箱年已悦
始康農有晞
門戶支妻顧
苦念牛牛力
謀傷母雲瀍

入倉

耕圖二十二（入倉）　　　　耕圖二十三（祭神）

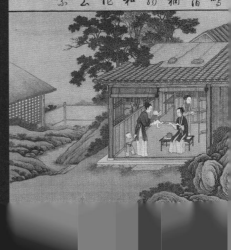

百舌鳥初鳴
再哦蠶生箔
佰條春已細
悦子孫裬鴉
只頁釜日和
耘民喜去汕
婦忙忱不玄
提携搃村泶

二眠

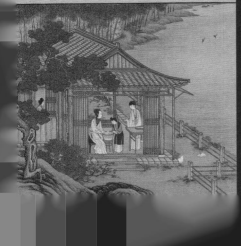

雨生楊柳風
沿洗桃花水
蠢泳泛羕汰
衬潤治蠶子
織々美哭盈
嫘々小香殘
雲蠶玄水絲
幼功浪此虹

浴蠶

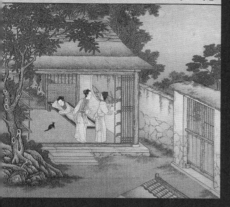

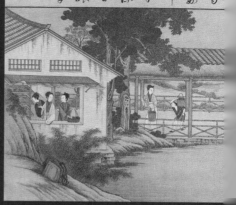

春風孵蠶籰
春雲黎采柘
蠶箔理三眠
悅煌照瓦濃
小姑杼曉煙
娉誰唱曉暝
農事偃東舍
三眠

夕喜空暖句
茶戶蠶采丞
箔上蠶絲稀
枝頭採戎子
不忘春桑你
但覺至含你
誰家紅粉娘
愛芳誰青芋
大起

织图三（三眠）　　　　织图四（大起）

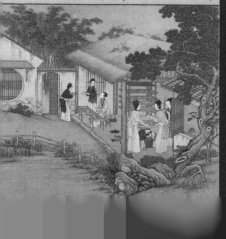

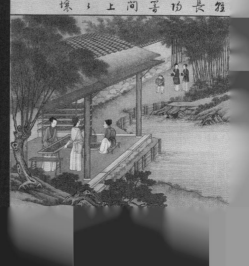

生甡乃有畤
老嫩不使糅
同子妙興婷
糧芳夜雄呈
火香夜尾春
星芒入篝雪
兄弟了東好
怅怅研壹切
起簇

春蠶採風鞋
喜蠶日日長
箔分書初場
茶瀨友絮薯
少姑採親間
翠筐歸惆惆
門寄麥疃疃
貢雲撼青壤
分箔

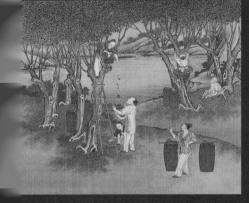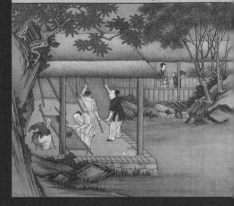
织图七（采桑）　　**织图八（上蔟）**

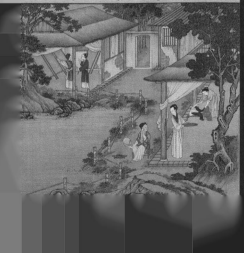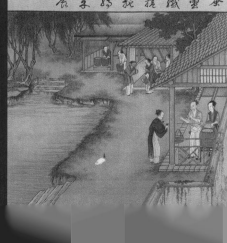

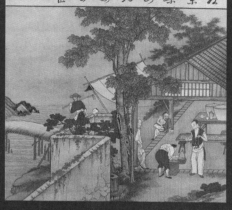

織圖十二（窖繭）

梧竹茂郁庭
未報寫農桑
三喜謀蠶柔
百苗芳妁壽
孫々六稜笑
忙々害蠶摟
苦辛賴三公
永雪滿箱筐
窖繭

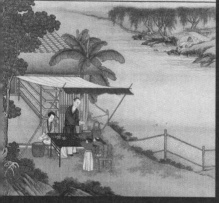

織圖十一（采繭）

似筐尖雪明
采繭筝日上
著字為怨倫
重計作孫績
赤妁理徑窖
吸尤去瘠壯
支竹梅南迢
捕桔溏水游
采繭

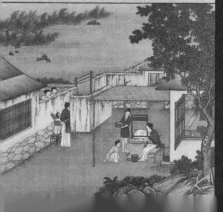

懂分北屋壽
永波淫弯凉
啭車繭捧機
曉釜如綢雪
絲頭入乑長
鉎鬲綜孫娘
軋々子文響
人乃書誠穷
練絲

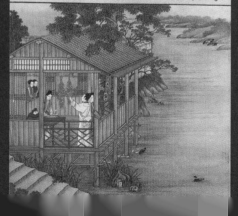

村門適注來
婷妁各忙忙
嬌彩生莹期
棚次鍬粉涇
桔籌已抽青
桑條开兄孫
送悚任丸逅
湯侍呶衾俦
蠶蛾

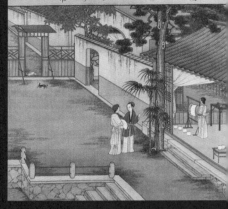

織圖十六（緯）

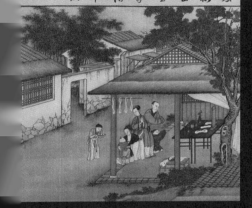

織圖十五（祀神）

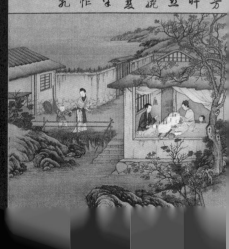

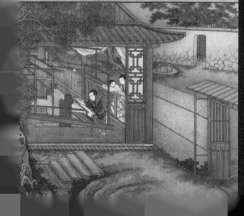

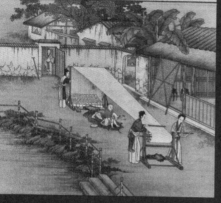

織圖十九（經）

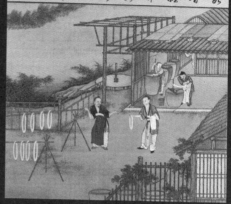

織圖二十（染色）

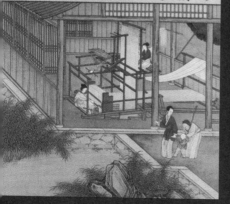

織圖二十一（攀花）

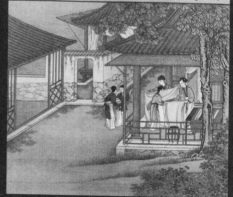

織圖二十二（剪帛）

九月授衣時
縫紉已難後
剪刀利剪裁
楚楚稱宝缝
刀尺悭风空
多貢羞雲滿
帝力興天時
莽蚕坐能緩
裁衣
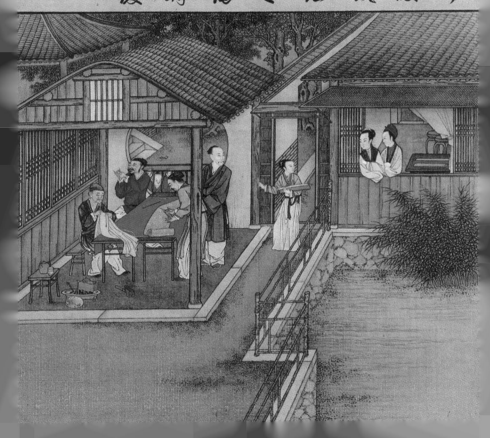

18世纪，资本主义继续席卷整个欧洲，并携上个世纪余风，通过海盗式掠夺、欺诈性贸易、种族奴役等一系列不光彩的手段，为欧洲各主要国家积累了大量资本。启蒙运动的掀起、科学上的突破、工业化时代的来临，深刻改变了人类文明进程。

欧洲，西班牙王位继承战重新奠定了欧洲均势格局。法国不再独霸欧洲，荷兰和西班牙退出了一流强国之列，而普鲁士王国和奥地利踏上强国之路。英国则获利最大，取代荷兰和西班牙成为新的海上殖民帝国的不二选择。波兰被俄罗斯、奥地利和普鲁士三国瓜分完毕，自此从欧洲地图上消失一百多年。

亚洲，江户时代的日本正处于锁国政策之下，但资本主义萌芽的产生从根本上已经动摇了幕府统治的基础。与之相邻的中国，正处于最后一个封建王朝的全盛时期。在"康乾盛世"中，全国人口突破3亿，番薯、玉米等美洲农作物新品种在内地广泛引种，数以亿计的银元流入国内，一个东方大国的气象又一次展现在世界面前……

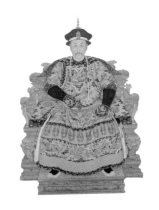

皇家主演的男耕女织

《雍正耕织图册》

农耕之重

中国有着数千年的农耕文明，鉴于农业对于一个国家的重要性，历朝历代统治者都很看重农耕和农时的保障。清朝入主中原后，为了上行下效，就在先农坛旁边划出一块一亩三分地，称之为"演耕田"。每年农历二月，由皇帝率百官来此亲耕，表示普天之下该种五谷了，表明天子心系稼穑，尊重农耕，为天下农夫树立一个榜样。

这个行为自顺治帝身体力行进行亲耕后，由康熙帝变成一种制度固化下来，一直延续到清末。皇帝亲耕之前，要先举行祭祀先农神之礼，之后皇帝换上耕地服，扶犁举鞭往返犁地三次，之后就是各王公大臣们下田耕种。

为劝民勤务农，喜农桑，《耕织图》也应运而生。最早是南宋绍兴年间由画家楼璹（shú）所绘的《耕织图》，内有耕图 21 幅，织图 24 幅，反映了江南农业情况，每图皆配有八句五言诗。此图册一问世便受到广泛关注，它们出现在南宋各府、州、县的衙门墙壁上，方便官民观看，了解耕织过程和细节。此后，历代帝王为教育皇子大臣们重视农桑、体恤子民，均以皇室名义摹绘或修订耕织图，尤以清朝为盛。

从南宋至清末，《耕织图》版本众多，美国、英国、日本、朝鲜等国均有多种临摹本珍藏。

▐ 雍 正 之 心

康熙帝重视农耕在清朝皇帝中是不多见的，他强调"以农为本"的国策，禁止贵族圈地，不仅自己去先农坛亲耕，还多次派人祭祀先农神以求风调雨顺，百姓安居。史书记载，1702 年为了解农情，他曾亲自下田犁了一亩地，当时围观百姓有上万人，陪同的官员事后还专门为此勒石纪念。

康熙帝晚年，诸皇子夺储风波越演越烈，当时还是雍亲王的雍正帝是皇四子。他心思缜密，性格深沉，深知父皇的喜好和逆鳞所在，平日里韬光养晦，诚孝长辈，专心事务，表现出对争储之事丝毫不想参与的态度。他知道康熙帝一生重视农耕，就投其所好，特命宫廷画师花费数年时间，以自己和福晋为主角，精心绘制了一套46幅的《耕织图》进献给父皇。每幅画上都有雍正亲笔题写的五言律诗，并盖有"雍亲王宝"和"破尘居士"两方印章，字秀画雅，还巧妙地渲染了自己居事不争、无意储君的心思。

可以想见，康熙帝收到此图册后宽慰和宠溺的表情。

《雍正耕织图》

《雍正耕织图》是以康熙年间刻版印制的《耕织图》为蓝本，耕图与织图各23幅。该套图册人物是当时的雍亲王胤禛和他的福晋、侧福晋，生动形象地再现了农桑生产的全过程和男耕女织的美妙田园景象。

《耕图》中展示的场景依次是：浸种（促发芽）、耕、耙耨（pá nòu，整田除草）、耖（chào，弄细土块）、碌碡（liù zhou，平地）、布秧、初秧、淤荫（灌排水）、拔秧、插秧、一耘、二耘、三耘、灌溉、收刈（yì）、登场、持穗、舂碓（chōng duì）、簸（同帘，筛滤杂质）、簸扬、砻（lóng，去稻壳）、入仓、祭神23个不同阶段的活动。

《织图》展示的场景依次是：浴蚕、二眠、三眠、大起、捉绩、分箔、采桑、上簇、炙箔、下簇、采茧、窖（jiào）茧、练丝、蚕蛾、祀神、纬、织、络丝、经、染色、攀花、剪帛、裁衣23个阶段。

画册用笔精致，用色典雅，在表现劳动者辛勤耕劳的同时，也注重了对田园风光的描绘，使观者在山水田舍、稚童嬉戏间感受到一种丰衣足食、安居乐业的喜悦之情。

雍正如愿登基称帝后，也确实没有忘记父皇的苦心，在位13年，去先农坛亲耕12次，用实际行动体现了敬重农神、以农为本。

《耕织图》

中国最早完整记录男耕女织的画卷，被称为"世界首部农业科普画册"，是中国古代为劝课农桑而采用绘图形式翔实记录耕作与蚕织的系列图谱，起到了普及农业生产知识、推广耕作技术的作用，本身也成为珍贵的艺术瑰宝。

《雍正十二月行乐图》

——圆明园里的皇家生活

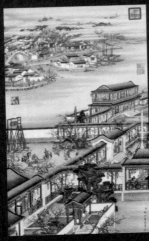

正月观灯

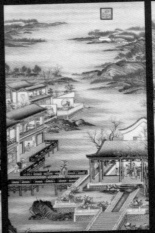

二月踏青

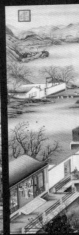

三月

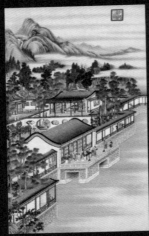

七月乞巧

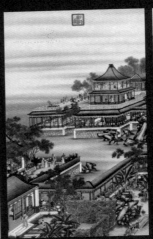

八月赏月

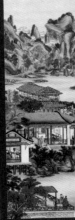

九月

时　代	清雍正	
尺　寸	纵 188.2 厘米，横 102.2 厘米	
属　性	绢本设色，人物画	
收藏地	北京故宫博物院	
地　位	国家一级文物	

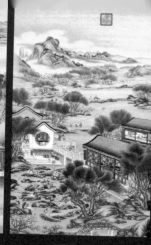

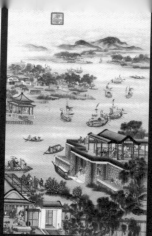

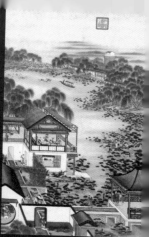

四月流觞　　　　　　五月竞舟　　　　　　六月纳凉

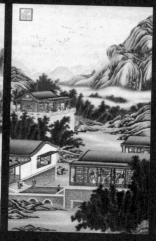

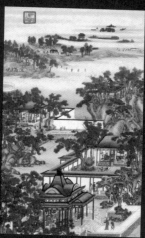

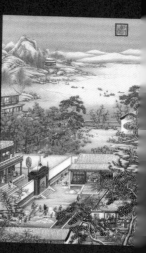

十月画像　　　　　　十一月参禅　　　　　腊月赏雪

1724 年，登基一年后的雍正帝胤禛正式开启了自己的原府邸圆明园扩建工程。圆明园原由康熙帝时修建，1707 年赐给当时还是雍亲王的儿子胤禛居住。胤禛知道父皇酷爱牡丹，就在府邸中精心种植了很多牡丹，春末夏初牡丹怒放时，就请父皇前来观赏。1722 年，正是在后湖东岸的牡丹台，子孙众多的康熙帝第一次看到了 12 岁的孙子弘历（乾隆帝）。他异常喜爱这个聪明伶俐又落落大方的小皇孙，后来就时常带在身边，悉心教导。主宰中国命运长达 130 余年的康雍乾三朝天子的这次聚会，成就了中国历史上的一段佳话。

这次相聚也成了胤禛一生的深刻记忆，令他念念不忘。登基第二年，他就急令内务府大规模扩建圆明园，并亲自设计和审定方案中的每个细节，督促工期不得延误，否则就议罪惩处。扩建后的圆明园总面积等于 8.5 个紫禁城，连绵 10 千米，由圆明园、绮春园和长春园组成，不但有多个江南名园胜景，还创造性地移植了西方园林建筑，集当时中外造园艺术之大成……

圆明园里的皇家生活

雍正帝的圆明园情结

"圆明园"三字为康熙帝亲笔所题，赐给四子胤禛时，当时的雍亲王还拥有"圆明"的法号。但登基之后，雍正帝是这么解释的：圆而入神，君子之时中也；明而普照，达人之睿智也。"圆"是指个人品德圆满无缺，超越常人；"明"是指政治业绩明光普照，完美明智。

康熙帝当年是否别有用心，已经无从知晓，但雍正帝对于圆明园的喜爱却铭刻史料。他从扩建圆明园时，就考虑到了自己在这里长期办公的岁月，他将中轴线向南延伸，在赐园的南面修建宫廷区，严格仿照紫禁城中轴对称的形式，正大光明殿、勤政殿及内阁、六部、军机处等各衙门的值房，都一一明晰安置。

据清朝皇帝的起居注册相关文献记载，怕炎热的雍正帝一年 12 个月中，大约有 10 个月时间都住在凉爽的圆明园内，仅逢郊祀斋戒、临朝听政等大典时才回宫，冬季则住在紫禁城，直到 1735 年 10 月 8 日，他白天处理政务，晚上子时（23 时至 1 时）突然死于圆明园九州清晏寝宫。

乾隆帝继位后，也非常喜欢圆明园，续扩的圆明园在强大的国力支持下，变成了汇聚中华文明精粹的"万园之园"。康雍乾三代帝王的独宠，让圆明园且不论建筑用料之精，艺术成就之高，单里面收藏的文物据不完全统计就达 150 万件之多。然而，1860 年和 1900 年，在它先后经历了英法联军和八国联军的洗劫后，我们现在能看到的就仅剩残垣断壁……

E 圆明园里的雍正

清代宫廷画家所绘的《雍正十二月行乐图》，由 12 张图组成，表现了雍正帝在圆明园中生活，与家人共享天伦的情景。12 张图按春、夏、秋、冬四季 12 个月的顺序排列，分别为"正月观灯""二月踏青""三

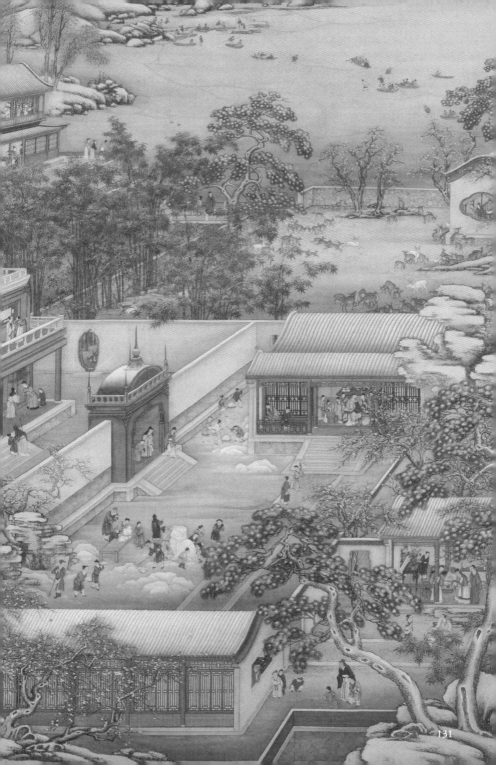

月赏桃""四月流觞""五月竞舟""六月纳凉""七月乞巧""八月赏月""九月赏菊""十月画像""十一月参禅""腊月赏雪"。

从1725年夏季圆明园兴修一新之后，雍正帝就时常在园中居住和办公，他明谕百官"每日办理政事与宫中无异"。每年正月，雍正帝会在圆明园西南隅的"山高水长"处设宴招待外藩王公，欣赏烟火表演；二月，在九洲景区后湖的"杏花春馆"踏青休闲；三月，在万方安和之北的"武陵春色"赏娇艳的桃花；四月，在福海水面以北的"四宜书屋"，大人们流觞赋诗，孩子们放飞风筝；五月，在福海东岸南部的"接秀山房"，看龙舟庆端午；六月，在福海西岸，漫步九孔桥赏"曲院风荷"；七月，在廓然大公之西的"西峰秀色"坐看瀑布，悠赏玉兰；八月，在福海西南岸的"澡身浴德"读书赏月；九月，在九洲景区后湖北岸的"上下天光"倚湖赏菊；十月，在汇芳书院东南的"濂溪乐处"望山乐水，展卷泼墨；十一月，在汇芳书院南面的"日天琳宇"中，静坐佛堂，潜心修禅；十二月，瑞雪天降，在福海东南隅的"别有洞天"中陪家人赏梅，看孩子嬉雪。

整个画面以山水楼阁为主，建筑描绘细腻，其中既有中式园林建筑，又有西式亭台楼阁，更有中西合璧者，显示出不同节令风俗下帝王家的生活场景。

E 版本之别

目前留存下来的《雍正十二月行乐图》共有三个版本。第一种是北京故宫博物院所藏的绢本，无款识印的清宫版本《雍正十二月行乐图》（简称《行乐图》）；第二种是现在台北"故宫博物院"所藏的带乾隆款识的清院本《十二月令图》（简称《月令图》）；第三种是北京故宫博物院所藏的乾隆年间郎世宁所临摹清佚名版的《雍正十二月行乐图》，基本都一致，只在《九月赏菊》中，郎世宁把所有的菊花改画成了树木。

雍正帝

爱新觉罗·胤禛（1678年—1735年），清世宗，年号雍正，康熙第四子，生于紫禁城永和宫。在位期间，勤于政事，主政改革，设立秘密立储制度。死后传位四子弘历，即乾隆帝。

《百骏图》

——中西合璧下的自由天地

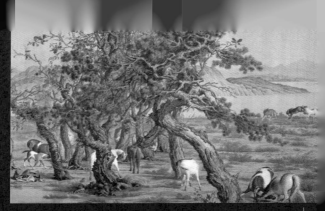

几棵盘根虬枝的古松间，一大群不同花色的骏马或立，或卧，或昂首，或低头，还有几匹在追逐打闹。

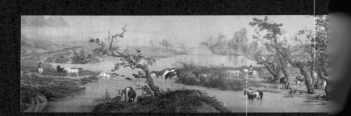

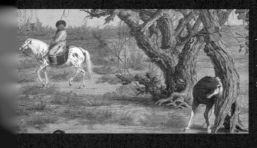

一匹马正在古松上蹭痒，引得一牧人正扭头观看。

时　代	清雍正	
尺　寸	纵 94.5 厘米，横 776.2 厘米	
属　性	绢本设色，长卷	
收藏地	台北"故宫博物院"	
地　位	中国十大传世名画之一	

牧马人搭建的简易白色帐篷外，有三个身穿满族服装的牧人在帐篷前，二人倦怠地坐卧，还有一人双手拄着套马杆立在那里，看着不远处的马匹。

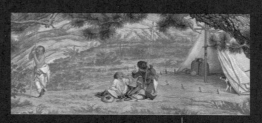

草木丛生中，一牧马人正用套杆套一匹跑远的马，另一牧马人则在赶拢跑散的八九匹小马驹。

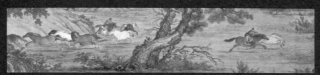

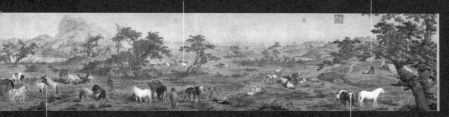

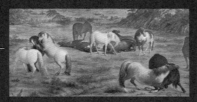

草地上，一群肥瘦不一的马匹各自在觅食、躺卧、翻滚嬉闹。

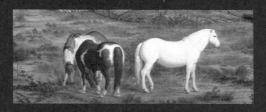

一匹浑身滚圆的白马悠然而立，旁边的两匹花马在低头啃草。

1715 年 11 月，当 27 岁的郎世宁终于见到大清帝国的最高掌权者康熙皇帝时，被这位 61 岁老人的博学和才识所镇服。他对科学和艺术所知甚多，性格坚毅，目光极具穿透力。当郎世宁收起自己的油画，试图劝服这位老人信仰天主教时，老人和蔼地表达了自己的观点：在中国的正统思想里，西方教义的这一套根本是行不通也不会被重视的，他认可郎世宁并愿意让他留下来，是看中了他身上的艺术才华而非其他。

"万物是各得其所的，不要强求。"这位睿智的老人这样告诉他，并笑着反问他，"你怎么总是想着尚未进入的未来世界如何，而对现实生活的世界不关心呢？"谈笑之后，郎世宁成了一名宫廷画师，每日清晨从京城东华门附近的住处步行进宫，七时准时向宫门禁卫报到。

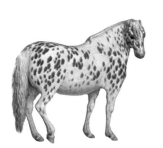

中西合璧下的自由天地

《百骏图》——

不务正业的画师

郎世宁（1688 年—1766 年）原名朱塞佩·伽斯底里奥内，生于意大利米兰，1715 年以天主教耶稣会修道士的身份来到中国，随后就转换成宫廷画师，在中国生活了 50 多年，见证了大清帝国最辉煌的盛世。

为适应国情，郎世宁给自己起了一个符合中国儒学的名字。他经澳门到广州，又从广州到北京，顺利成为如意馆的职业画师，用自己的画笔记录了康乾盛世里的很多重大历史事件。

他为康熙朝、雍正朝、乾隆朝的皇帝及其后妃们都画过像，并被允许带了 13 位徒弟。圆明园扩建时，他

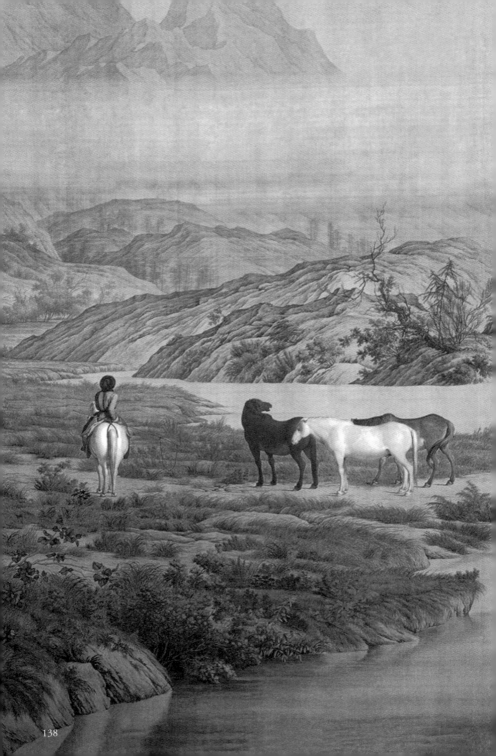

还成为西洋楼的设计者之一，甚至一度掌管了皇家园林里的事务。乾隆帝登基后，很喜欢郎世宁，每次奖赏宫廷画家都不会落了郎世宁，就连他冒险向乾隆传递天主教会请求能自由传教的奏折时，乾隆帝就算不悦，也并没有责备他。1766 年，78 岁高龄的郎世宁因病在北京逝世，乾隆帝赐他正二品侍郎衔，并拨银治丧，将其安葬于京西阜成门外的葡萄牙墓地中。

郎世宁墓现位于北京西城区车公庄大街 6 号（北营房北街马尾沟教堂）北京行政学院内的欧洲传教士墓地内（即利玛窦和外国传教士墓地，又名滕公栅栏墓地）。

中西技法的融合

中国画历来讲究意境，绘画时不受地点和视域的限制，依据表现需要移动观察点，因此不但能表现出"咫尺千尺"的辽阔境界，也能自如地绘出数十米，甚至上百米的长卷。这种表现方法被称为"散点透视法"。

随着国外画家进入中国宫廷担任画师，西方的绘画技法也传入中国。在西方绘画中，要将视角固定在一个位置上，通过近大远小的关系来准确描述不同距离的形象，表现出光影的自然变化和物体真实的立体状貌。这种表现方法被称为"焦点透视法"。雍正年间年希尧出版的《视学》中，曾介绍了西画这种画法，这得益于郎世宁的帮助。

郎世宁在自己擅长的西画基础上，大胆借鉴了中国画的技法，创造了一种前所未有的新画法：写实逼真，晕染精准，色彩明暗有度，凹凸立体感分明。这种焕然一新的笔墨之趣，让看惯了中国传统绘画的皇帝和大臣们眼前一亮，极大地影响了康熙朝后的清代宫廷绘画和审美趣味。

《百骏图》

《百骏图》是郎世宁奉旨在雍正二年（1724年）创作，历时四年完成的一幅长卷画。画卷描绘了在悠闲广阔的山水之间，7位牧马人放牧100匹骏马的场景。控制马群的牧马人仅点缀在画卷中的林间，整幅画面的主视线全留给了形态各异的骏马。马群或三五匹成群，或十余匹一群，或独自觅食，或欢快地撕咬在一起嬉闹，或亲昵地依偎在一起交颈缠绵，或慵懒地卧在地上小憩。它们色彩不一，质感十足，或立，或奔，或跪，或卧，与大自然呈现出一种极为和谐的关系。

在虚实相间中，显现的马匹、人物、树木和土坡均使用了西洋焦点透视法，凸显了光影的变化，增加了绘物的立体感；而辅助的松针、树皮、草叶等物，则用中国传统画技艺进行墨线勾勒和皴擦，在极度写实的基础上透着一种精致气息，又不失空旷深远的意境。画幅的左下角署有：雍正六年岁次戊申仲春，臣郎世宁恭画。

这卷画幅完成之后，乾隆时入《石渠宝笈·初编》，清末被珍藏于圆明园，后来被运到台湾地区，收藏于台北"故宫博物院"。

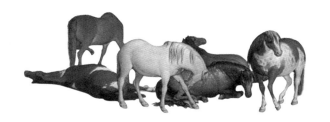

西画东渐

指的是西方绘画技法及其理论思想向中国传播的历史过程，通常是指在明末清初时期以及20世纪初期，欧洲等地绘画（主要是油画）技法和理论思想的传入。

《姑苏繁华图》

——江南好，风景旧曾谙

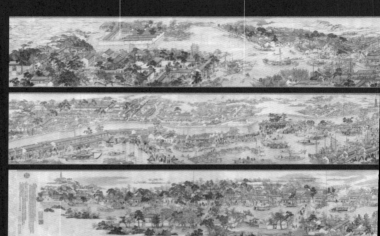

三面环水的官宦人家的多进院落及悠适生活日常。

清风徐来，水波荡漾的天气适合郊游。

虎丘山顶高高屹立的虎丘塔是苏州的标志。在卷尾徐扬用题跋讲述了苏州的繁华及身逢盛世的荣幸，很好地逢迎了圣心。

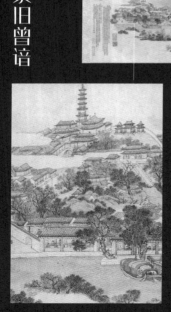

时　　代	清乾隆
尺　　寸	纵 35.8 厘米，横 1225 厘米
属　　性	纸本设色，风俗画
收 藏 地	辽宁省博物馆
地　　位	国家一级文物、镇馆之宝

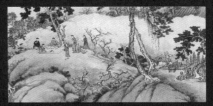

官场闲暇约三五好友，于林中草地聚会野餐，吟诗作画。

"五福五代堂古稀天子宝""八徵耄念之宝""太上皇帝之宝"分别是乾隆帝70岁、80岁和85岁后启用的印章。

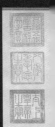

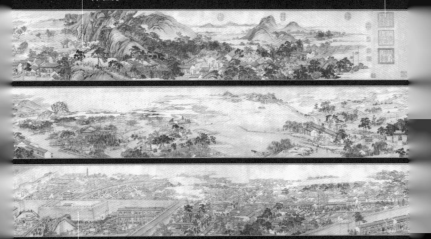

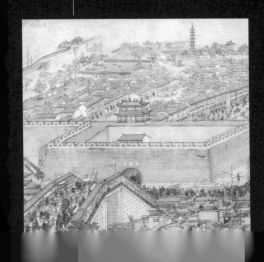

阊门一带，明清时为全苏州最繁盛的商业街区。十里长街，万商云集，各行各业应有尽有，各省会馆纷列。"阊门"由此成为当时苏州的代名词。

18 世纪中后期，欧洲对于世界其他地区的明显优势已经形成，为更方便贸易和攫取财富，殖民据点在持续增加。但在注重"稳定"与"和谐"的表面之下，民主思潮的蓬勃生机，点燃了一些国家的革命之火。

英国以哈格里夫斯的"珍妮纺纱机"为标志，开启了全球化工业革命的浪潮，并以瓦特的蒸汽机发明和应用为里程碑，初步确立了资本主义的世界体系。美洲大陆上，"波士顿倾茶事件"拉开了影响深远的美国独立战争的序幕，并最终创造了世界上第一个联邦总统制共和制国家，在大英帝国遍布全球的殖民体系上撕开了一个口子。在法国，路易十六怎么也没想到，一场增税的三级会议最后竟葬送了自己的王位和家族性命，让皇权统治意外结束；随之而来的革命党人的专政为"拿破仑时代"奉上了过渡的台阶。

西方资本主义的熊熊之火并没有燃烧到东方，这一时期的亚洲国家封建专制统治反而得到加强。在中国，大清帝国正处于掌权时间最长、最长寿的乾隆帝执政时期，他的闭关锁国政策让正处于近代前夜的中国，逐渐拉大了与西方的差距。

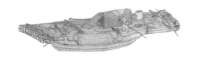

江南好，风景旧曾谙

《姑苏繁华图》——

░ 心心念念的风情姑苏

姑苏，是今苏州的古称。自隋唐起，位于东南沿海水陆交通要冲的苏州就凭借江南经济的迅速发展，成为重镇，明清两代，更是成为中国的经济、文化中心。清朝前期，东南的财政赋税以苏州最重，东南的水利以苏州最为重要，东南的文人名士亦以苏州最为显著。

当时的苏州，国内所产的各种珍奇特产、外洋货物和货币、丝绸生产销售、刻印书、精巧首饰加工……无一不有。这里人文荟萃，物产丰饶，商人云集，车马不息。苏州吸引了所有人的目光，带动了周围地区的风向变化，是大清帝国人口最多、最雅致、最时尚也最繁华的城市。

为体察民情，康熙帝在位时曾六次巡游江南。乾隆帝登基后，也效仿祖父六下江南，每次南巡必在苏州逗留。从秀山到灵水，从香茗到美食，从佳物到精衣，无一不令回宫后的乾隆帝心心念念，百看不厌。以至于，现在的苏州当地，还流传有很多跟乾隆帝相关的传说。

毛遂自荐的徐扬

徐扬（1712年—？），字云亭，苏州人，家住阊门专诸巷。他精于绘画，擅画人物、界画和花鸟草虫等，乾隆十六年（1751年），因向当时南巡苏州的乾隆帝献画而受赏识，得以供奉如意馆。两年后，徐扬被钦赐为举人，授内阁中书，掌撰拟、记载、翻译、缮写之职。

在如意馆里，徐扬受当时的西方画家艾启蒙和贺清泰的影响，利用西画透视技巧融合传统画法，在画面处理上愈发精当，细节的刻画更趋写实。

乾隆帝虽然多次巡视江南，但是对于苏州这座城市的思念却一点也没减轻，世居苏州又参加过苏州府志编绘的徐扬，自然透彻地领会了圣意。乾隆帝第二次南巡后，为满足皇帝能随时看到苏州的繁华和美丽，徐扬调动了自己全部的记忆和技法，于1759年画成

《姑苏繁华图》（又名《盛世滋生图》），进献给乾隆帝。

⬛ 盛世里的苏州

　　《姑苏繁华图》画面自苏州西南的灵岩山起，沿着木渎镇向东，越横山，渡石湖，进入苏州城；再经葑（fēng）、盘、胥三门出阊门，转入山塘街，至虎丘山止。由乡入城，绵延数十里，重点描绘了山前村、苏州镇和山塘街的景物，细致描绘了江南水乡的田园村舍、阊胥城墙、古渡行舟、官衙商肆和社会风情，逼真再现了乾隆盛世下苏州城高度文明和繁华的景况。

　　在这幅以散点透视技法描绘的全景式构图画卷中，人物共出现有1.2万余人，房屋建筑2100多座，桥梁50余座，客货船400余只，各种商号招牌260多块，涉及行业50多种。其中仅棉花和棉布业就23家，粮食业16家，丝绸店铺14家，衣帽类14家，医药业13家等。此外，还有社戏唱曲10余处，婚礼习俗2场，苏州文人读书和应考场景及园林胜景多处。也因此，《姑苏繁华图》被后世认为是对260多年前乾隆盛世的最直接描绘，是研究清代苏州的百科全书。

　　此图完成后一直被收藏在御书房，曾被《石渠宝笈续编》收录。20世纪初被溥仪带出皇宫，此后流落民间，直到1948年被东北文物保管委员会收回，现藏于辽宁省博物馆（原东北博物馆）。

E 钤印里的热情

在《姑苏繁华图》上，可以看到17方钤印章。除"东北博物馆珍藏之印"外，剩余的16方全为皇帝御览之章，这里面仅乾隆帝一个人的鉴赏用章就占了12方。这些钤印显示了此画从呈献后一直到晚年，乾隆帝对它的异常喜爱之情，它不停地被打开反复欣赏和观摩，直到他带着对江南所有美好的回忆逝世。

钤印

俗称盖印章，是中国古代官方文件或书画、书籍上面的印章符号，表明所属者对加盖印章之物的拥有权、使用权或认可。钤印分朱文印和白文印两种，以书画钤印最具特色，有个人名章、闲章和鉴藏章三种。

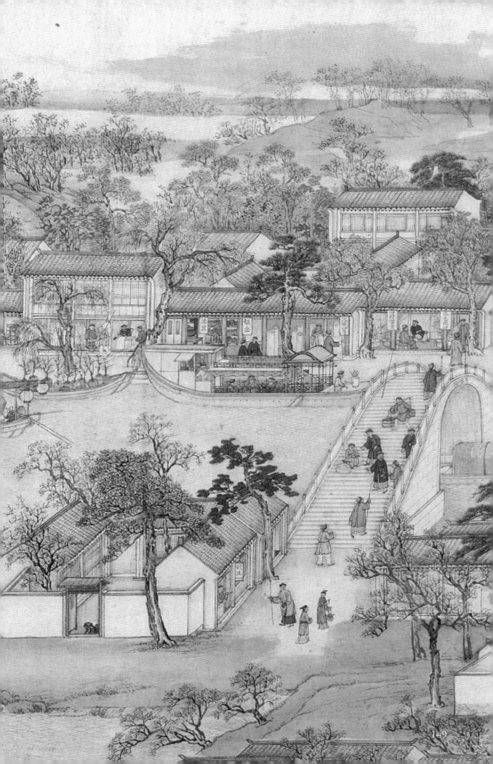

金瓯永固杯

——江山永固的家国情怀

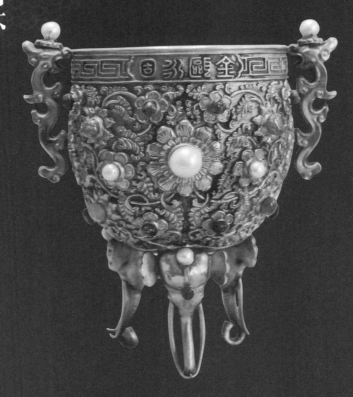

时　　代	清乾隆
尺　　寸	高 12.5 厘米，口径 8 厘米
属　　性	酒器
收 藏 地	北京故宫博物院
地　　位	国家一级文物，镇馆之宝

又到了一年一度的除夕夜，清高宗乾隆爱新觉罗·弘历穿着明黄色的龙袍静静地坐着，沉默地等着子时（23：00—1：00）的到来。尽管他已经做过很多次随后的事情，但仍然不敢有丝毫的马虎。陪伴在身边的太监、宫女和侍卫们也都敛声收息，恭敬有加，不敢发出一丁点儿声响。

当西洋钟的报时准时响起时，乾隆帝站起身来，神色严肃地大踏步来到养心殿内，在东暖阁西头南面临窗的地方，是他给自己改造的小屋，亲题"明窗"匾额，新年元旦的开笔仪式就在这里举行。

大清帝国最奢华、最尊贵的酒杯正稳稳地站在紫檀长案上，正安静地等待着自己的使命。乾隆帝看着驱邪岁酒屠苏酒缓缓地注入"金瓯永固"杯，脸上不知不觉挂上了一丝轻柔笑容。点燃起"玉烛长调"蜡烛，在跃动的光亮中，大清帝国最尊贵的人提起毛笔，挥毫写下了心中早已经想好的祈求江山社稷平安永固的吉语……

金瓯永固杯——

江山永固的
家国情怀

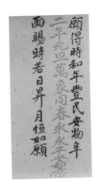

願得時和年豐民安物阜
二年元旦萬象同春永永
雨暘時若日昇月恒如願

⯀ 元旦开笔

　　清代帝王"元旦开笔"这个习俗始于雍正年间，以后的历代帝王都仿效，这一习俗已经成为皇帝的新春固定活动之一，乾隆帝在位 60 年间从未间断。

　　每年大年初一的子刻时分，清帝都会到窗纸通明的养心殿东暖阁，研墨开笔。喜好书法的乾隆帝御题"明窗"两字，取"明目达聪"之意。仪式开始之前，太监们就会事先准备好三样东西："玉烛长调"烛台，管端刻有"万年青"、笔身刻有"万年枝"的御笔及奢华逼人的金瓯永固杯。

"金瓯永固"杯制成后，成为清帝每年元旦举行开笔仪式时的专用酒杯，平时由内务府仔细收藏。吉字书写时，也有讲究，先用红笔在黄纸上写，再用墨笔在红纸上写；或者在黄纸上先用红笔书中行，再用墨笔书左右两行。写好的吉字由专门的黄匣封存，不许任何人拆看。

从后世人开封解读这些吉字来看，清帝的祈愿除了惯常的为国为民祝福外，还有很多反映其执政理念和对朝中大事的期望。如雍正帝继位后前6年，年年元旦开笔都会祈求宫中安宁稳定；乾隆帝继位后前几年面对老臣，则渴求多出现能为自己所用的人才。但是，从1760年，乾隆二十五年起，祈愿的内容便几乎固定不变了，而且越传承越固化，嘉庆帝就曾照抄老爹吉字25年。"金瓯永固"渐渐失去了它的政治价值和意义，直到同治年间，慈禧太后拆除明窗，将养心殿东暖阁作为她的垂帘听政之所。

金瓯永固

关于金瓯（ōu），最早的说法来源于《南史·朱异传》，梁武帝夸口："我国家犹若金瓯，无一伤缺。"

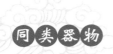

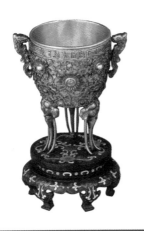

金瓯永固杯
（铜质，英国伦敦华莱士博物馆藏）

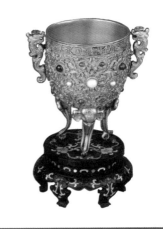

金瓯永固杯
（金质，英国伦敦华莱士博物馆藏）

结果不久就发生了"侯景之乱"，不但梁王朝由此土崩瓦解，整个南朝也因此备受折磨。后来，人们便用"金瓯"比喻国家疆土完整，"金瓯永固"用来寓意国土永保、江山万代。

在乾隆帝的监督下，清内务府一共制作了4件金瓯永固杯，时间分别是1739年（乾隆四年，1件），1740年（乾隆五年，2件）和1797年（嘉庆二年，1件）。目前，中国北京故宫博物院和台湾"故宫博物院"各收藏1件金质的，英国伦敦华莱士博物馆收藏2件（铜质鎏金和金质各1件）。

对于金瓯永固杯的制作，乾隆帝要求非常高，不但各种镶嵌珍宝要高质量，每次制作之前都得先呈图样审定，不满意就反复修改，直到最后遂了乾隆帝心意，才能下发内务府制作。

国泰民安的最高敬意

以点翠和花丝镶嵌工艺制作而成的金瓯永固杯，鼎式，圆口，下承三象首足，象牙长卷，卷鼻触地，象首和象鼻处各嵌珍珠和红宝石一颗。杯口沿一面中部錾篆书"金瓯永固"，一面錾"乾隆年制"四字款，以回纹间隔；两侧以奔腾向上的夔龙为双耳，龙头顶一朵宝相花，上各嵌珍珠一颗。杯身外壁满錾宝相花，花蕊镶珍珠及红、蓝宝石和粉色碧玺。

目前散落在世界各地的4件金瓯永固杯除了在材质上有所区别外，装饰并无大不同。从寓意来看，杯体呈鼎形，鼎代表了社稷江山，象征着国家基业稳固；神兽夔龙，象征王权和神权；宝相花，是佛教圣物，有吉祥、美满之意；灵兽大象，稳重温和，又谐音"祥"有祥瑞之兆，寓意天下太平，五谷丰登；装饰的各种珍宝，则代表了财富和各种美好寓意。

兵部火票

——官方最早的快递

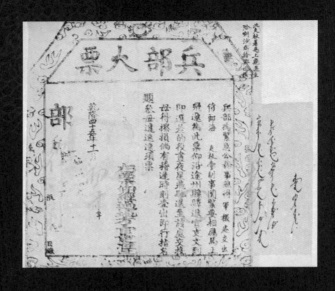

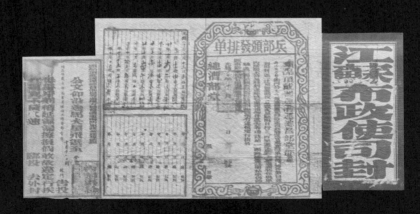

时　　代　清朝

属　　性　凭证驿邮

收藏地　中国国家博物馆

邮驿制度在清代达到了集前朝历代的大成之相。兵部车驾司掌管了遍布全国大大小小的近 2000 个驿站，1.4 万余个递铺。除此之外，还有靠这个庞大系统维持生存的 7 万多名驿夫和 4 万多名铺兵。

为有效管理，车驾司将负责传递公文的"邮"和负责提供交通工具和住宿的"驿"合而为一，下设了驿传、脚力、马政、马档、递送等科，分办各项事务，并制定了完备的制度和严密的管理条令，驰驿人员严禁骚扰驿站。

在这个庞大体系中，直属中央兵部领导的官员只有 7 人，他们主管全国驿道和驿站，各省的地方驿路归本省按察使（相当于现在的公检法最高领导，古时集权于一身）管理，州、县一级的驿路则由各州、县官员兼管，偏远或重要之地的驿路则由驿丞负责。

兵部火票 ——

官方最早的快递

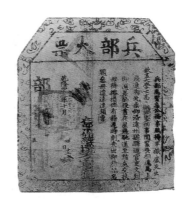

⊟ 最早的快递

明时凡兵丁至各地传达命令时，皆携火牌一面，凭此可以向各驿站支领口粮。后来刊印成票，就成为清代火票。关外将军使用的称"将军火票"，兵部使用的称"兵部火票"。

有时，外地达京师及京师达外地相互传递的火票上，会粘贴连排单，排单内注明每日递里数，沿途各驿依限驰送相关内容。如有延误，上司会依据排单上的记录追究相关人员责任。火票之上，有显示"马上飞递"的需要日行三百里，紧急公文也会标明四百里、五百里，甚至六百里字样，换算成现在的里程，六百里相当于一天要在马背上颠簸 300 千米。

E 兵部火票

　　火票的使用有着严格的规定，只有遇到重要军情和紧急公文时，总督、将军、都统、副都统等军事长官和京城兵部才可使用火票。火票在公文传递中主要起到三个作用：一是证明驿兵身份；二是注明到达日期；三是方便核查每一站传递是否按时。

　　现藏于中国国家博物馆的这张火票为乾隆四十五年（1780 年）十一月初十签发的，交付人为侍郎海，右上角有"此夹板著马上飞递至哈喇沙尔，给与毋误"，上面贴有满文贴签。

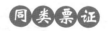

同类票证

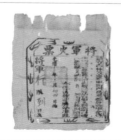

光绪三十三年将军火票

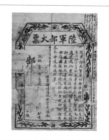

宣统二年陆军部火票

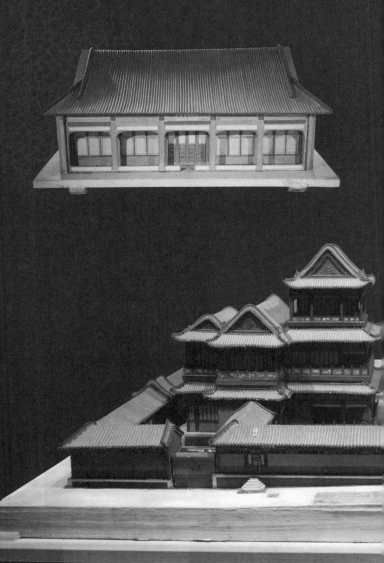

『样式雷』烫样

——一家样式雷，半部建筑史

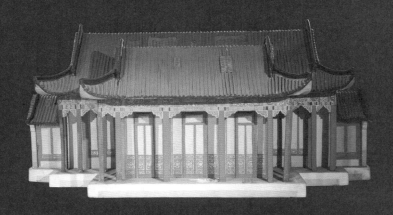

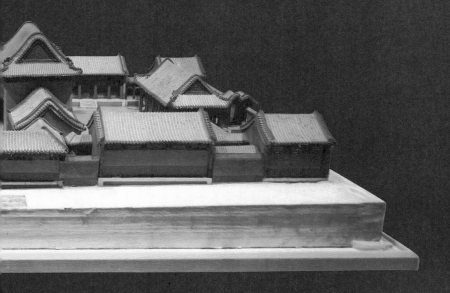

时　　代　清朝

收　藏　地　北京故宫博物院、中国国家图书馆、第一历史档案馆

地　　位　建筑图档为"世界记忆遗产"之一

1683 年，为修建皇家园林，政府从全国招募优秀的土木工匠，一名来自今江西永修县的雷姓青年因为工艺出众，同堂弟一起被招入京师参与营造宫殿工作。这个叫雷发达的青年进京后，被分配到了修缮太和殿的工地上。

传说，太和殿安放大梁之日，康熙帝率文武百官亲临观看，以示重视。谁承想，不知道是因为紧张还是没考虑好尺寸，这根大梁无论如何摆放也没办法严丝合缝。

眼看着康熙帝的脸色越来越沉，在场的工部官员们心急如焚，这要是误了上梁吉时，大家都性命难保。机灵的人连忙寻来了雷发达，又找来一套七品官服让他换上（按规定，只有七品以上官职之人才可以做此事）。只见雷发达袖斧从容攀上高梁，高扬斧头，众人只听"笃、笃、笃"三声过后，大梁稳稳落下。霎时，鼓乐齐鸣，在场所有人都长出一口气，山呼"万岁"。康熙帝见他沉着救场，心中甚喜，当即封雷发达为工部营造所长班（七品官）。

自此后，历史拉开了中国建筑史上雷氏家族辉煌的序幕，也留下了"上有鲁班，下有长班，紫微照令，金殿封宫"的歌谣。

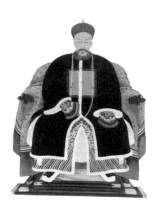

一家样式雷，半部建筑史

世界三大建筑世家之一

在世界建筑史上，称冠文艺复兴时期的意大利的桑加洛家庭、垄断江户时代的日本的中井家族和中国清朝宫廷的雷氏家族，并称为"三大建筑世家"。雷氏家族从第一代雷发达担任工程总设计工作开始，前后八代人，在200多年间一直主持皇家建筑设计和营造（含重建）工作，紫禁城、圆明园、颐和园、天坛、北海、中南海、万寿山、香山、玉泉山、清东陵、承德避暑山庄……雷氏家族留给后人的建筑，数量占据了现今中国世界遗产的五分之一。2007年，雷氏建筑图档入选"世界记忆遗产"名录，现存于中国国家图书馆。

从康熙年间至清代末年，雷氏家族先后有6代人都在样式房任掌案职务。在设计建筑方案时，他们都会先按1∶100或1∶200的比例进呈模型小样，台基、瓦顶、柱枋、门窗，甚至里面摆放的床榻桌椅、屏风纱橱等也均按比例制成，以供内廷审定。因其模型是用草纸板热压制成，故名"烫样"，雷氏家族也因此被称为"样式雷"。

样式雷

清朝时，工部和内务府承办营造事务一事，类如现代的建筑设计部门，设计称为"起样"，工匠称为"样子匠"，建筑样式的专门设计机构则被称为"样式房"。而雷氏家族共有6代人在样式房中任掌案一职。

第一代样式雷，雷发达（1619年—1694年），康熙帝赏赐了官职，70岁退休；第二代样式雷，雷金玉（1659年—1729年），因技术超群而誉满京城，深受康熙和雍正帝信任和重用，开始成为清廷内务府营造司里样式房的掌案。民间流传的上梁故事，有专家考证其实讲的是雷金玉而不是雷发达；第三代样式雷，雷声澂（1729年—1792年），雷金玉幼子，相关记载不多；第四代样式雷，雷家玺（1764年—1825年），

样式雷手稿及模型

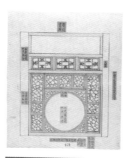

圆明园履信书屋
圆光罩立样图纸

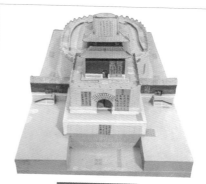

宝城宝顶烫样

雷声澂次子，与长兄雷家玮、三弟雷家瑞共同形成了样式雷的最强大阵容；第五代样式雷，雷景修（1803年—1866年），雷家玺第三子，对于样式雷图档的收集和留存，他功不可没；第六代样式雷，雷思起（1826年—1876年），雷景修第三子，因设计营造清东陵定陵有功，被授五品官职；第七代样式雷，雷廷昌（1845年—1907年），雷思起长子，因两宫太后及光绪帝的陵寝工程及颐和园、西苑相关工程，1873年被赏布政司从二品官职；第八代样式雷，雷献彩（1877年—？），雷廷昌长子，因清朝覆灭和无子嗣传承，辉煌百年的样式房和样式雷一并退出了历史舞台。

雷氏家族的兴衰史与清王朝的命运紧紧地联系在了

一起，为彰显康乾盛世而大规模营造的皇家建筑的时代，给了雷氏家族大显身手的机会。而雷氏家族也凭着精湛的技艺，世代相传的工匠精神，书写一个中国建筑"工匠"世家的传奇。1912年，当辛亥革命爆发，清王朝的统治宣告结束时，雷氏家族的传奇也就此终结了。

２ 样 式 雷 烫 样

近代以前，中国并没有"建筑师"一说，也没有专门的管理机构，建筑房屋时的绘制图样虽然战国时就有，却并没有留传下来多少。直到清朝第五代样式雷、样式房的掌案雷景修时，才为后代中国人在世界建筑领域的话语权留下依据。雷景修尽心收集了祖上和自己创作的图纸、画样、烫样、工程做法等相关资料，将它们小心保存在三间房屋内。

为了方便给皇帝御览，及时获得圣意，烫样应运而生。烫样，是按照缩尺比例用草纸板热压而成的建筑微缩立体模型，由木头、秫秸和纸张加工而成，因制作过程中需要熨烫而称。按现在的话，就是按照皇上旨意设计的古建筑3D模型。从形式上可以分为两种：一种是单座建筑烫样，一种是组群建筑烫样。前者表现的是一座建筑的内外情况，而后者多以一个院落或者一个景区为单位，表现建筑组群的布局和周围的环境布置。

样式雷的烫样作品独具特色，与成型后的建筑高度一致，打开烫样的屋顶，可以清楚看到建筑物内的情况，屋瓦、廊柱、门窗甚至内部陈设的桌椅、几案、床榻等每一个小部件都可以移动。烫样之上，还贴有表示建筑各部尺寸的标签。目前为止，流传下来的"样式雷"烫样，包括圆明园、万春园、颐和园、北海、中南海、大内（故宫）、景山、天坛、东陵等，其中以同治重修圆明园时期所制作的烫样为多数。

样式雷烫样不但本身是精致的艺术品，又为古建筑的复原设计提供了重要依据，弥补了资料上的缺失。

烫样分类

有五分样、寸样、二寸样、四寸样和五寸样之分。五分样是指烫样的实际尺寸，每五分（营造尺，即古鲁班尺）对应建筑实物的一丈，即1∶200。寸样就以每一寸对应一丈，即1∶100。二寸样就为1∶50，四寸样就为1∶25，五寸样就为1∶20。

番外

自 建 筑 来

我就是"中国最牛建筑世家""样式雷"的鼻祖雷发达，我和子孙们主持了清廷200多年的建筑设计，"样式雷"说的就是我们。低调点来说，我们是世界三大建筑世家之一。

300多年了，可算出来露个脸了。

① 桑加洛家族（意大利） 紫禁城代言人 中井家族（日本）

我们祖籍江西，历代掌门人都气质出众，英俊潇洒。因为我们活儿做得漂亮，且不说高薪，丰厚的奖金经常拿到手软。低调点说，我家在"服不服排行榜"进前五应该没问题。

②

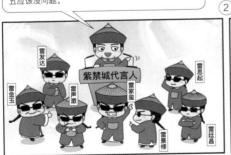

雷发达 紫禁城代言人 雷景起 雷金玉 雷澍激 雷家玺 雷廷昌 雷景修

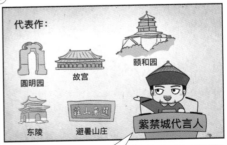

代表作：

圆明园　故宫　颐和园

东陵　避暑山庄　紫禁城代言人

我们日常工作的地方叫"样式房"，不但承接各种皇家建筑、园林、陵墓设计，还包室内装修、工程安排、材料定制、业务培训……

168

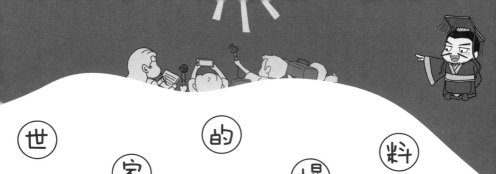

世 的 料
家 爆

金主交代完想法后，我们一般会先"画样"，就是俗称建筑图纸；为了让金主满意和看明白，我们就提交"烫样"——3D模型，这可是我们的独门秘籍，代代传子不传女。

③

至于"超级劳模"雷思起，这孩子责任心太强了，为了慈禧和慈安俩太后陵墓的内部装修，竟然把自己活活累死。唉，最难伺候的金主就数慈禧这老妖婆了，又虚荣又自私……

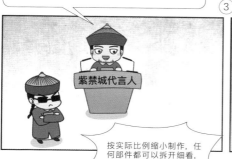

紫禁城代言人

按实际比例缩小制作，任何部件都可以拆开细看，内部装修也一一还原。

紫禁城代言人

慈禧

竟然敢透漏大清帝国最高机密，马上杖毙！

断了传承的不孝后人雷献彩，生不逢时，抑郁而终，只可惜了我家族两百多年的技艺。

④

听说现在很多人在研究我们留下的资料，好事，好事啊，看不懂可以随时找我。

不隆重欢迎也就算了，为什么还追着我们要门票钱？？？

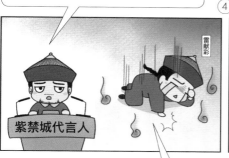

雷献彩

紫禁城代言人

金主没了，我失业了，儿子也没能生出一个来，压力山大！

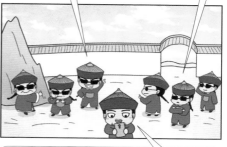

有时间，我要领着子孙们去作品处——打卡，听说发朋友圈最应景。

翠玉白菜

——皇家求子之物

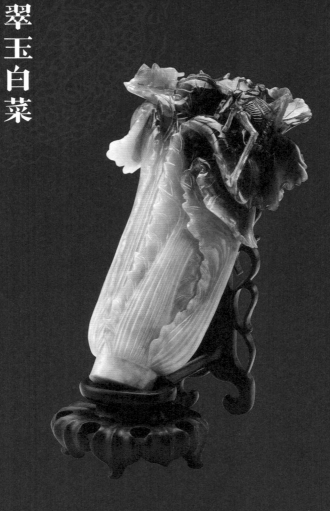

时　　代　清光绪
尺　　寸　长 18.7 厘米，宽 9.1 厘米
属　　性　玉雕摆件
收 藏 地　中国国家博物馆
收 藏 地　台北"故宫博物院"
地　　位　镇馆之宝

19世纪中晚期到 20 世纪初期，伴随着世界市场和殖民体系的形成，资本主义世界体系也最终形成。世界几乎被西方国家瓜分完毕，然而因为利益和错综复杂的关系，西方各国之间也产生了不可调和的矛盾，最终引发了第一次世界大战。

在这些岁月里，德意志实现了国家统一，成为联邦制君主国家；法兰西第三共和国宪法巩固了法国的共和政体，促进了法国工业资本的发展；俄国十月社会主义革命的胜利，诞生了世界上第一个工农苏维埃国家。

在亚洲，中国在西方列强的武力胁迫下，逐步沦为半殖民地半封建社会，这也激起了民族革命的兴起，最终在辛亥革命的枪炮声中，结束了漫长的君主专制制度，建立了共和政体。印度，瘦弱的甘地则以非凡的勇气点燃了国家独立的火种，他的"非暴力不合作"运动迫使英国殖民者坐在了谈判桌前。而日本，则借明治维新的机遇，搭上了外界快速发展的班车，跻身世界强国之列。

皇家求子
之物

翠玉白菜——

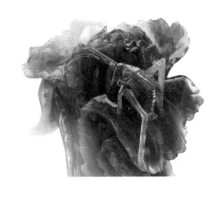

1889年，21岁的静芬（隆裕皇后）在自己的新婚之夜，望着眼前的表弟，自己的丈夫，一点都高兴不起来。他是皇帝，她就是皇后，可是表弟看着她就哭了："姐姐，怎么办？我非常敬重你，可是我太难了。"自此后，表弟就再也没来过她的房间。在她怯懦的心里面，也从没想明白过为什么。

同她一样没有得到光绪帝丝毫宠爱的还有瑾妃，皇上喜欢自己年轻貌美、活泼可爱的亲妹妹珍妃，瑾妃也没流露出什么来，只是用美食和丹青打发时间。

入宫时，爹妈特意将一棵具有家世清白、聚财、招财、发财、百财聚来等美好寓意，又能祈愿新妇多子多孙之意的翡翠白菜，作为陪嫁给她，期望不言而喻。然而在冷寂的永和宫，这棵翡翠白菜却辜负了家人的期望。它仅作为一件摆设，被安放在房间里，在无数个漫漫长夜里静静地陪伴着她，一直到死。

也有人说这棵翡翠白菜原本不是她的，而是她妹妹珍妃的陪嫁品，珍妃因顶撞慈禧、参与维新变法等一系列违制举动，被投井溺死后才转入她宫中的。但无论是她，抑或是她妹妹，这个陪嫁品都没能发挥出它应有的价值，见证的不过是这两姐妹可怜凄凉的一生罢了。

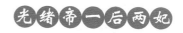

光绪帝一后两妃

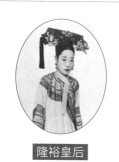

隆裕皇后

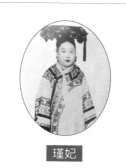

瑾妃

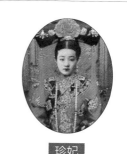

珍妃

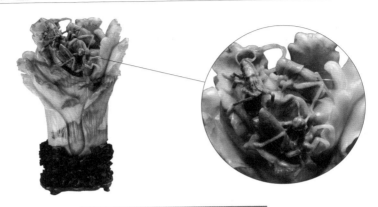

清·翡翠蝈蝈白菜（天津博物馆藏）

翡翠白菜

"翠玉白菜"又称"翡翠白菜"，因形似白菜而得名。菜头圆润，菜身灰白，菜叶翠绿，叶脉分明，逼真可爱。在翻卷的绿叶之间，工匠利用俏色，特意设计了两种昆虫——翠黄的螽斯（蝈蝈）与碧绿的蝗虫，这两种昆虫的繁殖力都很强，因此在民间有多子多孙的美好寓意。白菜的谐音为"百财"，同时又有"清清白白"的意思，不但助旺财运，也象征了新娘子的纯洁。白菜与草虫的题材在元朝时就已成为深受民间欢迎的吉祥题材，清中晚期时兴盛成民俗文化的一个代表。

翡翠是传统玉器材质的一种，其名来源于一种鸟，传说翡为赤鸟，翠为绿鸟。用"翡翠"一词称玉器，最早见于北宋，纯者呈白色，但因含铬元素而呈现美丽的翠青色者称"翠"，含有铁元素而呈赭红色的称"翡"。

18 世纪末期，上好的翡翠玉料从缅甸经云南大量输入中国内地，因质地坚硬，色彩明快，受到了皇帝、后妃及贵族们的崇尚与珍爱，促进了清朝玉雕业的发展。因此，在清代晚期的宫廷玉器中，俏色的翡翠白菜不算是稀有之物。

清宫旧藏的翡翠白菜，仅中国台北"故宫博物院"就藏有 3 棵，北京故宫博物院藏 1 棵，天津博物馆藏 1 棵，慈禧太后的陪葬品中还有 1 棵，但自 1928 年孙殿英盗清东陵后就下落不明。

俏色

又称"巧作"，玉器工艺雕琢的一种手法，是指玉匠们在一块玉石材料上，利用玉石的天然色泽纹理，巧妙地雕琢出不同的造型，使之逼真形象。俏色工艺以清朝最为发达，最早的俏色玉器见于河南安阳殷墟妇好墓出土的玉龟。

图书在版编目（CIP）数据

我们是历史：藏在国宝背后的故事：共 4 册 / 陈晓
敏著. —北京：北京理工大学出版社，2021.5

ISBN 978 - 7 - 5682 - 9128 - 6

Ⅰ. ①我… Ⅱ. ①陈… Ⅲ. ①文物—介绍—中国
Ⅳ. ①K87

中国版本图书馆 CIP 数据核字（2020）第 192665 号

我们是历史：藏在国宝背后的故事

出 版 发 行 / 北京理工大学出版社有限责任公司

社　　　址 / 北京市海淀区中关村南大街5号

邮　　　编 / 100081

电　　　话 /（010）68914775（总编室）

　　　　　　（010）82562903（教材售后服务热线）

　　　　　　（010）68948351（其他图书服务热线）

网　　　址 / http://www.bitpress.com.cn

经　　　销 / 全国各地新华书店

印　　　刷 / 雅迪云印（天津）科技有限公司

开　　　本 / 880 毫米 × 1230 毫米　　1/32

印　　　张 / 22

字　　　数 / 334 千字　　　　　　　　　　　　　　　责任编辑 / 田家珍

版　　　次 / 2021 年 5 月第 1 版　2021 年 5 月第 1 次印刷　　文案编辑 / 申玉琴

审 图 号 / GS（2020）5358号　　　　　　　　　　　责任校对 / 刘亚男

定　　　价 / 168.00元（共 4 册）　　　　　　　　　　责任印制 / 李志强